【中医珍本文库影印点校】珍藏版

本草衍义
本草衍句
合集

（宋）寇宗奭等 著

《本草衍义》宋代著名药物学家寇宗奭撰于政和六年。本书是药物专著，载药四百七十味，另三十六味以类相附于各药条阐述，或述其产地形态，或载其采收鉴别，或言其炮制制剂，或论其性味功效，或备其主治禁忌，补充或纠正了诸本草之疏漏。

《本草衍句》不著撰人。本书由休宁金履升社友记录，收入《三三医书》刊行，今据诸本草及《伤寒论》、《金匮要略》等医籍，并结合医理文义予以正讹。

山西出版传媒集团 山西科学技术出版社

总目录

本草衍义

本草衍句

本草衍义

(宋)寇宗奭　撰

序

《本草衍义》二十卷，宋通直郎添差充收买药材所辨验药材寇宗奭撰，晁公武读书志，陈直斋书录解题皆著于录。政和六年，提举荆湖北路常平等事刘亚夫申投尚书省，太医学博士李康看详状申，有旨转一官，添差充收买药材所辨验药材。宣和元年，其侄宣教郎知解州解县丞寇约镂板印行，宗奭里贯无考，以札付及卷六礬石涤、菊花水条、卷十三桑寄生条推之。知其曾官杭州、永耀、顺安军等处，由承直郎澧州司户进书转一官而已。神农本草之名，始见于梁七录，凡三百六十五种，陶隐居又增三百六十五种，是为《名医别录》。唐显庆中，命苏恭等参考得失，增一百一十四种，是为《唐本草》。宋太祖命刘翰等以医家尝用有效者增一百三十三种，是为开宝重定本草，仁宗命掌禹锡等，再加校正增一百种，是为嘉祐补注本草。蜀人唐慎微博采群书，增六百余种，是为经史证类本草。徽宗又命曹孝忠刊正之，是为政和重修经史证类备用本草。宗奭以禹锡所修慎微所续尚有差失，因考诸家，参以目验，拾遗纠谬，著为此书。凡名未用而意义已尽者，皆

序

本草衍義二十卷。宋通直郎添差充收買藥材所辨驗藥材寇宗奭撰晁公武讀書志陳直齋書錄解題皆著於錄。政和六年。提舉荊湖北路常平等事劉亞夫申投尚書省。太醫學博士李康看詳狀申有旨轉一官。添差充收買藥材所辨驗藥材。宣和元年。其姪宣敎郎知解州解縣丞寇約鏤板印行。宗奭里貫無考。以劄付及卷六礬石條、菊花水條、卷十三桑寄生條推之。知其曾官杭州、永耀、順安軍等處。由承直郎澧州司戶進書轉一官而已。神農本草之名。始見於梁七錄。凡三百六十五種。陶隱居又增三百六十五種。是爲名醫別錄。唐顯慶中命蘇恭等參考得失。增一百一十四種。是爲唐本草。宋太祖命劉翰等以醫家嘗用有效者增一百三十三種。是爲開寶重定本草。仁宗命掌禹錫等再加校正增一百種。是爲嘉祐補註本草。蜀人唐愼微博採羣書。增六百餘種。是爲經史證類本草。徽宗又命曹孝忠刊正之。是爲政和重修經史證類備用本草。宗奭以禹錫所修愼微所續尚有差失。因考諸家。參以目驗。拾遺糾謬。著爲此書。凡名未用而意義已盡者。皆

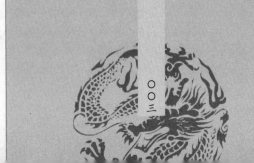

不編入。其所辨證。如東壁土取太陽少火之壯。冬灰取冬令燒灼之久。水味不因菊花而香。鼷鼠不能遺溺生子。玉泉爲玉漿之譌。石中黄子爲黄水之譌。皆能實事求是。疏通證明。洵乎本草之功臣。醫林之津筏也。宋時與證類本草別本單行。自金人張存惠採附證類本草之中。明人因之。而單行本遂微。余所藏爲南宋麻沙本。完善無缺。因重梓以廣其傳。

光緒三年歲在疆圉赤奮若仲冬之月歸安陸心源撰

不编入。其所辨证，如东壁土取太阳少火之壮，冬灰取冬令烧灼之久，水味不因菊花而香，鼷鼠不能遗溺生子，玉泉为玉浆之讹，石中黄子为黄水之讹，皆能实事求是，疏通证明。洵乎本草之功臣，医林之津筏也。宋时与证类本草别本单行，自金人张存惠采附证类本草之中，明人因之，而单行本遂微。余所藏为南宋麻沙本，完善无缺，因重梓以广其传。

光绪三年岁在疆圉赤奋若仲冬之月归安陆心源撰

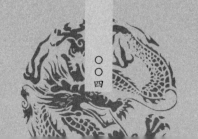

本草衍义目录

本草衍義目錄

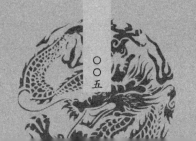

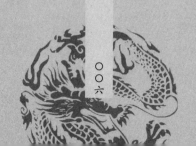

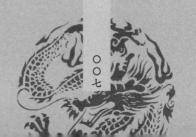

中医珍本文库影印点校（珍藏版）

卷七

卷七

卷八

卷九

卷八

卷九

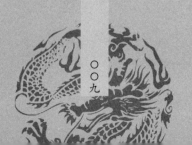

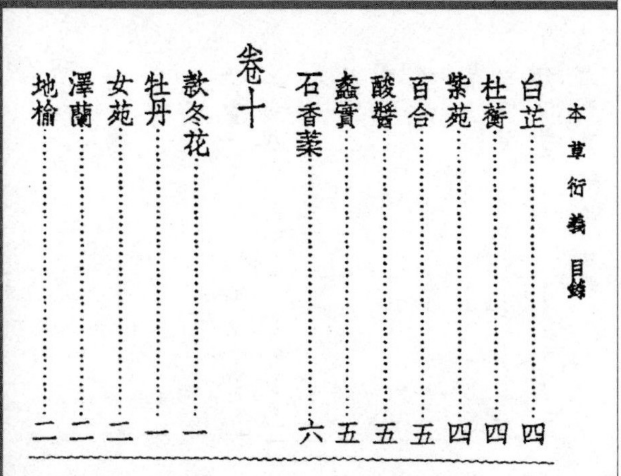

卷十

卷十

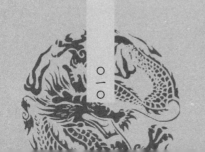

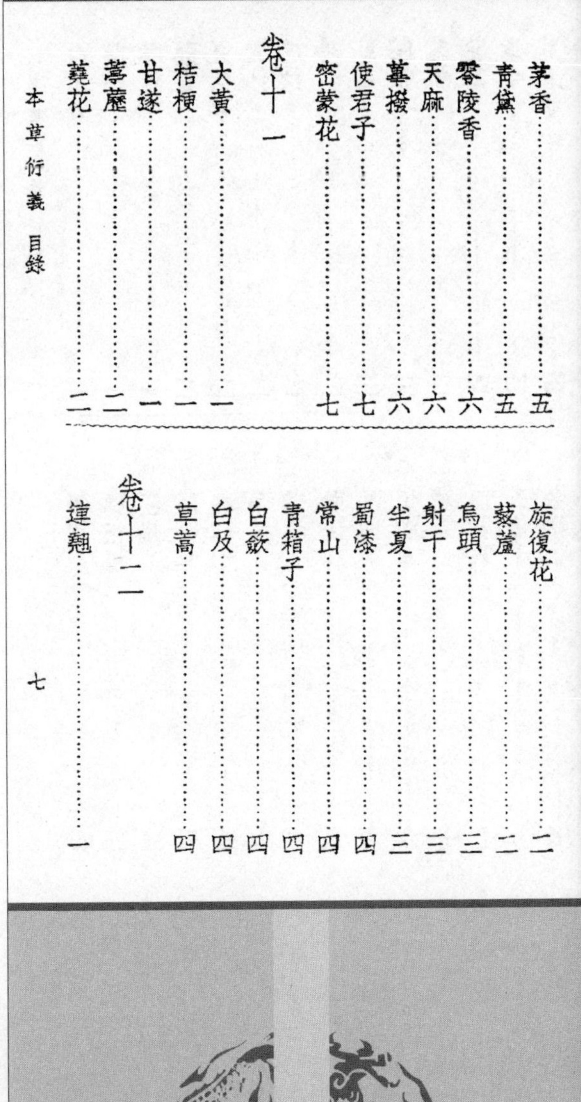

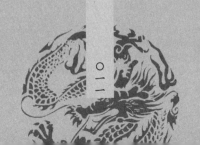

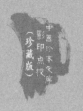

卷十五

卷十五

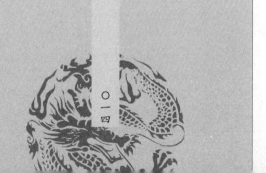

卷十六

卷十六

卷十七

卷十七

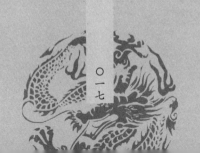

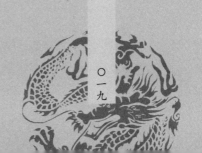

卷十八

卷十八

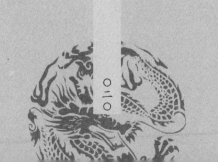

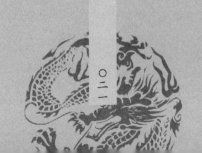

卷二十

卷二十

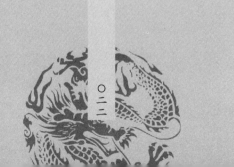

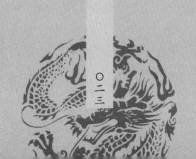

本草衍義

卷一　序例上

衍義總敘

天地以生成爲德。有生所甚重者身也。身以安樂爲本。安樂所可致者。以保養爲本。世之人必本其本。則本必固。本既固。疾病何由而生。夭橫何由而至。此攝生之道。無逮於此。夫草木無知。猶假灌溉。矧人爲萬物之靈。豈不資以保養。然保養之義。其理萬計。約而言之。其術有三。一養神。二惜氣。三隄疾。忘情去智。恬澹虛無。離事全真。內外無寄。如是則神不內耗。境不外惑。真一不雜。則神自寧矣。此養神也。抱一元之本根。固歸精之真氣。三焦定位。六賊忘形。識界既空。大同斯契。則氣自定矣。此惜氣也。飲食適時。溫涼合度。出處無犯於八邪。寤寐不可以免強。則身自安矣。此隄疾也。三者甚易行。然人自以謂難行而不肯行。如此雖有長生之法。人罕敦尚。遂至永謝。是以疾病交攻。天和頓失。聖人憫之。故假以保救之術。輔以蠲

本草衍义

卷一　序例上

衍义总叙

天地以生成为德，有生所甚重者身也，身以安乐为本，安乐所可致者，以保养为本。世之人必本其本，则本必固，本既固，疾病何由而生，夭横何由而至，此摄生之道，无逮于此。夫草本无知，犹假灌溉，矧人为万物之灵，岂不资以保养。然保养之义，其理万计，约而言之，其术有三：一养神；二惜气；三堤疾。忘情去智，恬澹虚无，离事全真，内外无寄。如是则神不内耗，境不外惑，真一不杂，则神自宁矣，此养神也。抱一元之本根，固归精之真气，三焦定位，六贼忘形，识界既空，大同斯契，则气自定矣，此惜气也。饮食适时，温凉合度，出处无犯于八邪，寤寐不可以免强，则身自安矣，此堤疾也。三者甚易行，然人自以谓难行而不肯行，如此虽有长生之法，人罕敦尚，遂至永谢。是以疾病交攻，天和顿失，圣人悯之，故假以可救之术，辅以蠲

疴之药，俾有识无识，咸臻寿城（域）[1]。所以国家编撰圣惠，校正《素问》，重定本草，别为图经。至于张仲景《伤寒论》，及《千金》、《金匮》、《外台》之类，灿然列于书府。今复考拾天下医生，补以名职，分隶曹属，普救世人之疾苦。兹盖全圣至德之君，合天地之至仁，接物厚生，大赉天下，故野无遗逸之药。世无不识之病，然本草二部，其间撰著之人，或执用己私，失于商较，致使学者，检据之间，不得无惑。今则并考诸家之说，参之实事，有未尽厥理者，衍之以臻其理，如东壁土、倒流水、冬灰之类，隐避不断者，伸之以见其情，如水自菊下过，而水香、鼹鼠溺精坠地而生子，文简误脱者，证之以明其义，如玉泉、石蜜之类讳避而易名者，原之以存其名，如山药避本朝讳，及唐避代宗讳，使是非归一。治疗有源，检用之际，晓然无惑。是以搜求访缉者，十有余年，采拾众善，诊疗疾苦，和合收蓄之功率皆周尽。矧疾为圣人所谨，无常不可以为，医岂容易言哉！宗奭常谓疾病所可凭者医也，医可据者方也，方可恃者药也，苟知病之虚实，方之可否。若不能达药性之良毒，辨方宜之早晚，真伪相乱，新陈相错，则曷由去道人陈宿之蛊，唐甄立言，仕为太常丞，善医术有道人，心腹懑烦，弥二岁诊曰，腹有蛊，误食发而，然令饵雄黄一剂，少选吐一蛇如拇，无目，烧之有发气，乃愈。生张果骈洁之齿，唐张果诏见元宗谓：高力士曰：吾欲饮堇无苦者奇士也，时天寒，取以饮果三，颓然曰：非桂酒，乃寝，顷视齿燋缩倾，左右取铁如意击坠之藏带中，更出药傅其断，良久齿已生，灿然骈洁，帝益神之，此

① 编者加，下同。

痾之藥。俾有識無識。咸臻壽城。所以國家編撰聖惠。校正素問。重定本草。別爲圖經。至於張仲景傷寒論。及千金、金匱、外臺之類。粲然列於書府。今復考拾天下醫生。補以名職。分隸曹屬。普救世人之疾苦。茲蓋全聖至德之君。合天地之至仁。接物厚生。大賚天下。故野無遺逸之藥。世無不識之病。然本草二部。其間撰著之人。或執用己私。失於商較。致使學者檢據之間。不得無惑。今則併考諸家之說。參之實事。有未盡厥理者。衍之以臻其理。如東壁土倒流水冬灰之類隱避不斷者。伸之以見其情。如水自菊下過而水香鼹鼠溺精墜地而生子文簡誤脫者。證之以明其義。如玉泉石蜜之類諱避而易名者。原之以存其名。如山藥避本朝諱及唐避代宗諱使是非歸一。治療有源。檢用之際。曉然無惑。是以搜求訪緝者。十有餘年。採拾衆善。診療疾苦。和合收蓄之功。率皆周盡。矧疾爲聖人所謹。無常不可以爲醫。豈容易言哉。宗奭常謂疾病所可憑者醫也。醫可據者方也。方可恃者藥也。苟知病之虛實。方之可否。若不能達藥性之良毒。辨方宜之早晚。真僞相亂。新陳相錯。則曷由去道人陳宿之蠱。唐甄立言仕爲太常丞善醫術有道人心腹懣煩彌二歲診曰腹有蠱誤食髮而然令餌雄黃一劑少選吐一蛇如拇無目燒之有髮氣乃愈生張果駢潔之齒。唐張果詔見元宗謂高力士曰吾欲飲堇無苦者奇士也時天寒取以飲果三顑然曰非桂酒乃寢頃視齒燋縮顧左右取鐵如意擊墜之藏帶中更出藥傅其齗良久齒已生粲然駢潔帝益神之此

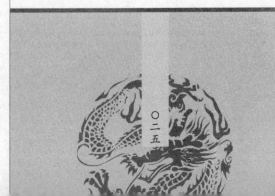

書之意。於是乎作。今則編次成書。謹依二經類例。分門條析。仍衍序例爲三卷。內有名未用及意義已盡者。更不編入。其神農本經。名醫別錄。唐本先附。今附新補新定之目。緣本經已著。目錄內更不聲說。依舊作二十卷。及目錄一卷。目之曰本草衍義。若博愛衞生之士。志意或同。則更爲詮修。以稱聖朝好生之德。時政和六年丙申歲記。

本草之名。自黃帝岐伯始。其補注總敘言。舊說本草經者。神農之所作而不經。平帝紀元始五年。舉天下通知方術本草者。所在軺傳遣詣京師。此但見本草之名。終不能斷自何代而作。又樓護傳稱護少誦醫經本草方術數十萬言。本草之名。蓋見於此。是尤不然也。世本曰。神農嘗百草以和藥濟人。然亦不著本草之名。皆未臻厥理。嘗讀帝王世紀曰。黃帝使岐伯嘗味草木。定本草經。造醫方以療衆疾。則知本草之名。自黃帝岐伯始。其淮南子之言神農嘗百草之滋味。一日七十毒。亦無本草之說。是知此書乃上古聖賢。具生知之智。故能辨天下品物之性味。合世人疾病之所宜。後之賢智之士。從而和之者。又增廣其品至一千八十二名。補注本草稱一千八十二種。然一種有分兩用者。有三用者。其種子字爲名字。於義方允可謂大備。然其間注說不盡。或捨理別

书之意，于是乎作。今则编次成书，谨依二经类例，分门条析，仍衍序例为三卷。内有名未用及意义已尽者，更不编入。其《神农本经》，《名医别录》，唐本先附，今附新补新定之目，缘本经已著，目录内更不声说，依旧作二十卷，及目录一卷。目之曰《本草衍义》，若博爱卫生之士，志意或同，则更为诠修，以称圣朝好生之德，时政和六年丙申岁记。

本草之名，自黄帝、岐伯始，其补注总叙言，旧说本草经者，神农之所作而不经。平帝纪元始五年，举天下通知方术本草者，所在轺传，遣诣京师，此但见本草之名，终不能断自何代而作，又楼护传，称护少诵医经本草方术数十万言，本草之名，盖见于此。是尤不然也，世本曰：神农尝百草以和药济人，然亦不著本草之名，皆未臻厥理。尝读帝王世纪曰：黄帝使岐伯尝味草木，定本草经，造医方以疗众疾，则知本草之名。自黄帝、岐伯始，其淮南子之言神农尝百草之滋味，一日七十毒，亦无本草之说。是知此书乃上古圣贤，具生知之智，故能辨天下品物之性味，合世人疾病之所宜。后之贤智之士，从而和之者，又增广其品至一千八十二名。补注本草称一千八十二种，然一种有分两用者，有三用者，其种子字为名字，于义方允。可谓大备。然其间注说不尽，或舍理别

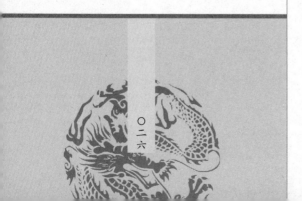

趣者往往多矣。是以衍摭余义，期于必当，非足以发明圣贤之意。冀有补于阙疑。

夫天地既判，生万物者，惟五气尔；五气定位，则五味生；五味生，则千变万化，至于不可穷已。故曰：生物者气也，成之者味也，以奇生则成而耦。以耦生则成而奇，寒气坚，故其味可用以耎。热气耎，故其味可用以坚。风气散，故其味可用以收。燥气收，故其味可用以散。土者冲气之所生，冲气则无所不和，故其味可用以缓；气坚则壮，故苦可以养气；脉耎则和，故咸可以养脉；骨收则强，故酸可以养骨；筋散则不挛，故辛可以养筋；肉缓则不壅，故甘可以养肉，坚之而后可以耎。收之而后可以散，欲缓则用甘，不欲则弗用，用之不可太过，太过亦病矣。古之养生治疾者，必先通乎此，不通乎此，而能已人之疾者盖寡矣。

夫安乐之道，在能保养者得之，况招来和气之药少，攻决之药多，不可不察也。是知人之生，须假保养，无犯和气，以资生命。才失将护，便致病生。苟或处治乖方，旋见颠越，防患须在闲日。故曰安不忘危，存不忘亡，此圣人之预戒也。

摄养之道，莫若守中，守中则无过与不及之害。经曰：春秋冬夏，四时阴阳，生病起于过用，盖不适其性而强去为逐，强处即病生。五脏受气，盖有常分，用之过耗，是

趣者往往多矣。是以衍摭餘義。期於必當。非足以發明聖賢之意。冀有補於闕疑。

夫天地既判。生萬物者。惟五氣爾。五氣定位。則五味生。五味生。則千變萬化。至於不可窮已。故曰生物者氣也。成之者味也。以奇生則成而耦。以耦生則成而奇。寒氣堅。故其味可用以耎。熱氣耎。故其味可用以堅。風氣散。故其味可用以收。燥氣收。故其味可用以散。土者冲氣之所生。冲氣則無所不和。故其味可用以緩。氣堅則壯。故苦可以養氣。脈耎則和。故鹹可以養脈。骨收則強。故酸可以養骨。筋散則不攣。故辛可以養筋。肉緩則不壅。故甘可以養肉。堅之而後可以耎。收之而後可以散。欲緩則用甘。不欲則弗用。用之不可太過。太過亦病矣。古之養生治疾者。必先通乎此。不通乎此。而能已人之疾者蓋寡矣。

夫安樂之道。在能保養者得之。況招來和氣之藥少。攻決之藥多。不可不察也。是知人之生。須假保養。無犯和氣。以資生命。纔失將護。便致病生。苟或處治乖方。旋見顛越。防患須在閑日。故曰安不忘危。存不忘亡。此聖人之預戒也。

攝養之道。莫若守中。守中則無過與不及之害。經曰。春秋冬夏。四時陰陽。生病起於過用。蓋不適其性而強去爲逐。強處卽病生。五臟受氣。蓋有常分。用之過耗。是

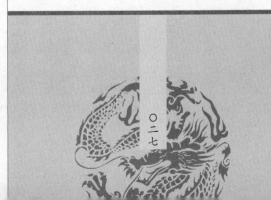

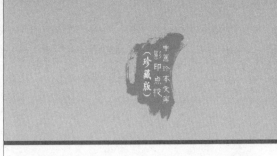

以病生。善養生者。既無過耗之弊。又能保守真元。何患乎外邪所中也。故善服藥。不若善保養。不善保養。不若善服藥。世有不善保養。又不善服藥。倉卒病生。而歸咎於神天。噫。是亦未嘗思也。可不謹歟。

夫未聞道者。放逸其心。逆於生樂。以精神徇智巧。以憂畏徇得失。以勞苦徇禮節。以身世徇財利。四徇不置。心爲之病矣。極力勞形。躁暴氣逆。當風縱酒。食嗜辛鹹。肝爲之病矣。飲食生冷。溫涼失度。久坐久臥。大飽大飢。脾爲之病矣。呼叫過常。辨爭陪答。冒犯寒暄。恣食鹹苦。肺爲之病矣。久坐濕地。強力入水。縱慾勞形。三田漏溢。腎爲之病矣。五病既作。故未老而羸。未羸而病。病至則重。重則必斃。嗚呼。是皆弗思而自取之也。衛生之士。須謹此五者。可致終身無苦。經曰。不治已病治未病。正爲此矣。

夫善養生者養內。不善養生者養外。養外者實外。以充快悅澤。貪欲恣情爲務。殊不知外實則內虛也。善養內者實內。使臟腑安和。三焦各守其位。飲食常適其宜。故莊周曰。人之可畏者。衽席飲食之間。而不知爲之戒者過也。若能常如是畏謹。疾病何緣而起。壽考焉得不長。賢者造形而悟。愚者臨病不知。誠可畏也。

以病生，善养生者，既无过耗之弊，又能保守真元，何患乎外邪所中也。故善服药，不若善保养；不善保养，不若善服药。世有不善保养，又不善服药，仓卒病生，而归咎于神天，噫！是亦未尝思也，可不谨欤。

夫未闻道者，放逸其心，逆于生乐，以精神徇智巧，以忧畏徇得失，以劳苦徇礼节，以身世徇财利，四徇不置，心为之病矣。极力劳形，燥暴气逆，当风纵酒，食嗜辛咸，肝为之病矣。饮食生冷，温凉失度，久坐久卧，大饱大饥，脾为之病矣。呼叫过常，辨争陪答；冒犯寒暄，恣食咸苦，肺为之病矣。久坐湿地，强力入水，纵欲劳形，三田漏溢，肾为之病矣。五病既作，故未老而羸，未羸而病，病至则重，重则必毙。呜呼！是皆弗思而自取之也。卫生之士，须谨此五者，可致终身无苦。经曰：不治已病治未病，正为此矣。

夫善养生者养内，不善养生者养外，养外者实外，以充快悦泽，贪欲恣情为务，殊不知外实则内虚也。善养内者实内，使脏腑安和，三焦各守其位，饮食常适其宜。故庄周曰：人之可畏者，衽席饮食之间，而不知为之戒者过也。若能常如是畏谨，疾病何缘而起，寿考焉得不长。贤者造形而悟，愚者临病不知，诚可畏也。

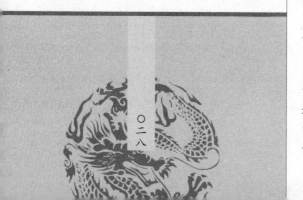

夫柔情难绾而不断，不可不以智惠决也，故帏箔不可不远，斯言至近易，其事至难行。盖人之智惠浅陋，不能胜其贪欲也。故佛书曰：诸苦所因，贪欲为本。若灭贪欲，何所依止。是知贪欲不灭，苦亦不灭，贪欲灭，苦亦灭。圣人言近而指远，不可不思，不可不惧。善摄生者，不劳神，不苦形，神形既安，祸患何由而致也。

夫人之生，以气血为本，人之病，未有不先伤其气血者。世有童男室女，积想在心，思虑过当，多致劳损。男则神色先散，女则月水先闭，何以致然？盖愁忧思虑则伤心，心伤则血逆竭。血逆竭，故神色先散，而月水先闭也。火既受病，不能荣养其子，故不嗜食，脾既虚，则金气亏，故发欬嗽。既作水气绝，故四肢干，木气不充，故多怒。鬓发焦筋痿，俟五脏传遍，故卒不能死，然终死矣。此一种于诸劳中最为难治。盖病起于五脏之中，无有已期，药力不可及也。若或自能改易心志，用药扶接，如此则可得九死一生。举此为例，其余诸劳，可按脉与证而治之。

夫治病有八要，八要不审，病不能去，非病不去，无可去之术也。故须审辨八要，庶不违误，其一曰虚，五虚是也。脉细、皮寒、气少、泄利、前后瞀食不入，此为五虚。二曰实，五实是也。脉盛皮热，腹胀，前后不通，闷瞀，此五实也。三曰冷，脏腑受其积冷是也。四曰热，脏腑受其积热是也。五曰邪，非脏

夫柔情難綰而不斷。不可不以智惠決也。故幃箔不可不遠。斯言至近易。其事至難行。蓋人之智惠淺陋。不能勝其貪欲也。故佛書曰。諸苦所因。貪欲爲本。若滅貪欲。何所依止。是知貪欲不滅。苦亦不滅。貪欲滅。苦亦滅。聖人言近而指遠。不可不思。不可不懼。善攝生者。不勞神。不苦形。神形既安。禍患何由而致也。

夫人之生。以氣血爲本。人之病。未有不先傷其氣血者。世有童男室女。積想在心。思慮過當。多致勞損。男則神色先散。女則月水先閉。何以致然。蓋愁憂思慮則傷心。心傷則血逆竭。血逆竭。故神色先散。而月水先閉也。火既受病。不能榮養其子。故不嗜食。脾既虛則金氣虧。故發欬嗽。既作水氣絕。故四肢乾。木氣不充。故多怒。鬢髮焦筋痿。俟五臟傳遍。故卒不能死。然終死矣。此一種於諸勞中最爲難治。蓋病起於五臟之中。無有已期。藥力不可及也。若或自能改易心志。用藥扶接。如此則可得九死一生。舉此爲例。其餘諸勞。可按脈與證而治之。

夫治病有八要。八要不審。病不能去。非病不去。無可去之術也。故須審辨八要。庶不違誤。其一曰虛。五虛是也。脈細皮寒氣少泄利前後瞀食不入此爲五虛二曰實。五實是也。脈盛皮熱腹脹前後不通悶瞀此五實也三曰冷。臟腑受其積冷是也。四曰熱。臟腑受其積熱是也。五曰邪。非臟

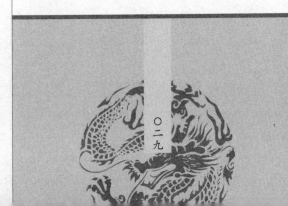

腑正病也。六曰正。非外邪所中也。七曰內病不在外也。八曰外病不在內也。既先審此八要。參知六脈。審度所起之源。繼以望聞問切。加諸病者。未有不可治之疾也。夫不可治者有六失。失於不審。失於不信。失於過時。失於不擇醫。失於不識病。失於不知藥。六失之中有一於此。即爲難治。非止醫家之罪。亦病家之罪也。矧又醫不慈仁。病者猜鄙。二理交馳。於病何益。由是言之。醫者不可不慈仁。不慈仁則招禍。病者不可猜鄙。猜鄙則招禍。惟賢者洞達物情。各就安樂。亦治病之一說耳。

合藥分劑。料理法則。中言凡方云用桂一尺者。削去皮畢重半兩爲正。既言廣而不言狹。如何便以半兩爲正。且桂即皮也。若言削去皮畢。即是全無桂也。今定長一尺。闊一寸。削去皮上麤虛無味者。約爲半兩。然終不見當日用桂一尺之本意。亦前人之失也。

序例藥有酸、鹹、甘、苦、辛五味。寒、熱、溫、涼四氣。今詳之。凡稱氣者。即是香臭之氣。其寒、熱、溫、涼。則是藥之性。且如鵝條中云。白鵝脂性冷。不可言其氣冷也。況自有藥性論。其四氣。則是香、臭、臊、腥。故不可以寒、熱、溫、涼配之。如蒜、阿魏、鮑魚、汗韈。則其氣臭。雞、魚、鴨、蛇。則其氣腥。腎、狐狸、白馬莖、裩近隱處、人中白。則其氣臊。沉、檀、龍、麝。

腑正病也。六曰正，非外邪所中也。七曰内病不在外也。八曰外病不在内也。既先审此八要，参知六脉，审度所起之源，继以望、闻、问、切，加诸病者，未有不可治之疾也。夫不可治者有六失：失于不审；失于不信；失于过时；失于不择医；失于不识病；失于不知药。六失之中，有一于此，即为难治。非止医家之罪，亦病家之罪也。矧又医不慈仁，病者猜鄙，二理交驰，于病何益？由是言之，医者不可不慈仁，不慈仁则招祸；病者不可猜鄙，猜鄙则招祸。惟贤者洞达物情，各就安乐，亦治病之一说耳。

合乐分剂，料理法则，中言凡方云用桂一尺者，削去皮毕，重半两为正，既言广而不言狭。如何便以半两为正，且桂即皮也。若言削去皮毕，即是全无桂也。今定长一尺，阔一寸，削去皮上粗虚无味者，约为半两。然终不见当日用桂一尺之本意，亦前人之失也。

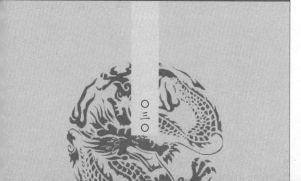

序例药有酸、咸、甘、苦、辛五味，寒、热、温、凉四气，今详之。凡称气者，即是香臭之气，其寒、热、温、凉，则是药之性，且如鹅条中云，白鹅脂性冷，不可言其气冷也，况自有药性论。其四气则是香、臭、臊、腥，故不可以寒、热、温、凉配之，如蒜、阿魏、鲍鱼、汗韈，则其气臭；鸡、鱼、鸭、蛇，则其气腥；肾、狐狸、白马茎、裩近隐处、人中白，则其气臊；沉、檀、龙、麝，

则其气香。如此则方可以气言之，其序例中气字，恐后世误书，当改为性字，则于义方允。

今人用巴豆皆去油讫生用，兹必本经言生温熟寒，故欲避寒而即温也。不知寒不足避，当避其大毒。矧本经全无去油之说，故陶隐居云：熬令黄黑，然亦太过矣。《日华子》云：炒不如去心膜，煮五度换水，各煮一沸为佳。其杏仁、桃仁、葶苈、胡麻，亦不须熬至黑，但慢火炒令赤黄色，斯可矣。

凡服药多少，虽有所说，一物一毒，服一丸如细麻之例，今更合别论。缘人气有虚实，年有老少，病有新久，药有多毒少毒，更在逐事斟量，不可举此为例。但古人凡设例者，皆是假令，岂可执以为定法。

本草第一序例言，犀角、羚羊角、鹿角一概末如粉，临服内汤中。然今昔药法中有生磨者，煎取汁者，且如丸药中用蜡，取其能固护药之气味，势力全备，以过关鬲而作效也。今若投之蜜相和，虽易为丸剂，然下咽亦易散化，如何得到脏中。若其间更有毒药，则便与人作病，岂徒无益，而又害之，全非用蜡之本意。至如桂心于得更有上虚软甲错处可削之也。凡此之类，亦更加详究。

則其氣香。如此則方可以氣言之。其序例中氣字。恐後世誤書。當改爲性字。則於義方允。

今人用巴豆皆去油訖生用。茲必爲本經言生溫熟寒。故欲避寒而卽溫也。不知寒不足避。當避其大毒。矧本經全無去油之說。故陶隱居云。熬令黃黑。然亦太過矣。日華子云。炒不如去心膜。煑五度換水。各煑一沸爲佳。其杏仁、桃仁、葶藶、胡麻。亦不須熬至黑。但慢火炒令赤黃色。斯可矣。

凡服藥多少。雖有所說。一物一毒。服一丸如細麻之例。今更合別論。緣人氣有虛實。年有老少。病有新久。藥有多毒少毒。更在逐事斟量。不可舉此爲例。但古人凡設例者。皆是假令。豈可執以爲定法。

本草第一序例言。犀角、羚羊角、鹿角。一概末如粉。臨服內湯中。然今昔藥法中有生磨者。煎取汁者。且如丸藥中用蠟。取其能固護藥之氣味。勢力全備。以過關鬲而作效也。今若投之蜜相和。雖易爲丸劑。然下咽亦易散化。如何得到臟中。若其間更有毒藥。則便與人作病。豈徒無益。而又害之。全非用蠟之本意。至如桂心於得更有上虛軟甲錯處可削之也。凡此之類。亦更加詳究。

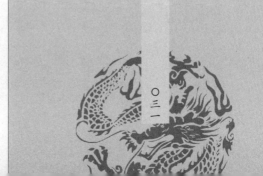

今人用麻黃。皆合擣諸藥中。張仲景方中。皆言去上沫。序例中言。先別煑三兩沸。掠去其沫。更益水如本數。乃內餘藥。不爾令人發煩。甚得用麻黃之意。醫家可持此說。然云折去節令通理寸剉之。寸剉不若碎剉如豆大爲佳。藥味易出。而無遺力也。

陶隱居云。藥有宣、通、補、洩、輕、重、澀、滑、燥、濕。此十種今詳之。惟寒熱二種。何獨見遺。如寒可去熱。大黃朴消之屬是也。如熱可去寒。附子、桂之屬是也。今特補此二種。以盡厥旨。

今人用麻黄，皆合捣诸药中。张仲景方中，皆言去上沫，序例中言，先别煮三两沸，掠去其沫，更益水如本数，乃内余药。不尔，令人发烦，甚得用麻黄之意。医家可持此说，然云折去节，令通理寸剉之，寸剉不若碎剉如豆大为佳，药味易出，而无遗力也。

陶隐居云：药有宣、通、补、泄、轻、重、涩、滑、燥、湿，此十种今详之，惟寒热二种，何独见遗，如寒可去热，大黄、朴消之属是也。如热可去寒，附子、桂之属是也。今特备此二种，以尽厥旨。

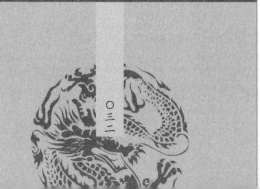

本草衍义

卷二　序例中

人之生，实阴阳之气所聚耳。若不能调和阴阳之气，则害其生，故《宝命全形篇》论曰：人以天地之气生。又曰：天地合气，命之曰人，是以阳化气，阴成形也。夫游魂为变者，阳化气也。精气为物者，阴成形也。阴阳气合，神在其中矣。故《阴阳应象大论》曰：天地之动静，神明为之纲纪，即知神明不可以阴阳摄也。《易》所以言阴阳不测之谓神，盖为此矣。故曰：神不可大用，大用即竭；形不可大劳，大劳则毙。是知精、气、神，人之大本，不可不谨养。智者养其神，惜其气，以固其本。世有不谨卫生之经者，动皆触犯，既以犯养生之禁。须假以外术保救，不可坐以待毙。本草之经，于是兴焉，既知保救之理，不可不穷保救之事，衍义于是存焉。二者其名虽异，其理仅同。欲使是知无知，尽臻寿域，率至安乐之乡，适是意者，求其意而可矣。

养心之道，未可忽也。六欲七情，千变万化，出没不定，其言至简，其义无穷，而以一

本草衍義

卷二　序例中

人之生。實陰陽之氣所聚耳。若不能調和陰陽之氣。則害其生。故寶命全形篇論曰。人以天地之氣生。又曰。天地合氣。命之曰人。是以陽化氣。陰成形也。夫遊魂爲變者。陽化氣也。精氣爲物者。陰成形也。陰陽氣合。神在其中矣。故陰陽應象大論曰。天地之動靜。神明爲之綱紀。即知神明不可以陰陽攝也。易所以言陰陽不測之謂神。蓋爲此矣。故曰神不可大用。大用即竭。形不可大勞。大勞則斃。是知精氣神。人之大本。不可不謹養。智者養其神。惜其氣。以固其本。世有不謹衛生之經者。動皆觸犯。既以犯養生之禁。須假以外術保救。不可坐以待斃。本草之經。於是興焉。既知保救之理。不可不窮保救之事。衍義於是存焉。二者其名雖異。其理僅同。欲使有知無知。盡臻壽域。率至安樂之鄉。適是意者。求其意而可矣。

養心之道。未可忽也。六欲七情。千變萬化。出沒不定。其言至簡。其義無窮。而以一

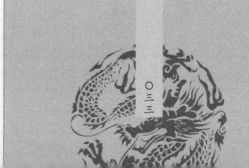

心對無窮之事。不亦勞乎。心茍不明。不爲物所病者。未之有也。故明達之士。遂至忘心。心既忘矣。則六欲七情無能爲也。六欲七情無能爲。故內事不生。內事不生。故外患不能入。外患不能入。則本草之用。實世之蒭狗耳。若未能達是意而至是地。則未有不緣六欲七情而起憂患者。憂患既作。則此書一日不可闕也。愚何人哉。必欲斯文絕人之憂患乎。

右。隱居以謂凡篩丸散藥畢。皆更合於臼中。以杵擣數百遍。如此恐乾末湔蕩。不可擣。不若令力士合研爲佳。又曰。凡湯酒膏中用諸石。皆細擣之如粟。亦可以葛布篩令調匀。並以綿裹內中。其雄黄朱砂輩細末如粉。今詳之。凡諸石雖是湯酒中。亦須稍細。藥力方盡出。效亦速。但臨服須澄濾後再上火。不爾。恐遺藥力不見效。湯酒中尙庶幾。若在服食膏中。豈得更如粟也。不合如此立例。當在臨時應用詳酌爾。又說㕮咀兩字。唐本注謂爲商量斟酌。非也。嘉祐復符陶隱居說爲細切。亦非也。儒家以謂有含味之意。如人以口齒咀嚙。雖破而不塵。但使含味耳。張仲景方多言㕮咀。其義如此。

病人有既不洞曉醫藥。復自行臆度。如此則九死一生。或醫人未識其病。或以財

心对无穷之事，不亦劳乎？心苟不明，不为物所病者，未之有也。故明达之士，遂至忘心。心既忘矣，则六欲七情无能为也。六欲七情无能为，故内事不生，内事不生。故外患不能入。外患不能入，则本草之用，实世之蒭狗耳。若未能达是意而至是地，则未有不缘六欲七情而起忧患者。忧患既作，则此书一日不可阙也，愚何人哉，必欲斯文绝人之忧患乎？

右、隐居以谓凡筛丸散药毕，皆更合于臼中。以杵捣数百遍，如此恐干末湔荡，不可捣，不若令力士合研为佳。又曰：凡汤酒膏中用诸石，皆细捣之如粟，亦可以葛布筛刮令调匀，并以绵裹内中，其雄黄、朱砂辈细末如粉，今详之。凡诸石虽是汤酒中，亦须稍细，药力方尽出，效亦速。但临服须澄滤后再上火，不尔，恐遗药力不见效，汤酒中尚无庶几。若在服食膏中，岂得更如粟也，不合如此立例，当在临时应用详酌尔。又说㕮咀两字，唐本注谓为商量斟酌，非也。嘉祐复符陶隐居说为细切，亦非也。儒家以谓有含味之意，如人以口齿咀啮，虽破而不尘，但使含味耳。张仲景方多言㕮咀，其义如此。

病人有既不洞晓医药，复自行臆度。如此则九死一生，或医人未识其病，或以财

势所迫，占夺强治。如此之辈，医家病家，不可不察也。要在聪明贤达之士掌之，则病无不济，医无不功，世间如此之事甚多，故须一一该举，以堤或然。

夫有贵贱少长，病当别论，病有新久虚实，理当别药。盖人心如面，各各不同，惟其心不同，脏腑亦异。脏腑既异，乃以一药治众人之病，其可得乎？故张仲景曰：又有土地高下不同，物性刚柔餐居亦异，是故黄帝兴四方之问，岐伯举四治之能，临病之功，宜须两审。如是则依方合药，一概而用，亦以疏矣。且如贵豪之家，形乐志苦者也，衣食足则形乐，心虑多则志苦。岐伯曰：病生于脉，形乐则外实，志苦则内虚，故病生于脉。所养既与贫下异，忧、乐、思、虑不同，当各遂其人而治之。后世医者，直委此一节，闭绝不行，所失甚矣。尝有一医官，暑月与贵人饮。贵人曰：我昨日饮食所伤，今日食减。医曰：可饵消化药，佗人当服十丸，公当减其半下。下咽未久，疏逐不已，几致毙。以此较之，虚实相辽，不可不察，故曰病当别论。又有一男子，暑月患血痢，医者妄以凉药逆制，专用黄连、阿胶、木香药治之。此药始感便治则可，今病久肠虚，理不可服。逾旬不已，几致委顿。故曰理当别药，如是论之，诚在医之通变，又须经历，则万无一失。引此为例，余可效此。

勢所迫。占奪強治。如此之輩。醫家病家。不可不察也。要在聰明賢達之士掌之。則病無不濟。醫無不功。世間如此之事甚多。故須一一該舉。以隄或然。

夫人有貴賤少長。病當別論。病有新久虛實。理當別藥。蓋人心如面。各各不同。惟其心不同。臟腑亦異。臟腑既異。乃以一藥治衆人之病。其可得乎。故張仲景曰。又有土地高下不同。物性剛柔飡居亦異。是故黃帝興四方之問。岐伯舉四治之能。臨病之功。宜須兩審。如是則依方合藥。一槪而用。亦以踈矣。且如貴豪之家。形樂志苦者也。衣食足則形樂。心慮多則志苦。岐伯曰。病生於脉。形樂則外實。志苦則內虛。故病生於脉。所養既與貧下異。憂樂思慮不同。當各遂其人而治之。後世醫者。直委此一節。閉絕不行。所失甚矣。嘗有一醫官。暑月與貴人飲。貴人曰。我昨日飲食所傷。今日食減。醫曰。可餌消化藥。佗人當服十丸。公當減其半。下嚥未久。疎逐不已。幾致斃。以此較之。虛實相遼。不可不察。故曰病當別論。又有一男子。暑月患血痢。醫者妄以涼藥逆制。專用黃連、阿膠、木香藥治之。此藥始感便治則可。今病久腸虛。理不可服。踰旬不已。幾致委頓。故曰理當別藥。如是論之。誠在醫之通變。又須經歷。則萬無一失。引此爲例。餘可效此。

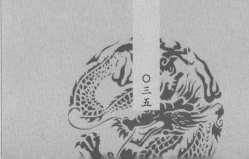

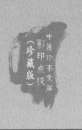

凡用藥必須擇州土所宜者。則藥力具用之可據。如上黨人參、川蜀當歸、齊州半夏、華州細辛。又如東壁土、冬月灰、半天河水、熱湯漿水之類。其物至微。其用至廣。蓋亦有理。若不推究厥理。治病徒費其功。終亦不能活人。聖賢之意。不易盡知。然捨理何求哉。

凡人少長老。其氣血有盛壯衰三等。故岐伯曰。少火之氣壯。壯火之氣衰。蓋少火生氣。壯火散氣。況復衰火。不可不知也。故治法亦當分三等。其少日服餌之藥。於壯老之時。皆須別處之。決不可忽也。世有不留心於此者。往往不信。遂致困危。哀哉。

今人使理中湯丸。倉卒之間。多不效者何也。是不知仲景之意。為必效藥。蓋用藥之人有差殊耳。如治胸痺心中痞堅氣結胸滿脅下逆氣搶心。理中湯主之。人參、朮、乾薑、甘草、四物等共一十二兩。水八升。煑取三升。每服一升。日三服。以知為度。或作丸須雞子黃大。皆奇效。今人以一丸如楊梅許。服之病既不去。乃曰藥不神。非藥之罪。用藥者之罪也。今引以為例。他可倣此。然年高及素虛寒人當遂宜減甘草。

凡用药必须择州土所宜者，则药力具用之可据，如上党人参、川蜀当归、齐州半夏、华州细辛，又如东壁土、冬月灰、半天河水、热汤浆水之类。其物至微，其用至广，盖亦有理。若不推究厥理，治病徒费其功，终亦不能活人。圣贤之意，不易尽知，然舍理何求哉。

凡人少长老，其气血有盛、壮、衰三等，故岐伯曰：少火之气壮，壮火之气衰。盖少火生气，壮火散气，况复衰火，不可不知也。故治法亦当分三等，其少日服饵之药，于壮老之时，皆须别处之，决不可忽也。世有不留心于此者，往往不信，遂致困危，哀哉！

今人使理中汤丸，仓卒之间，多不效者何也？是不知仲景之意，为必效药。盖用药之人有差殊耳，如治胸痹、心中痞，坚气结、胸满、胁下逆气抢心，理中汤主之。人参、术、干姜、甘草、四物等共一十二两，水八升，煮取三升，每服一升，日三服。以知为度，或作丸须鸡子黄大，皆奇效。今人以一丸如杨梅许，服之病既不去，乃曰药不神，非药之罪，用药者之罪也。今引以为例，他可仿此，然年高及素虚寒人当遂宜减甘草。

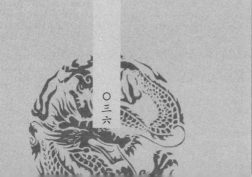

夫高医以蓄药为能，仓卒之间，防不可售者所须也。若桑寄生、桑螵蛸、鹿角胶、天灵盖、虎胆、蟾酥、野驼萤、蓬藥、空青、婆娑石、石蟹、冬灰、腊雪水、松黄之类，如此者甚多，不能一一遍举。唐元澹，字行冲，尝谓狄仁杰曰：下之事上，譬富家储积以自资也。脯、腊、膎、腝，以供滋膳，参、术、芝、桂，以防疾疢。门下充旨味者多矣，愿以小人备一药可乎？仁杰笑曰：公正吾药笼中物，不可一日无也。然梁公因事而言，独譬之以药，则有以见天下万物之中，尤不可阙者也。知斯道者，知斯意而已。

凡为医者，须略通古今，粗守仁义，绝驰骛能所之心，专博施救拔之意。如此则心识自明，神物来相，又何必戚戚沽名，龊龊求利也。如或不然，则曷以致姜抚沽誉之惭，逋华佗之矜能受戮乎?!

尝读唐方技传有云：医要在视脉，唯用一物攻之，气纯而愈速。一药偶得他药处相制，弗能专力，此难愈之验也。今详之，病有大小、新久、虚实，岂可止以一药攻之。若初受病小，则庶几。若病大多日，或虚或实，岂得不以他药佐使。如人用硫黄，皆知此物大热，然石性缓，仓卒之间，下咽不易便作效。故智者又以附子、干姜、桂之类相佐使以发之，将并力攻疾，庶几速效。若单用硫黄，其可得乎？故知许嗣宗之言，

夫高醫以蓄藥爲能。倉卒之間。防不可售者所須也。若桑寄生、桑螵蛸、鹿角膠、天靈蓋、虎膽、蟾酥、野駝螢、蓬虆、空青、婆娑石、石蟹、冬灰、臘雪水、松黃之類。如此者甚多。不能一一遍舉。唐元澹字行冲。嘗謂狄仁傑曰。下之事上。譬富家儲積以自資也。脯、腊、膎、腝。以供滋膳。參、朮、芝、桂。以防疾疢。門下充旨味者多矣。願以小人備一藥可乎。仁傑笑曰。公正吾藥籠中物。不可一日無也。然梁公因事而言。獨譬之以藥。則有以見天下萬物之中。尤不可闕者也。知斯道者。知斯意而已。

凡爲醫者。須略通古今。粗守仁義。絕馳騖能所之心。專博施救拔之意。如此則心識自明。神物來相。又何必戚戚沽名。齪齪求利也。如或不然。則曷以致姜撫沽譽之慙。逋華佗之矜能受戮乎。

嘗讀唐方技傳有云。醫要在視脈。唯用一物攻之。氣純而愈速。一藥偶得他藥相制。弗能專力。此難愈之驗也。今詳之。病有大小新久虛實。豈可止以一藥攻之。若初受病小。則庶幾。若病大多日。或虛或實。豈得不以他藥佐使。如人用硫黃。皆知此物大熱。然石性緩。倉卒之間。下咽不易便作效。故智者又以附子、乾薑、桂之類相佐使以發之。將併力攻疾。庶幾速效。若單用硫黃。其可得乎。故知許嗣宗之言。

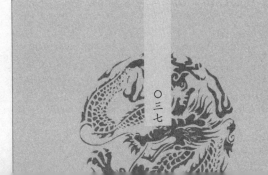

未可全信。賢者當審度之。

夫用藥如用刑。刑不可誤。誤即干人命。用藥亦然。一誤即便隔生死。然刑有鞫司。鞫成然後議定。議定然後書罪。蓋人命一死不可復生。故須如此詳謹。今醫人纔到病家。便以所見用藥。若高醫識病知脈。藥又相當如此。即應手作效。或庸下之流。孟浪亂投湯劑。逡巡便致困危。如此殺人。何太容易。世間此事甚多。良由病家不擇醫。平日未嘗留心於醫術也。可不懼哉。

未可全信，贤者当审度之。

夫用药如用刑，刑不可误，误即干人命，用药亦然。一误即便隔生死，然刑有鞫司，鞫成然后议定，议定然后书罪。盖人命一死不可复生，故须如此详谨。今医人才到病家，便以所见用药，若高医识病知脉，药又相当如此，即应手作效。或庸下之流，孟浪乱投汤剂，逡巡便致困危，如此杀人，何太容易。世间此事甚多，良由病家不择医，平日未尝留心于医术也，可不惧哉！

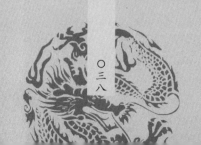

本草衍义

卷三 序例下

治妇人虽有别科，然亦有不能尽圣人之法者。今豪足之家，居奥室之中，处帏幔之内，复以帛幪手臂，既不能行望色之神，又不能殚切脉之巧，四者有二阙焉。黄帝有言曰：凡治病察其形气色泽，形气相得，谓之可治。色泽以浮，谓之易已。形气相失，谓之难治。色夭不泽，谓之难已。又曰：诊病之道，观人勇怯，骨肉皮肤，能知其情，以为诊法。若患人脉病不相应，既不得见其形，医人止据脉供药，其可得乎？如此言之，不能尽其术也。此医家之公患，世不能革，医者不免尽理质问，病家见所问繁，不为医业不精，往往得药不肯服，似此甚多。扁鹊见齐侯之色，尚不肯信，况其不得见者乎？呜呼！可谓难也已。

又妇人病温已十二日，诊之其脉六七至而涩，寸稍大，尺稍小，发寒热，颊赤口干，不了了耳聋，问之病后数日，经水乃行。此属少阳热入血室也，若治不对病，则必

本草衍義

卷三 序例下

治婦人雖有別科。然亦有不能盡聖人之法者。今豪足之家。居奥室之中。處幃幔之內。復以帛幪手臂。既不能行望色之神。又不能殫切脈之巧。四者有二闕焉。黄帝有言曰。凡治病察其形氣色澤。形氣相得。謂之可治。色澤以浮。謂之易已。形氣相失。謂之難治。色夭不澤。謂之難已。又曰診病之道。觀人勇怯。骨肉皮膚。能知其情。以為診法。若患人脈病不相應。既不得見其形。醫人止據脈供藥。其可得乎。如此言之。不能盡其術也。此醫家之公患。世不能革。醫者不免盡理質問。病家見所問繁。不為醫業不精。往往得藥不肯服。似此甚多。扁鵲見齊侯之色。尚不肯信。況其不得見者乎。嗚呼。可謂難也已。

又婦人病溫已十二日。診之其脈六七至而澁。寸稍大。尺稍小。發寒熱。頰赤口乾。不了了耳聾。問之病後數日。經水乃行。此屬少陽熱入血室也。若治不對病。則必

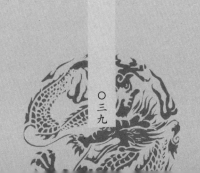

中医珍本文库影印点校（珍藏版）

死。乃按其證。與小柴胡湯服之。二日又與小柴胡湯加桂枝乾薑湯。一日寒熱遂已。又云我臍下急痛。又與抵黨丸微利。臍下痛痊。身漸涼和。脈漸勻。尚不了了。乃復與小柴胡湯。次日云我但胸中熱燥。口鼻乾。又少與調胃承氣湯。不得利。次日又云心下痛。又與大陷胸丸半服。利三行。而次日虛煩不寧。時妄有所見。時復狂言。雖知其尚有燥屎。以其極虛。不敢攻之。遂與竹葉湯。去其煩熱。其夜大便自通。至曉兩次。中有燥屎數枚。而狂言虛煩盡解。但咳嗽唾沫。此肺虛也。若不治。恐乘虛而成肺痿。遂與小柴胡。去人參、大棗、生薑。加乾薑、五味子湯。一日咳減。二日而病悉愈。已上皆用張仲景方。

有婦人病吐逆。大小便不通。煩亂四肢冷。漸無脈息。一日半與大承氣湯兩劑。至夜半漸得大便通。脈漸生。翌日乃安。此關格之病。極難治。醫者當謹審也。經曰關則吐逆。格則不得小便。如此。亦有不得大便者。

有小兒病虛滑食略化。大便日十餘次。四肢柴瘦。腹大。食訖又饑。此疾正是大腸移熱於胃。善食而瘦。又謂之食㑊者。時五六月間。脈洪大。按之則絕。今六脈既單洪。則夏之氣獨然。按之絕則無胃氣也。經曰夏脈洪。洪多胃氣少曰病。但洪無胃

死。乃按其证，与小柴胡汤服之。二日又与小柴胡汤加桂枝干姜汤，一日寒热遂已。又云：我脐下急痛，又与抵党丸微利，脐下痛痊，身渐凉和，脉渐匀。尚不了了，乃复与小柴胡汤，次日云我但胸中热燥，口鼻干，又少与调胃承气汤，不得利。次日又云心下痛，又与大陷胸丸半服，利三行。而次日虚烦不宁，时妄有所见，时复狂言。虽知其尚有燥屎，以其极虚，不敢攻之。遂与竹叶汤去其烦热，其夜大便自通，至晓两次，中有燥屎数枚，而狂言虚烦尽解。但咳嗽唾沫，此肺虚也，或不治，恐乘虚而成肺痿，遂与小柴胡，去人参、大枣、生姜；加干姜、五味子汤，一日咳减，二日而病悉愈。已上皆用张仲景方。

有妇人病吐逆，大小便不通，烦乱，四肢冷，渐无脉息，一日半与大承气汤两剂。至夜半渐得大便通，脉渐生，翌日乃安。此关格之病极难治，医者当谨审也。经曰：关则吐逆，格则不得小便，如此，亦有不得大便者。

有小儿病虚滑食略化，大便日十余次，四肢柴瘦，腹大，食讫又饥，此疾正是大肠移热于胃，善食而瘦，又谓之食㑊者。时五六月间，脉洪大，按之则绝，今脉既单洪，则夏之气独然，按之绝则无胃气也。经曰：夏脉洪，洪多胃气少曰病，但洪无胃

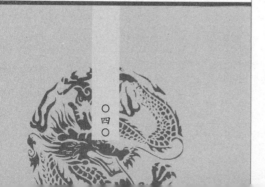

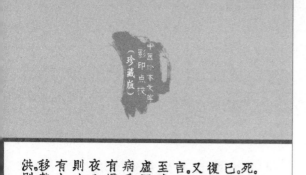

气曰死。夏以胃气为本，治疗失于过时，后不逾旬果卒。

有人病久嗽，肺虚生寒热，以款冬花焚三两。俟烟出，以笔管吸其烟，满口则咽之，至倦则已。凡数日之间，五七作差。

有人病疟月余，日又以药吐下之，气遂弱，疾未愈。观其病与脉，乃夏伤暑，秋又伤风，乃与柴胡汤一剂安。后又饮食不节，寒热复作，此盖前以伤暑，今以饮食不谨，遂致吐逆不食，胁下牵急而痛，寒热无时，病名痰疟。以十枣汤一服，下痰水数升，明日又与理中汤二钱遂愈。

有人苦风痰头痛，颤掉吐逆，饮食减，医以为伤冷物，遂以药温之不愈。又以丸药下之遂厥，复与金液丹，后谵言、吐逆、颤掉不省人事，若见鬼，循衣摸床，手足冷，脉伏，此胃中有结热，故昏瞀不省人。以阳气不能布于外，阴气不持于内，即颤掉而厥，遂与大承气汤，至一剂乃愈。方见仲景，后服金箔丸，方见删繁。

有男子年六十一，脚肿生疮，忽食猪肉不安，医以药利之稍愈。时出外中风汗出后，头面暴肿，起紫黑色，多睡，耳轮上浮泡小疮黄汁出，乃与小续命汤中加羌活一倍，服之遂愈。

氣曰死。夏以胃氣爲本。治療失於過時。後不逾旬果卒。

有人病久嗽。肺虚生寒熱。以款冬花焚三兩。俟煙出。以筆管吸其煙。滿口則嚥之。至倦則已。凡數日之間。五七作差。

有人病瘧月餘。日又以藥吐下之。氣遂弱。疾未愈。觀其病與脈。乃夏傷暑。秋又傷風。乃與柴胡湯一劑安。後又飲食不節。寒熱復作。此蓋前以傷暑。今以飲食不謹。遂致吐逆不食。脇下牽急而痛。寒熱無時。病名痰瘧。以十棗湯一服。下痰水數升。明日又與理中湯二錢。遂愈。

有人苦風痰頭痛。顫掉吐逆。飲食減。醫以爲傷冷物。遂以藥温之不愈。又以丸藥下之遂厥。復與金液丹。後譫言吐逆。顫掉不省人事。若見鬼。循衣摸床。手足冷。脈伏。此胃中有結熱。故昏瞀不省人。以陽氣不能布於外。陰氣不持於內。即顫掉而厥。遂與大承氣湯。至一劑乃愈。方見仲景。後服金箔丸。方見删繁。

有男子年六十一。脚腫生瘡。忽食猪肉不安。醫以藥利之。稍愈。時出外中風汗出後。頭面暴腫。起紫黑色。多睡。耳輪上有浮泡小瘡。黄汁出。乃與小續命湯中加羌活一倍。服之遂愈。

有人年五十四。素羸多中寒。近服兎絲有效。小年常服生硫黃數斤。脈左上二部右下二部弦緊有力。五七年來病右手足筋急拘攣。言語稍遲。遂與仲景小續命湯加薏苡仁一兩。以治筋急。減黃芩、人參、芍藥各半。以避中寒。杏仁只用一百五枚。後云尚覺大冷。因令盡去人參芍藥黃芩三物。却加當歸一兩半。遂安。今人用小續命湯者。比比皆是。既不能逐證加減。遂至危殆。人亦不知。今小續命湯世所須也。故舉以爲例。可不謹哉。

夫八節之正氣。生活人者也。八節之虛邪。殺人者也。非正氣則爲邪。非真實則爲虛。所謂正氣者。春溫夏熱秋涼冬寒。此天之氣也。若春在經絡。夏在肌肉。秋在皮膚。冬在骨髓。此人之氣也。在處爲實。不在處爲虛。故曰若以身之虛。逢時之虛邪不正之氣。兩虛相感。始以皮膚經絡。次傳至臟腑。逮於骨髓。則藥力難及矣。如此則醫家治病。正宜用藥抵截散補。防其深固而不可救也。又嘗須保護胃氣。舉斯爲例。餘可倣此。

有人年五十四，素羸多中寒，近服兔丝有效。小年常服生硫黄数斤，脉左上二部右下二部弦紧有力。五七年来，病右手足筋急拘挛，言语稍迟，遂与仲景小续命汤，加薏苡仁一两，以治筋急，减黄芩、人参、芍药各半，以避中寒，杏仁只用一百五枚，后云尚觉大冷。因令尽去人参、芍药、黄芩三物，却加当归一两半遂安。今人用小续命汤者，比比皆是，既不能逐证加减，遂至危殆。人亦不知，今小续命汤世所须也，故举以为例，可不谨哉。

夫八节之正气，生活人者也。八节之虚邪，杀人者也。非正气则为邪，非真实则为虚，所谓正气者，春温、夏热、秋凉、冬寒，此天之气也。若春在经络，夏在肌肉，秋在皮肤，冬在骨髓，此人之气也。在处为实，不在处为虚，故曰若以身之虚，逢时之虚邪不正之气，两虚相感，始以皮肤经络。次传至脏腑，逮于骨髓，则药力难及矣。如此则医家治病正宜用药抵截散补，防其深固而不可救也，又尝须保护胃气。举斯为例，余可仿此。

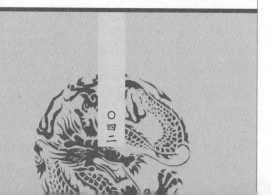

本草衍义

卷四

玉泉

经云：生蓝田山谷，采无时。今蓝田山谷无玉泉，泉水古今不言采。又曰：服五斤，古今方，水不言斤。又曰：一名玉札，如此则不知定是何物。诸家所解，更不言泉，但为玉立文。陶隐居虽曰可消之为水，故名玉泉。诚如是，则当言玉水，亦不当言玉泉也。盖泉具流布之义，别之则无所不通。《易》又曰：山下出泉蒙，如此则诚非止水，终未臻厥理。今详泉字，乃是浆字，于义方允。浆中既有玉，故曰服五斤，去古既远，亦文字脱误也。采玉为浆，断无疑焉。且如书篇，尚多亡逸，况本草又在唐尧之上，理亦无怪。谓如蛇含，本草误为蛇全。唐本注云：全字乃是含字，陶见误本改为含，尚如此不定，后有铁浆，其义同此。又《道藏经》有金饤玉浆之文，唐李商隐有琼浆未饮结成冰之诗，是知玉诚可以为浆。又荆门军界有玉泉寺，中有泉，与寻常泉水

本草衍義

卷四

玉泉

經云。生藍田山谷。採無時。今藍田山谷無玉泉。泉水古今不言採。又曰服五斤。古今方。水不言斤。又曰一名玉札。如此則不知定是何物。諸家所解。更不言泉。但爲玉立文。陶隱居雖曰可消之爲水。故名玉泉。誠如是。則當言玉水。亦不當言玉泉也。蓋泉具流布之義。別之則無所不通。易又曰山下出泉蒙。如此則誠非止水。終未臻厥理。今詳泉字。乃是漿字。於義方允。漿中既有玉。故曰服五斤。去古既遠。亦文字脫誤也。採玉爲漿。斷無疑焉。且如書篇。尚多亡逸。況本草又在唐堯之上。理亦無怪。謂如蛇含。本草誤爲蛇全。唐本注云。全字乃是含字。陶見誤本改爲含。尚如此不定。後有鐵漿。其義同此。又道藏經有金飣玉漿之文。唐李商隱有瓊漿未飲結成冰之詩。是知玉誠可以爲漿。又荊門軍界有玉泉寺。中有泉。與尋常泉水

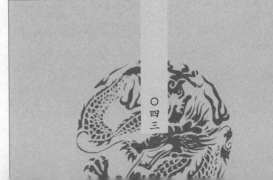

無異。亦不能治病。寺中日用此水。又西洛有萬安山。山腹間有寺曰玉泉。嘗兩登是山。有玉泉之疑。寺僧皆懵不能答。寺前有泉一派。供寺中用。泉竇皆青石。與諸井水無異。若按別本注。玉泉、玉之泉液也。以仙室玉池中者爲上。如此則舉世不能得。亦漫立此名。故知別本所注。爲不可取。又有燕玉出燕北。體柔脆如油和粉色。不入藥。當附於此。

丹砂

今人謂之朱砂。辰州朱砂。多出蠻峒。錦州界狤獠峒老鴉井。其井深廣數十丈。先聚薪於井滿。則縱火焚之。其青石壁迸裂處。即有小龕。龕中自有白石床。其石如玉床。上乃生丹砂。小者如箭鏃。大者如芙蓉。其光明可鑒。研之鮮紅。砂泊床大者重七八兩至十兩者。晃州亦有。形如箭鏃。帶石者得自土中。非此之比也。此物鎮養心神。但宜生使。煉服少有不作疾者。亦不減硫黃輩。又一醫流。服伏火者數粒。一旦大熱。數夕而斃。李善勝嘗鍊朱砂爲丹。經歲餘沐浴再入鼎。誤遺下一塊。其徒丸服之。遂發懵冒。一夕而斃。其生朱砂。初生兒便可服。因火力所變。遂能殺人。可不謹也。

无异，亦不能治病。寺中日用此水，又西洛有万安山，山腹间有寺曰玉泉，尝两登是山，有玉泉之疑。寺僧皆懵不能答，寺前有泉一派，供寺中用，泉窦皆青石，与诸井水无异。若按别本注：玉泉、玉之泉液也。以仙室玉池中者为上，如此则举世不能得，亦漫立此名，故知别本所注，为不可取。又有燕玉出燕北，体柔脆如油和粉色，不入药，当附于此。

丹砂

今人谓之朱砂，辰州朱砂，多出蛮峒。锦州界狤獠峒老鸦井，其井深广数十丈，先聚薪于井满，则纵火焚之，其青石壁迸裂处，即有小龛，龛中有白石床，其石如玉床，上乃生丹砂。小者如箭镞，大者如芙蓉，其光明可鉴。研之鲜红，砂泊床大者重七八两至十两者。晃州亦有，形如箭镞，带石者得自土中，非此之比也。此物镇养心神，但宜生使，炼服少有不作疾者，亦不减硫黄辈。又一医流，服伏火者数粒，一旦大热，数夕而毙。李善胜尝炼朱砂为丹，经岁余沐浴再入鼎，误遗下一块，其徒丸服之，遂发懵冒，一夕而毙。其生朱砂，初生儿便可服，因火力所变，遂能杀人，可不谨也。

空青

功长于治眼，仁庙朝尝诏御药院，须中空有水者，将赐近戚，久而方得。其杨梅青，治翳极有功，中亦或有水者，其用与空青同。第有优劣耳，今信州穴山而取，世谓之杨梅青，极难得。

绿青

即石绿青是也，其石黑绝色者佳，大者刻为物形，或作器用，又同硇砂，作吐风涎药。验则验矣，亦损心肺。

云母

古虽有服炼法，今人服者至少，谨之至也。市廛多折作花朵以售之。今惟合云母膏，治一切痈毒疮等，惠民局别有法。

石钟乳

萧炳云：如蝉翼爪甲者为上，如鹅管者下。经既言乳，今复不取乳，此何义也。盖乳取其性下，不用如雁齿者，谓如乌头、附子，不用尖角之义同。但明白光润轻松，色如炼消石者佳，服炼别有法。

空青

功長於治眼。仁廟朝嘗詔御藥院。須中空有水者。將賜近戚。久而方得。其楊梅青。治翳極有功。中亦或有水者。其用與空青同。第有優劣耳。今信州穴山而取。世謂之楊梅青。極難得。

綠青

即石綠是也。其石黑綠色者佳。大者刻爲物形。或作器用。又同硇砂作吐風涎藥。驗則驗矣。亦損心肺。

雲母

古雖有服鍊法。今人服者至少。謹之至也。市廛多折作花朵以售之。今惟合雲母膏。治一切癰毒瘡等。惠民局別有法。

石鍾乳

蕭炳云。如蟬翼爪甲者爲上。如鵝管者下。經既言乳。今復不取乳。此何義也。蓋乳取其性下。不用如鴈齒者。謂如烏頭、附子。不用尖角之義同。但明白光潤輕鬆色如鍊消石者佳。服鍊別有法。

朴消

是初採掃得。一煎而成者。未經再鍊治。故曰朴消。其味酷澀。所以力堅急不和。可以熟生牛馬皮。及治金銀有僞。葛洪治食鱠不化。取此以蕩逐之。臘月中出新瓦罐。滿注熟水。用朴消二升投湯中攪散。掛北簷下。俟消滲出罐外。羽收之。以人乳汁調半錢。掃一切風熱毒氣攻注目瞼外及發於頭面四支腫痛。應手神驗。

芒消

經云生於朴消。乃是朴消以水淋汁澄清。再經熬鍊。減半傾木盆中。經宿遂結芒。有廉稜者。故其性和緩。古今多用以治傷寒。

消石

是再煎鍊時。已取訖芒消。凝結在下如石者。精英既去。但餘滓而已。故功力亦緩。惟能發煙火。唐本注。蓋以能消化諸石。故名消石。煎柳枝湯煑三周時。即伏火湯耗即又添柳枝湯。

英消

是消之精英者。其味甘。即馬牙消也。別有法鍊治而成。由其煎鍊。故其味亦別。治

朴消

是初采扫得，一煎而成者，未经再炼治，故曰朴消。其味酷涩，所以坚急不和，可以熟生牛马皮，及治金银有伪。葛洪治食鲙不化，取此以荡逐之。腊月中出新瓦罐，满注熟水，用朴消二升投汤中搅散，挂北檐下，俟消参出罐外，羽收之。以人乳汁调半钱，扫一切风热，毒气攻注目睑外及发于头面，四支肿痛，应手神验。

芒消

经云：生于朴消，乃是朴消以水淋汁澄清，再经熬炼，减半倾木盆中，经宿遂结芒。有廉棱者，故其性和缓，古今多用以治伤寒。

消石

是再煎炼时，已取讫芒消，凝结在下如石者，精英既去，但余滓而已。故功力亦缓，惟能发烟火。唐本注，盖以能消化诸石，故名消石。煎柳枝汤煮三周时，即伏火汤，耗即又添柳枝汤。

英消

是消之精英者，其味甘，即马牙消也。别有法炼治而成，由其煎炼，故其味亦别。治

五藏积热，然四物本出于一物，由此煎炼，故分出精麄，所以其用亦不相远。

矾石

今坊州矾，务以野火烧过石，取以煎矾，色惟白不逮晋州者。皆不可多服，损心肺，却水故也。水化书纸上才干，水不能濡，故知其性却水，治涎药多须者，用此意尔。火枯为粉，贴嵌甲牙缝中血出如衄者，贴之亦愈。

滑石

今谓之画石，以其软滑可写画，淋家多用。若暴得吐逆不下食，以生细末二钱匕，温水服，仍急以热面半盏押定。

紫石英

明彻如水精，其色紫而不匀，张仲景治风热瘈疭，及惊痫瘈疭。风引汤，紫石英、白石英、寒水石、石膏、干姜、大黄、龙齿、牡蛎、甘草、滑石，等分，混合㕮五汝切，咀，子与切，以水一升，煎去三分，食后量多少温呷，不用滓，服之无不效者。

白石英

状如紫石英，但差大而六棱，白色如水精，紫、白二石英，当攻疾可暂煮汁用，未闻

五藏積熱。然四物本出於一物。由此煎鍊。故分出精麤。所以其用亦不相遠。

礬石

今坊州礬。務以野火燒過石。取以煎礬。色惟白不逮晋州者。皆不可多服。損心肺。却水故也。水化書紙上纔乾。水不能濡。故知其性却水。治涎藥多須者。用此意爾。火枯爲粉。貼嵌甲牙縫中血出如衄者。貼之亦愈。

滑石

今謂之畫石。以其軟滑可寫畫。淋家多用。若暴得吐逆不下食。以生細末二錢匕。溫水服。仍急以熱麵半盞押定。

紫石英

明徹如水精。其色紫而不勻。張仲景治風熱瘈瘲。及驚癇瘈瘲。風引湯。紫石英、白石英、寒水石、石膏、乾薑、大黄、龍齒、牡蠣、甘草、滑石等分。混合㕮五汝切咀子與切。以水一升。煎去三分。食後量多少溫呷。不用滓。服之無不效者。

白石英

狀如紫石英。但差大而六稜。白色如水精。紫白二石英。當攻疾可暫煮汁用。未聞

久服之益。張仲景之意。只令吹咀不爲細末者。豈無意焉。其久服更宜詳審。

赤石脂

今四方皆有。以舌試之。粘着者爲佳。有人病大腸寒滑。小便精出。諸熱藥服及一斗二升未甚效。後有人教服赤石脂、乾薑各一兩。胡椒半兩。同爲末。醋糊丸。如梧桐子大。空心及飯前米飲下五七十丸。終四劑遂愈。

白石脂

有初生未滿月小兒多啼叫。致臍中血出。以白石脂末貼之。卽愈。未愈。微微炒過。放冷再貼。仍不得剝揭。

石中黃子

石中黃子。此又字誤也。子當作水。況當條自言未成餘糧黃濁水。焉得却名之子也。若言未乾者。亦不得謂之子也。子字乃水字無疑。又曰太一餘糧者。則是兼石言之者也。今醫家用石中黃。只石中乾者及細末者。卽便是。若用禹餘糧石。卽用其殼。故本條言一名石腦。須火燒醋淬。如此卽是石中黃水爲一等。石中黃爲一等。太一餘糧爲一等。斷無疑焉。

久服之益。张仲景之意，只令吹咀不为细末者，岂无意焉，其久服更宜详审。

赤石脂

今四方皆有，以舌试之，粘着者为佳。有人病大肠寒滑，小便精出，诸热药服及一斗二升未甚效。后有人教服赤石脂、干姜各一两，胡椒半两，同为末，醋糊丸，如梧桐子大，空心及饭前米饮下五七十丸。终四剂遂愈。

白石脂

有初生未满月小儿多啼叫，致脐中血出，以白石脂末贴之即愈。未愈，微炒过，放冷再贴，仍不得剥揭。

石中黄子

石中黄子，此又字误也。子当作水，况当条自言未成余粮黄浊水，焉得却名之子也。若言未干者，亦不得谓之子也，子字乃水字无疑。又曰，太一余粮者，则是兼石言之者也。今医家用石中黄，只石中干者及细末者，即便是。若用禹余粮石，即用其壳。故本条言一名石脑，须火烧醋淬，如此即是石中黄水为一等，石中黄为一等，太一余粮为一等，断无疑焉。

婆娑石

今则转为摩娑石，如淡色石绿，间微有金星者佳。磨之色如淡乳汁，其味淡，又有豆斑石，亦如此石。但于石上有黑斑点，无金星。

无名异

今图经日本经云：味甘平，治金疮折伤，生肌肉，今云味咸寒，消肿毒痈肿，与本经所说不同。疑别是一种，今详上文三十六字，未审今云字下即不知是何处云也。

菩萨石

出峨嵋山中，如水精明沏，日中照出五色光，如峨嵋普贤菩萨圆光，因以名之。今医家鲜用。

婆娑石

今則轉爲摩娑石。如淡色石綠間微有金星者佳。磨之色如淡乳汁。其味淡。又有豆斑石。亦如此石。但於石上有黑斑點無金星。

無名異

今圖經日本經云。味甘平。治金瘡折傷。生肌肉。今云味鹹寒。消腫毒癰腫。與本經所說不同。疑別是一種。今詳上文三十六字。未審今云字下即不知是何處云也。

菩薩石

出峨嵋山中。如水精明澈。日中照出五色光。如峨嵋普賢菩薩圓光。因以名之。今醫家鮮用。

本草衍義

卷五

金屑

不曰金而更加屑字者。是已經磨屑可用之義。如玉漿之義同。本經不解屑爲未盡。蓋須烹鍊鍛屑爲薄。方可研屑入藥。陶隱居云。凡用銀屑。以水銀和成泥。若非鍛屑成薄。焉能以水銀和成泥也。獨不言金屑。亦其闕也。生金有毒。至於殺人。仍爲難解。有中其毒者。惟鷓鴣肉可解。若不經鍛屑。則不可用。顆塊金卽穴山或至百十尺見伴金石。其石褐色。一頭如火燒黑之狀。此定見金也。其金色深赤黃。麩金卽在江沙水中淘汰而得。其色淺黃。此等皆是生金也。得之皆當銷鍊。麩金耗折少。塊金耗折多。入藥當用塊金。色既深則金氣足。餘更防罨製成及點化者。如此焉得更有造化之氣也。若本朝張永德。字抱一。并州人。五代爲潞帥。淳化二年。改并州。初寓睢陽。有書生鄰居臥病。永德療之獲愈。生一日就永德求汞五兩。卽

本草衍义

卷五

金屑

不曰金而更加屑字者，是已经磨屑可用之义，如玉浆之义同。本经不解屑为未尽，盖须烹炼锻屑为薄，方可研屑入药。陶隐居云：凡用银屑，以水银和成泥，若非锻屑成薄，焉能以水银和成泥也。独不言金屑，亦其阙也。生金有毒，至于杀人，仍为难解，有中其毒者，惟鹧鸪肉可解。若不经锻屑，则不可用。颗块金即穴山或至百十尺见伴金石，其石褐色。一头如火烧黑之状，此定见金也，其金色深赤黄。麸金即在江沙水中淘汰而得，其色浅黄，此等皆是生金也。得之皆当销炼，麸金耗折少，块金耗折多。入药当用块金，色既深则金气足，余更防罨制成点化者，如此焉得更有造化之气也。若本朝张永德，字抱一，并州人，五代为潞帅。淳化二年，改并州，初寓睢阳，有书生邻居卧病，永德疗之获愈。生一日就永德求汞五两，即

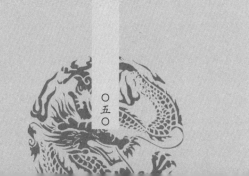

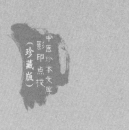

置鼎中，煮成中金。永德恳求药法，生曰君当贵，吾不吝此，虑损君福，锻工毕，升言祥符年尝在禁中，为方士王捷锻金，以铁为金。凡百余两为一饼，辐解为八段，谓之鸦觜金。初自冶中出，色尚黑，由是言之，如此之类，乃是水银及铁用药制成，非造化所成功治，焉得不差。殊如惠民局合紫雪用金，盖假其自然金气尔。然恶锡，又东南方金色深，西南方金色淡，亦土地所宜也。入药故不如色深者，然得余甘子，则体柔亦相感。

银屑

金条中已解屑义。银本出于矿，须煎炼而成，故名熟银。所以于后别立生银条也，其用与熟银大同。世有术士，能以朱砂而成者，有铅汞而成者，有焦铜而成者，非复更有造化之气，岂可更入药。既有此类，不可不区别。其生银即是不自矿中出，而特然自生者。又谓之老翁须，亦取像而言之耳。然银屑经言有毒，生银经言无毒，释者漏略不言。盖生银已生发于外，无蕴郁之气，故无毒。矿银尚蕴蓄于石中，郁结之气全未敷畅，故言有毒，亦恶锡。

水银

置鼎中。煑成中金。永德懇求藥法。生曰君當貴。吾不吝此。慮損君福。鍛工畢。升言祥符年嘗在禁中。爲方士王捷鍛金。以鐵爲金。凡百餘兩爲一餅。輻解爲八段。謂之鴉觜金。初自冶中出。色尙黑。由是言之。如此之類。乃是水銀及鐵用藥製成。非造化所成功治。焉得不差。殊如惠民局合紫雪用金。蓋假其自然金氣爾。然惡錫。又東南方金色深。西南方金色淡。亦土地所宜也。入藥故不如色深者。然得餘甘子。則體柔亦相感。

銀屑

金條中已解屑義。銀本出於礦。須煎鍊而成。故名熟銀。所以於後別立生銀條也。其用與熟銀大同。世有術士。能以朱砂而成者。有鉛汞而成者。有焦銅而成者。非復更有造化之氣。豈可更入藥。既有此類。不可不區別。其生銀卽是不自礦中出。而特然自生者。又謂之老翁鬚。亦取像而言之耳。然銀屑經言有毒。生銀經言無毒。釋者漏略不言。蓋生銀已生發於外。無蘊鬱之氣。故無毒。礦銀尙蘊蓄於石中。鬱結之氣全未敷暢。故言有毒。亦惡錫。

水銀

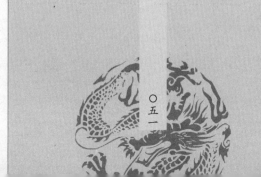

水銀入藥。雖各有法。極須審謹。有毒故也。婦人多服絕娠。今人治小兒驚熱涎潮。往往多用。經中無一字及此。亦宜詳諦。得鉛則凝。得硫黃則結。併棗肉研之則散。別法煅爲膩粉。粉霜唾研斃虱。銅得之則明。灌屍中則令尸後腐。以金銀銅鐵置其上則浮。得紫河車則伏。唐韓愈云。太學博士李千。遇信安人方士柳賁。能燒水銀爲不死藥。以鉛滿一鼎。按中爲空。實以水銀。蓋封四際。燒爲丹砂。服之下血。比四年。病益急。乃死。余不知服食說自何世起。殺人不可計。而世慕尚之益至此。其惑也在文書所記及耳聞傳者不說。今直取目見親與之遊。而以藥敗者六七公。以爲世誡。工部尚書歸登自說。既服水銀得病。若有燒鐵杖自顛貫其下。摧而爲火射竅節以出。狂痛號呼乞絕其茵席。得水銀發且止。唾血十數年以斃。殿中御史李虛中疽發其背死。刑部尚書李遜謂余曰。我爲藥誤遂死。刑部侍郎李建一旦無病死。工部尚書孟簡邀我於萬州。屏人曰。我得秘藥。不可獨不死。今遺子一器。可用棗肉爲丸服之。別一年而病。後有人至訊之。曰前所服藥誤。方且下之。下則平矣。病二歲卒。東川節度御史大夫盧坦溺血。肉痛不可忍。乞死。金吾將軍李道古以柳賁得罪。食賁藥五十死海上。此可爲誡者也。蘄不死乃速得死。謂之智

水银入药，虽各有法，极须审谨，有毒故也。妇人多服绝娠，今人治小儿惊热涎潮，往往多用。经中无一字及此，亦宜详谛。得铅则凝，得硫黄则结，并枣肉研之则散。别法煅为腻粉，粉霜唾研毙虱，铜得之则明，灌尸中则令尸后腐。以金、银、铜、铁置其上则浮，得紫河车则伏。唐韩愈云：太学博士李千，遇信安人方士柳贲，能烧水银为不死药，以铅满一鼎，按中为空，实以水银，盖封四际，烧为丹砂，服之下血。比四年，病益急，乃死。余不知服食说自何世起，杀人不可计，而世慕尚之益至此。其惑也在文书所记及耳，闻传者不说，今直取目见亲与之游，而以药败者六七公，以为世诫。工部尚书归登自说，既服水银得病。若有烧铁杖自颠贯其下，摧而为火射窍节以出，狂痛号呼，乞绝其茵席，得水银发且止，唾血十数年以毙。殿中御史李虚中疽发其背死。刑部尚书李逊谓余曰：我为药误遂死，刑部侍郎李建一旦无病死。工部尚书孟简邀我于万州，屏人曰：我得秘药，不可独不死，今遗子一器，可用枣肉为丸服之，别一年而病。后有人至讯之曰：前后服药误，方且下之，下则平矣，病二岁卒。东川节度御史大夫卢坦溺血，肉痛不可忍，乞死。金吾将军李道古以柳贲得罪，食贲药五十死海上。此可为诫者也。蕲不死乃速得死，谓之智

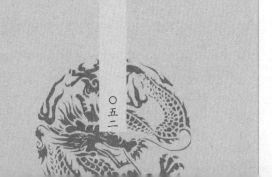

可不可也。五谷三牲盐醯果蔬，人所常御，人相厚勉，必曰强食。今惑者皆曰五谷令人夭，当务减节，临死乃悔。呜呼！哀也已。今有水银烧成丹砂，医人不晓，研为药衣，或入药中，岂不违误，可不谨哉。

水银粉

下涎药，并小儿涎潮瘈疭多用，然不可常服及过多，多则其损兼行。若兼惊，则尤须审谨。盖惊为心气不足，不可下，下之里虚，惊气入心不可治。若其人本虚，便须禁此一物，谨之至也。

雄黄

非金苗，今有金窟处无雄黄，金条中言金之所生，处处皆有，雄黄岂处处皆得也。别法治蛇蛟，焚之熏蛇远去。又武都者，镌磨成物形，终不免其臭。唐甄立言，仕为太常丞，有道人病心腹懑烦，弥二岁，诊曰：腹有蛊，误食发而然。令饵雄黄一剂，少选（许）吐一蛇如拇无目，烧之有发气，乃愈。此杀毒虫之验也。

雌黄

雌黄入药最稀，服石者宜审谛。治外功多，方士点化术多用，亦未闻其终始如何。

可不可也。五穀三牲鹽醯果蔬。人所常御。人相厚勉。必曰強食。今惑者皆曰五穀令人夭。當務減節。臨死乃悔。嗚呼哀也已。今有水銀燒成丹砂。醫人不曉。研爲藥衣。或入藥中。豈不違誤。可不謹哉。

水銀粉

下涎藥。并小兒涎潮瘈瘲多用。然不可常服及過多。多則其損兼行。若兼驚。則尤須審謹。蓋驚爲心氣不足。不可下。下之裏虛。驚氣入心不可治。若其人本虛。便須禁此一物。謹之至也。

雄黃

非金苗。今有金窟處無雄黃。金條中言金之所生。處處皆有。雄黃豈處處皆得也。別法治蛇蛟。焚之熏蛇遠去。又武都者。鐫磨成物形。終不免其臭。唐甄立言。仕爲太常丞。有道人病心腹懣煩。彌二歲。診曰。腹有蠱。誤食髮而然。令餌雄黃一劑。少選吐一蛇如拇無目。燒之有髮氣。乃愈。此殺毒蟲之驗也。

雌黃

雌黃入藥最稀。服石者宜審諦。治外功多。方士點化術多用。亦未聞其終始如何。

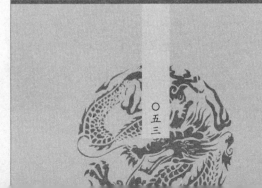

畫工或用之。

石硫黃

今人用治下元虛冷。元氣將絕。久患寒泄。脾胃虛弱。垂命欲盡。服之無不效。中病當便已。不可盡劑。世人蓋知用而爲福。不知用久爲禍。此物損益兼行。若俱棄而不用。當倉卒之間。又可闕乎。或更以法製。拒火而又常服者。是亦弗思也。在本朝則不言如此服良。但專治婦人不知者。往往更以酒服。其可得乎。或臟中久冷服之先利。如病勢危急。可加丸數服。少則不效。仍加附子、乾薑、桂。

陽起石

如狠牙者佳。其外色不白如薑石。其大塊者亦內白。治男子婦人下部虛冷。腎氣乏絕。子藏久寒。須水飛研用。凡石藥冷熱皆有毒。正宜斟酌。

飛水石

又謂之寒水石。紋理通徹。人或磨刻爲枕。以備暑月之用。入藥須燒過。或市人燒入膩粉中以亂真。不可不察也。陶隱居言。夏月能爲冰者佳。如此則舉世不能得。似乎失言。

画工或用之。

石硫黄

今人用治下元虚冷，元气将绝，久患寒泄，脾胃虚弱，垂命欲尽，服之无不效。中病当便已，不可尽剂。世人盖知用而为福，不知用久为祸。此物损益兼行，若俱弃而不用，当仓卒之间，又可阙乎？或更以法制，拒火而又常服者，是亦弗思也。在本朝则不言如此服良，但专治妇人不知者，往往更以酒服，其可得乎？或脏中久冷，服之先利。如病势危急，可加丸数服，少则不效，仍加附子、干姜、桂。

阳起石

如狼牙者佳，其外色不白如姜石，其大块者亦内白，治男子、妇人下部虚冷，肾气乏绝，子藏久寒，须水飞研用。凡石药冷热皆有毒，正宜斟酌。

飞水石

又谓之寒水石，纹理通彻，人或磨刻为枕，以备暑月之用。入药须烧过，或市人烧入腻粉中以乱真，不可不察也。陶隐居言：夏月能为冰者佳，如此则举世不能得，似乎失言。

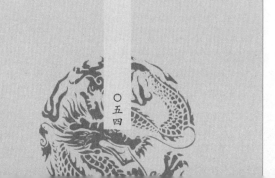

石膏

二书分辨不决，未悉厥理，详本经元无方解石之说，正缘唐本注石膏、方解石大体相似。因此一说，后人遂惑。经曰：生齐山山谷，及齐卢山、鲁蒙山，采无时，即知他处者为非。今图经中又以汾州者编入，前后人都不详，经中所言，细理白泽者良，故知不如是，则非石膏也。下有理石条中经云：如石膏顺理而细，又可明矣。今之所言石膏、方解石，二者何等，有顺理细文，又白泽者，有是则石膏也，无是则非石膏也。仍须是经中所言州土者，方可入药，余皆偏见，可略不取。仲景白虎汤中服之如神，新校正仲景《伤寒论》后，言四月已后，天气热时，用白虎者是也。然四方气候不齐，又岁中气运不一，方所既异，虽其说甚雅，当此之时，亦宜两审。若伤寒热病，或大汗后脉洪大，口舌燥，头痛，大渴不已，或着暑热，身痛倦怠，白虎汤服之无不效。

磁石

色轻紫，石上颇涩，可吸连针铁，俗谓之熁铁石，养益肾气，补填精髓，肾虚、耳聋、目昏皆用之。入药须烧赤醋焠，其玄石即磁石之黑色者也。多滑净，其治体大同小

石膏

二書分辨不决。未悉厥理。詳本經元無方解石之説。正緣唐本注石膏、方解石大體相似。因此一説。後人遂惑。經曰生齊山山谷及齊盧山魯蒙山。採無時。即知他處者爲非。今圖經中又以汾州者編入。前後人都不詳。經中所言。細理白澤者良。故知不如是。則非石膏也。下有理石條中經云。如石膏順理而細。又可明矣。今之所言石膏、方解石。二者何等。有順理細文。又白澤者。有是則石膏也。無是則非石膏也。仍須是經中所言州土者。方可入藥。餘皆偏見。可略不取。仲景白虎湯中服之如神。新校正仲景傷寒論後。言四月已後。天氣熱時。用白虎者是也。然四方氣候不齊。又歲中氣運不一。方所既異。雖其説甚雅。當此之時。亦宜兩審。若傷寒熱病。或大汗後脉洪大。口舌燥。頭痛。大渴不已。或着暑熱。身痛倦怠。白虎湯服之無不效。

磁石

色輕紫。石上頗澁。可吸連針鐵。俗謂之熁鐵石。養益腎氣。補填精髓。腎虚耳聾目昏皆用之。入藥須燒赤醋焠。其玄石即磁石之黑色者也。多滑淨。其治體大同小

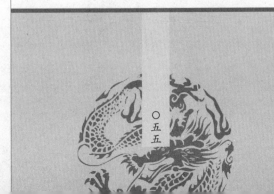

異。不可不分而爲二也。磨針鋒則能指南。然常偏東。不全南也。其法取新纊中獨縷。以半芥子許蠟綴於針腰。無風處垂之。則針常指南。以針橫貫燈心浮水上。亦指南。然常偏丙位。蓋丙爲大火。庚辛金受其制。故如是。物理相感耳。

理石

如長石。但理石如石膏。順理而細。其非順理而細者爲長石。治療亦不相遠。

鐵礦

鐵於礦中鍊出者謂之生鐵。鐵落、斷而落者也。鑐鐵、鐵炒熟鐵也。剛鐵、鍊鐵。去滓者也。鐵精、針沙、鐵漿。已上三等取汁。各依經用。鐵華粉、鐵粉。已上二等。燒煅取。馬啣、秤錘、車轄、杵鋸。已上五等。特以其意使之耳。其生鐵既自火中煉石而出。世謂之生鐵。亦如炒脂麻取油。謂之生油。其義亦同。白油麻條中已著鐵粉以生薑汁調擦眉上生眉毛。鋼鐵今用柔鐵屈盤。乃以生鐵陷其間。泥封煉之。鍛令相入。謂之團鋼。又曰灌鋼。此蓋草創之鋼。亦不免僞也。蓋生鐵之堅。及三四鍊則生鐵亦自熟。却是柔鐵。而天下莫以爲非。磁州鍊坊。方識真鋼。凡鐵之有鋼。如麪之有筋。濯洸揉麪既盡筋乃見。鍊鋼亦然。恆取精鐵一百餘斤。每鍛一火。稱之遂輕。累鍛

异，不可不分而为二也。磨针锋则能指南，然常偏东，不全南也。其法取新纩中独缕，以半芥子许蜡缀于针腰，无风处垂之，则针常指南。以针横贯灯心浮水上，亦指南，然常偏丙位。盖丙为大火，庚辛金受其制，故如是，物理相感耳。

理石

如长石，但理石如石膏，顺理而细，其非顺理而细者为长石，治疗亦不相辽。

铁矿

铁于矿中炼出者谓之生铁，铁落、断而落者也。鑐铁、铁炒熟铁也，则铁、炼铁，去滓者也。铁精、针沙、铁浆，已上三等取汁，各依经用。铁华粉、铁粉，已上二等，烧煅取。马衔、秤锤、车辖、杵锯，已上五等，特以其意使之耳。其生铁既自火中炼石而出，世谓之生铁，亦如炒脂麻取油，谓之生油，其义亦同。白油麻条中已著铁粉以生姜汁调擦眉上生眉毛，钢铁今用柔铁屈盘，乃以生铁陷其间，泥封炼之，锻令相入谓之团钢，又曰灌钢。此盖草创之钢，亦不免伪也。盖生铁之坚，及三四炼则生铁亦自熟，却是柔铁，而天下莫以为非。磁州炼坊，方识真钢。凡铁之有钢，如面之有筋，灌洸揉面既尽筋乃见，炼钢亦然。恒取精铁一百余斤，每锻一火，称之遂轻，累锻

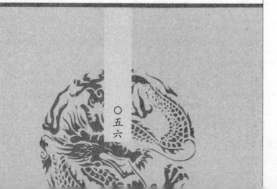

称之至于不减耗，此则纯钢也。实铁之精纯者，虽百炼不耗矣。其色清明，磨莹之则黯黯而清且黑，亦有炼之尽，全无钢者，系地之所产精粗尔。前所谓铁精者，其说有二：陶隐居言出锻灶中，如尘紫色轻者为佳，亦以摩莹铜器用之。《日华子》又云：犁镵尖浸水中名为铁精，本条既言化铜，则隐居所说是。盖锻灶中尘紫摩铜则明，浸犁镵尖水非是。

食盐

《素问》曰：咸走血，故东方食鱼盐之人多黑色，走血之验，故可知矣。病嗽及水者，宜全禁之。北狄用以淹尸，取其不坏也，至今如此。若中蚯蚓毒，当以盐洗沃，亦宜汤化饮汁，其烧剥金银熔汁作药，仍须解州池盐为佳。齿缝中多血出，常以盐汤嗽即已，益齿走血之验也。

太阴玄精石

合他药涂大风疾，别有法。阴证伤寒指甲面色青黑，六脉沉细而疾，心下胀满结硬，躁渴虚汗不止，或时狂言，四支逆冷，咽喉不利，腹疼，亦须佐他药兼之。图经本草已有法，惟出解州者良。

稱之至於不減耗。此則純鋼也。實鐵之精純者。雖百鍊不耗矣。其色清明。磨瑩之則黯黯而清且黑。亦有鍊之盡。全無鋼者。繫地之所產精粗爾。前所謂鐵精者。其說有二。陶隱居言出鍛竈中。如塵紫色輕者爲佳。亦以摩瑩銅器用之。日華子又云。犂鑱尖浸水中名爲鐵精。本條既言化銅。則隱居所說是。蓋鍛竈中塵紫摩銅則明。浸犂鑱尖水非是。

食鹽

素問曰。鹹走血。故東方食魚鹽之人多黑色。走血之驗。故可知矣。病嗽及水者。宜全禁之。北狄用以淹尸。取其不壞也。至今如此。若中蚯蚓毒。當以鹽洗沃。亦宜湯化飲汁。其燒剝金銀鎔汁作藥。仍須解州池鹽爲佳。齒縫中多血出。常以鹽湯嗽即已。益齒走血之驗也。

太陰玄精石

合他藥塗大風疾。別有法。陰證傷寒指甲面色青黑。六脈沉細而疾。心下脹滿結硬。躁渴虛汗不止。或時狂言。四支逆冷。咽喉不利。腹疼。亦須佐他藥兼之。圖經本草已有法。惟出解州者良。

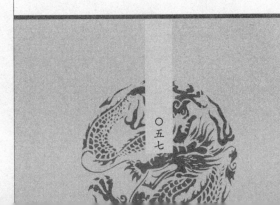

密陀僧

堅重椎破如金色者佳。

桃花石

有赤白兩等。有赤地淡白點如桃花片者。有淡白地有淡赤點如桃花片者。人往往鐫磨爲器用。今人亦罕服食。

花乳石

其色如硫黄。本經第五卷中已著。今出陝華間。於黄石中間有淡白點。以此得花之名。今惠民局花乳石散者是此物。陝人又能鐫爲器。圖經第二卷中易其名爲花藥石。是却取其色黄也。更無花乳之名。慮歲久爲世所惑。故書之。

珊瑚

治瞖目。今人用爲點眼筋。有一等紅油色。有細縱紋可愛。又一種如鉛丹色。無縱紋爲下。入藥用紅油色者。嘗見一本高尺許。兩枝直上。分十餘歧。將至其顛。則交合連理。仍紅潤有縱紋。亦一異也。波斯國海中有珊瑚洲。海人乘大舶墮鐵網水底。珊瑚所生磐石上。白如菌。一歲而黄。三歲赤。枝幹交錯。高三四尺。鐵發其根繫

密陀僧

坚重椎破如金色者佳。

桃花石

有赤白两等，有赤地淡白点如桃花片者，有淡白地有淡赤点如桃花片者，人往往镌磨为器用，今人亦罕服食。

花乳石

其色如硫黄，本经第五卷中已著，今出陕华间，于黄石中间有淡白点，以此得花之名。今惠民局花乳石散者是此物，陕人又能镌为器，图经第二卷中易其名为花蕊石，是却取其色黄也。更无花乳之名，虑岁久为世所惑，故书之。

珊瑚

治医目，今人用为点眼筋。有一等红油色，有细纵纹可爱。又一种如铅丹色，无纵纹为下，入药用红油色者。尝见一本高尺许，两枝直上，分十余歧，将至其颠，则交合连理，仍红润有纵纹，亦一异也。波斯国海中有珊瑚洲，海人乘大舶堕铁网水底，珊瑚所生磐石上，白如菌，一岁而黄，三岁赤，枝干交错，高三四尺，铁发其根系

网，舶上绞而出之。失时不收则腐。

马脑

非石非玉，自是一类，有红、白、黑色三种，亦有其纹如缠丝者，出西裔者佳。彼土人以小者碾为好玩之物，大者碾为器。今古方入药，绝可用此物西方甚重，故佛经多言之。其马口吐出，既知谬言，不合编入。

石花

白色，圆如覆大马杓，上有百十枝，每枝各槎牙分歧如鹿角，上有细文起，以指撩之，铮铮然有声，此石花也。多生海中石上，世方难得，家中自有一本，后又于大相国宫中见一本。然其体甚脆，不禁触击，本条所注皆非是。

石蟹

直是今之生蟹，更无异处，但有泥与粗石相着。凡用须去其泥并粗石，止用蟹磨合他药点目中，须水飞。

石蛇

本经不收，始自开宝本草添附，其色如古墙上土，盘结如楂梨大，中空两头巨细。

網。舶上絞而出之。失時不取則腐。

馬腦

非石非玉自是一類。有紅白黑色三種。亦有其紋如纏絲者。出西裔者佳。彼土人以小者碾爲好玩之物。大者碾爲器。今古方入藥絕可用此物西方甚重故佛經多言之。其馬口吐出。既知謬言。不合編入。

石花

白色。圓如覆大馬杓。上有百十枝。每枝各槎牙分歧如鹿角。上有細文起。以指撩之。錚錚然有聲。此石花也。多生海中石上。世方難得。家中自有一本。後又於大相國宮中見一本。然其體甚脆。不禁觸擊。本條所注皆非是。

石蟹

直是今之生蟹。更無異處。但有泥與麄石相着。凡用須去其泥并麄石。止用蟹磨合他藥點目中。須水飛。

石蛇

本經不收。始自開寶本草添附。其色如古牆上土。盤結如楂梨大。中空兩頭巨細。

一等無蓋。不與石蟹同類。蟹則真蟹也。虵非真虵。今人用之絶少。

一等无盖，不与石蟹同类，蟹则真蟹也。蛇非真蛇，今人用之绝少。

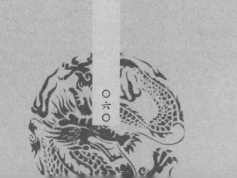

本草衍义

卷六

青琅玕

书曰：三危既宅，三危，西裔之山也。厥贡惟球琳琅玕，孔颖达以谓琅玕石似玉，新书亦谓三苗西戎。《西域记》云：天竺国正出此物。陶隐居谓为未名大丹名，既是大丹名，则本经岂可更言煮炼服之。又曰：可化为丹，陶不合远引非此琅玕也。唐本注云：是瑠璃之类，且瑠璃火成之物，琅玕又非火成。经曰：生蜀郡平泽，安得同类言之，其说愈远，且佛经所谓瑠璃者，正如鬼谷珠之礜，乃火成之物也。今人绝不见用。

礜石　特生礜石

博物志及陶隐居皆言此二石鹳取之以壅卵，如此则是一物也。隐居又言仙经不云特生，则止是前白礜石，今补注但随文解义，不见特生之意。盖二条止是一

本草衍義

卷六

青琅玕

書曰三危既宅。三危、西裔之山也。厥貢惟球琳琅玕。孔穎達以謂琅玕石似玉。新書亦謂三苗西戎。西域記云。天竺國正出此物。陶隱居謂爲未名大丹名。既是大丹名。則本經豈可更言煑煉服之。又曰可化爲丹。陶不合遠引非此琅玕也。唐本注云。是瑠璃之類。且瑠璃火成之物。琅玕又非火成。經曰生蜀郡平澤。安得同類言之。其說愈遠。且佛經所謂瑠璃者。正如鬼谷珠之礜。乃火成之物也。今人絕不見用。

礜石　特生礜石

博物志及陶隱居皆言此二石鸛取之以壅卵。如此則是一物也。隱居又言仙經不云特生。則止是前白礜石。今補注但隨文解義。不見特生之意。蓋二條止是一

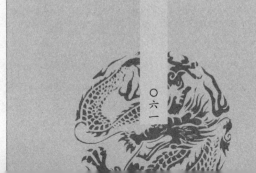

物。但以特生不特生爲異耳。所謂特生者。不附著他石爲特耳。今用者絕少。惟兩字。礜石入藥。然極須謹用。其毒至甚。及至論鸛巢中者。又却從謬說。鸛巢中皆無此石。乃曰鸛常入水冷。故取以壅卵。如此則鶂鶿、鴈、鶩之類。皆食於水。亦自繁息生化。復不用此二石。其說往往取俗士之言。未嘗究其實而窮其理也。嘗官於順安軍。親檢鸛巢。率無石。矧礜石焉得處處有之。然治久積及久病胸腹冷有功。直須謹用。蓋其毒不可當。

代赭

方士爐火中多用。丁頭光澤堅實。赤紫色者佳。白堊。即白善土。京師謂之白土子。方寸許切成段。鬻於市。人得以浣衣。今人合王瓜等分爲末。湯點二錢服治頭痛。赤土。今公府用以飾椽柱者。水調細末一二錢服以治風癉。

大鹽

新者不苦。久則鹹苦。今解州鹽池所出者。皆成㪷子。其形大小不等。久亦苦。海水煎成者但味和。二鹽互有得失。入藥及金銀作多用大鹽及解鹽。傍海之人多黑色。蓋日食魚鹽。此走血之驗也。齒縫中出血。鹽湯嗽之。及接藥入腎。北虜以鹽淹

物，但以特生不特生为异耳。所谓特生者，不附著他石为特耳。今用者绝少，惟两字，礜石入药，然极须谨用，其毒至甚，及至论鹳巢中者，又却从谬说。鹳巢中皆无此石，乃曰鹳常入水冷，故取以壅卵。如此则鸬鹚、雁、鹜之类，皆食于水，亦自繁息生化，复不用此二石。其说往往取俗士之言，未尝究其实而穷其理也。尝官于顺安军，亲检鹳巢率无石，矧礜石焉得处处有之。然治久积及久病胸腹冷有功，直须谨用，盖其毒不可当。

代赭

方士炉火中多用，丁头光泽坚实，赤紫色者佳。白垩，即白善土，亦师谓之白土子。方寸许切成段，鬻于市，人得以浣衣。今人合王瓜等分为末，汤点二钱服治头痛。赤土，今公府用以饰椽柱者，水调细末一二钱服以治风瘅。

大盐

新者不苦，久则咸苦，今解州盐池所出者，皆成㪷①子，其形大小不等，久亦苦。海水煎成者但味和，二盐互有得失，入药及金银作多用大盐及解盐，傍海之人多黑色。盖日食鱼盐，此走血之验也。齿缝中出血，盐汤嗽之，及接药入肾，北虏以盐淹

---

① 同斗。

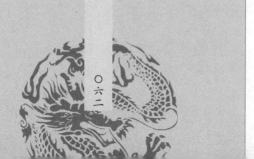

尸使不腐。

戎盐

戎盐成垛裁之，如枕细白，味甘咸，亦功在却血，入肾，治目中瘀赤涩昏。

铅丹

本谓之黄丹化铅而成，别有法，唐本注炒锡作，然经称铅丹，则炒锡之说误矣，亦不为难辨。盖锡则色黯暗，铅则明白，以此为异。治疟及久积皆用。

粉锡

粉锡，胡粉也，又名定粉，止泄痢、积聚及久痢。

铅霜

铅霜，图经已著其法，治上膈热涎塞，涂木瓜失酸味，金克木也。

古文钱

古铜焦赤有毒，治目中瘴瘀腐蚀坏肉，妇人横逆产，五淋多用，非特为有锡也，此说非是。今但取景王时大泉五十，及宝货，秦半两，汉荚钱大小五铢，吴大泉五百，大泉当千，宋四铢，二铢，及梁四柱，北齐常平五铢尔。后其品尚多，如此之类方可

尸使不腐。

戎鹽

戎鹽成垛裁之。如枕細白。味甘鹹。亦功在却血。入腎。治目中瘀赤澀昏。

鉛丹

本謂之黄丹化鉛而成。別有法。唐本注炒錫作。然經稱鉛丹。則炒錫之説誤矣。亦不爲難辨。蓋錫則色黯暗。鉛則明白。以此爲異。治瘧及久積皆用。

粉錫

粉錫、胡粉也。又名定粉。止泄痢積聚及久痢。

鉛霜

鉛霜、圖經已著其法。治上膈熱涎塞。塗木瓜失酸味。金尅木也。

古文錢

古銅焦赤有毒。治目中瘴瘀腐蝕壞肉。婦人橫逆產。五淋多用。非特爲有錫也。此説非是。今但取景王時大泉五十。及寶貨秦半兩。漢莢錢大小五銖。吳大泉五百。大泉當千。宋四銖。二銖。及梁四柱。北齊常平五銖爾。後其品尚多。如此之類方可

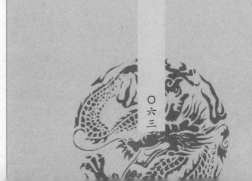

用。少時常自患暴赤目腫痛。數日不能開。客有教以生薑一塊。洗淨去皮。以古青銅錢刮取薑汁就錢稜上點。初甚苦。熱淚蔑面。然終無損。後有患者。教如此點。往往疑惑。信士點之。無不獲驗。一點遂愈。更不可再作。有瘡者不可用。

金牙

今方家絕不用。以此故商客無利不販賣。醫者由是委而不用。兼所出惟蜀郡有之。蓋亦不廣也。餘如經。

石灰

水調一盞如稠粥。揀好糯米粒全者。半置灰中。半灰外。經宿。灰中米色變如水精。若人手面上有黑黶子及紋刺。先微微以針頭撥動。置少許如水精者於其上。經半日許。黶汁自出。剔去藥不用。且不得着水。三二日愈。又取新硬石灰一合。以醋炒調如泥。於患偏風牽口喎邪人口脣上不患處一邊塗之。立便牽正。

冬灰

諸家止解灰而不解冬。亦其闕也。諸灰一烘而成。惟冬灰則經三四月方徹爐。灰既曉夕燒灼。其力得不全燥烈乎。而又體益重。今一爇而成者體輕。蓋火力劣。故

用。少时常自患暴赤目肿痛，数日不能开，客有教以生姜一块，洗净去皮，以古青铜钱刮取姜汁就钱棱上点，初甚苦，热泪蔑面，然终无损。后有患者，教如此点，往往疑惑，信士点之，无不获验，一点遂愈。更不可再作，有疮者不可用。

金牙

今方家绝不用，以此故商客无利不贩卖，医者由是委而不用，兼所出惟蜀郡有之。盖亦不广也，余如经。

石灰

水调一盏如稠粥，拣好糯米粒全者，半置灰中，半灰外，经宿，灰中米色变如水精。若人手面上有黑黡子及纹刺，先微微以针头拨动，置少许如水精者于其上。经半日许，黡汁自出，剔去药不用，且不得着水，三二日愈。又取新硬石灰一合，以醋炒调如泥，于患偏风牵口㖞邪人口唇上不患处一边涂之，立便牵正。

冬灰

诸家止解灰而不解冬，亦其阙也。诸灰一烘而成，惟冬灰则经三四月方彻炉，灰既晓夕烧灼，其力得不全燥烈乎，而又体益重，今一爇而成者体轻。盖火力劣，故

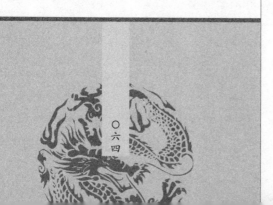

不及冬灰耳。若古紧面少容方中，用九烧益母灰，盖取此义。如或诸方中用桑灰，自合依本法，既用冬灰则须尔。唐本注云：冬灰本是藜灰，未知别有何说。又汤火灼，以饼炉中灰细罗，脂麻油调，羽扫，不得着水，仍避风。

伏龙肝

妇人血露，蚕沙一两炒，伏龙肝半两，阿胶一两，同为末，温酒调，空肚服二三钱，以知为度。本条中有东壁土。陈藏器云：取其东壁土久干也，今详之。南壁土亦向阳久干也，何不取。盖东壁常先得晓日烘炙，日者太阳真火，故治瘟疟。或曰何不取午盛之时南壁土，而取日初出东壁土者何也？火生之时其气壮，故《素问》云：少火之气壮，及其当午之时，则壮火之气衰，故不取。实用此义，或曰何以知日者太阳真火，以水精珠或心凹铜鉴，向日射之，以艾承接其光聚处火出，故知之。

半天河水

半天河水，一水也。然用水之义有数种，种各有理，如半天河水，在上天泽水也。故治心病鬼疰狂邪气恶毒。腊雪水、大寒水也，故解一切毒。治天行时气，温疫热痢。丹石发，酒后暴热，黄疸，井华水、清冷澄彻水也。故通九窍，洗目肤瞖，酒后热痢，后

不及冬灰耳。若古緊面少容方中。用九燒益母灰。蓋取此義。如或諸方中用桑灰。自合依本法。既用冬灰則須爾。唐本注云冬灰本是藜灰。未知別有何說。又湯火灼。以餅爐中灰細羅。脂麻油調。羽掃。不得着水。仍避風。

伏龍肝

婦人血露。蠶沙一兩炒。伏龍肝半兩。阿膠一兩。同爲末。溫酒調。空肚服二三錢。以知爲度。本條中有東壁土。陳藏器云。取其東壁土久乾也。今詳之。南壁土亦向陽久乾也。何不取。蓋東壁常先得曉日烘炙。日者太陽真火。故治瘟瘧。或曰何不取午盛之時南壁土。而取日初出東壁土者何也。火生之時其氣壯。故素問云少火之氣壯。及其當午之時。則壯火之氣衰。故不取。實用此義。或曰何以知日者太陽真火。以水精珠或心凹銅鑑。向日射之。以艾承接其光聚處火出。故知之。

半天河水

半天河水。一水也。然用水之義有數種。種各有理。如半天河水、在上天澤水也。故治心病鬼疰狂邪氣惡毒。臘雪水、大寒水也。故解一切毒。治天行時氣。溫疫熱痢。丹石發。酒後暴熱。黃疸。井華水、清冷澄徹水也。故通九竅洗目膚瞖。酒後熱痢後

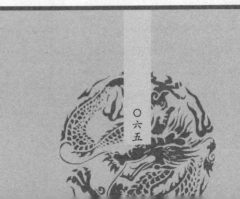

世又用東流水。取其快順疾速。通關下鬲也。倒流水。取其回旋留止。上而不下也。

菊花水

本條見南陽酈縣北潭水。其源悉芳。菊生被崖水爲菊味。此說甚怪。且菊生於浮土上。根深者不過尺。百花之中。此特淺露。水泉莫非深遠而來。況菊根亦無香。其花當九月十月間。止三兩旬中。焉得香入水也。若因花而香。其無花之月。合如何也。殊不詳。水自有甘淡鹹苦。焉知無有菊味者。嘗官於永耀間。沿幹至洪門北山下古石渠中。泉水清徹。衆官酌而飲其味。與惠山泉水等。亦微香。世皆未知之。烹茶無相宜。由是知泉脈如此。非緣浮土上所生菊能變泉味。博識之士。宜細詳之。

漿水

漿水不可同李實飲。令人霍亂吐利。

熱湯

助陽氣。行經絡。患風冷氣痺人。多以湯渫脚至膝上厚覆。使汗出周身。然別有藥。亦終假湯氣而行也。四時暴泄利。四支冷。臍腹疼。深湯中坐浸至腹上頻頻作。生陽佐藥無速於此。虛寒人始坐湯中必戰。仍常令人伺守。

世又用东流水，取其快顺疾速，通关下鬲也。倒流水，取其回旋留止，上而不下也。

菊花水

本条见南阳郦县北潭水，其源悉芳，菊生被崖水为菊味。此说甚怪，且菊生于浮土上，根深者不过尺，百花之中，此特浅露，水泉莫非深远而来，况菊根亦无香，其花当九月十月间，止三两旬中，焉得香入水也。若因花而香，其无花之月，合如何也，殊不详。水自有甘、淡、咸、苦，焉知无有菊味者。尝官于永耀间，沿干至洪门北山下古石渠中，泉水清彻，众官酌而饮其味，与惠山泉水等，亦微香，世皆未知之。烹茶无相宜，由是知泉脉如此，非缘浮土上所生菊，能变泉味。博识之士，宜细详之。

浆水

浆水不可同李实饮，令人霍乱吐利。

热汤

助阳气，行经络，患风冷气痹人，多以汤渫脚至膝上厚覆，使汗出周身。然别有药，亦终假汤气而行也。四时暴泄，四支冷，脐腹疼，深汤中坐浸至腹上频频作，生阳佐药无速于此。虚寒人始坐汤中必战，仍常令人伺守。

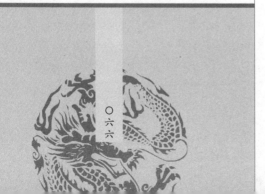

硇砂

金银有伪，投熔锅中，其伪物尽消散。矧人腹中有久积，故可溃腐也。合他药治目中瞖，用之须水飞过，入瓷器中，于重汤中煮其器。使自干杀其毒，及去其尘秽。

蓬砂

含化咽津，治喉中肿痛，鬲上痰热，初觉便治，不能成喉痹，亦缓取效可也。南番者，色重褐，其味和，其效速；西戎者，其色白，其味燋，其功缓，亦不堪作焊。

姜石

姜石所在皆有，须不见日色，旋取微白者佳，治丁肿殊效。

自然铜

有人饲折翅雁，后遂飞去。今人打扑损，研极细，水飞过，同当归、没药各半钱，以酒调频服，仍以手摩痛处。

石燕

今人用者如蚬蛤之状，色如土坚重则石也，既无羽翼，焉能自石穴中飞出，何故只堕沙滩上，此说近妄。唐本注永州土岗上掘深丈余取之，形如蚶而小，重如石，

硇砂

金銀有僞。投鎔鍋中。其僞物盡消散。矧人腹中有久積。故可潰腐也。合他藥治目中瞖。用之須水飛過。入甆器中。於重湯中煮其器。使自乾殺其毒。及去其塵穢。

蓬砂

含化嚥津。治喉中腫痛。鬲上痰熱。初覺便治。不能成喉痺。亦緩取效可也。南番者。色重褐。其味和。其效速。西戎者。其色白。其味燋。其功緩。亦不堪作銲。

薑石

薑石所在皆有。須不見日色。旋取微白者佳。治丁腫殊效。

自然銅

有人飼折翅鴈。後遂飛去。今人打撲損。研極細。水飛過。同當歸、沒藥各半錢。以酒調頻服。仍以手摩痛處。

石鷰

今人用者如蜆蛤之狀。色如土堅重則石也。既無羽翼。焉能自石穴中飛出。何故只墮沙灘上。此說近妄。唐本注永州土崗上掘深丈餘取之。形如蚶而小。重如石。

則此自是一物。餘說不可取。潰虛積藥中多用。

砒霜

瘧家或用。纔過劑則吐瀉兼作。須濃研菉豆汁仍兼冷水飲。得石腦油即伏。今信州鑿坑井下取之。其坑常封鎖。坑中有濁綠水。先絞水盡。然後下鑿取生砒。謂之砒黃。其色如牛肉。或有淡白路。謂石非石。謂土非土。磨研酒飲。治癖積氣有功。纔見火便有毒。不可造次服也。取砒之法。將生砒就置火上。以器覆之。令砒煙上飛着覆器。遂凝結纍然下垂如乳。尖長者爲勝。平短者次之。圖經言大塊者。其大塊者已是下等。片如細屑者極下也。入藥當用如乳尖長者。直須詳謹。

浮石

水飛治目中瞖。今皮作家用之磨皮上垢。無出此石。石蟹條中云。浮石平無毒。止渴治淋。殺野獸毒。合於此條收入。

金星石　銀星石

治大風疾別有法。須燒用。金星石於蒼石內。外有金色麩片。銀星石有如銀色麩片。又一種深青色堅潤。中有金色如麩片。不入藥。工人碾爲器。或婦人首飾。餘如

则此自是一物，余说不可取，溃虚积药中多用。

砒霜

疟家或用，才过剂则吐泻兼作，须浓研绿豆汁仍兼冷水饮，得石脑油即伏。今信州凿坑井下取之，其坑常封锁，坑中有浊绿水，先绞水尽。然后下凿取生砒，谓之砒黄，其色如牛肉，或有淡白路。谓石非石，谓土非土，磨研酒饮，治癖积气有功。才见火便有毒，不可造次服也。取砒之法，将生砒就置火上，以器覆之，令砒烟上飞着覆器，遂凝结累然下垂如乳，尖长者为胜，平短者次之。图经言大块者，其大块者已是下等，片如细屑者极下也，入药当用如乳尖长者，直须详谨。

浮石

水飞治目中瞖，今皮作家用之磨皮上垢，无出此石。石蟹条中云：浮石平无毒，止渴治淋，杀野兽毒，合于此条收入。

金星石　银星石

治大风疾别有法，须烧用，金星石于苍石内，外有金色麸片。银星石有如银色麸片，又一种深青色坚润，中有金色如麸片，不入药，工人碾为器，或妇人首饰，余如

经。

石脑油

真者难收，多渗蚀器物。今入药最少，烧炼或须也，仍常用有油去声器贮之。又研生砒霜，入石脑油再研如膏，入坩锅子内，用净瓦片子盖定，置火上，俟锅子泣尽油出之，又再研，再入油，再上火。凡如此共两次，即砒霜伏。

經。

石腦油

真者難收。多滲蝕器物。今入藥最少。燒煉或須也。仍常用有油𩋾器貯之。又研生砒霜。入石腦油再研如膏。入甜鍋子內用淨瓦片子蓋定。置火上俟鍋子紅泣盡油出之。又再研再入油再上火。凡如此共兩次。即砒霜伏。

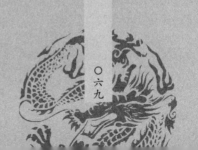

本草衍義

卷七

赤箭

赤箭、天麻苗也。然與天麻治療不同。故後人分之爲二。經中言八月採根曝乾。故知此即苗也。

天門冬

麥門冬之類。雖曰去心。但以水漬漉。若周潤滲入肌。俟軟緩緩擘取。不可浸出脂液。其不知者。乃以湯浸一二時。柔即柔矣。然氣味都盡。用之不效。乃曰藥不神。其可得乎。治肺熱之功爲多。其味苦但專泄而不專收。寒多人禁服。餘如二經。

麥門冬

麥門冬根上子也。治心肺虛熱。并虛勞客熱。亦可取苗作熟水飲。

蒼朮

本草衍义

卷七

赤箭

赤箭，天麻苗也，然与天麻治疗不同，故后人分之为二。经中言八月采根曝干，故知此即苗也。

天门冬

麦门冬之类，虽曰去心，但以水渍漉。若周润渗入肌，俟软缓缓擘取，不可浸出脂液。其不知者，乃以汤浸一二时，柔即柔矣，然气味都尽，用之不效。乃曰药不神，其可得乎？治肺热之功为多，其味苦但专泄而不专收，寒多人禁服。余如二经。

麦门冬

麦门冬根上子也，治心肺虚热，并虚劳客热，亦可取苗作熟水饮。

苍术

其长如大拇指肥实，皮色褐，气味辛烈，须米泔浸洗，再换泔浸二日，去上粗皮，白术，麄促，色微褐，气味亦微辛苦而不烈，古方及本经止言术，未见分其苍白二种也。只缘陶隐居言术有两种，自此人多贵白者，今人但贵其难得，惟用白者，往往将苍术置而不用。如古方平胃散之类，苍术为最要药，功尤速，殊不详，本草元无白术之名，近世多用，亦宜两审。稽康曰：闻道人遗言，饵术黄精，令人久寿，亦无白字。

地黄

叶如甘露子，花如脂麻花，但有细斑点，北人谓之牛奶子。花茎有微细短白毛，经只言干生二种，不言熟者。如血虚劳热，产后虚热，老人中虚燥热，须地黄者。生与生干常虑大寒，如此之类。故后世改用熟者，蒸曝之法，以细碎者洗出研取汁。将麄地黄蒸出曝干投汁中，浸二三时，又曝再蒸。如此再过为胜，亦不必多，此等用干生二种，功治殊别。陶但云：捣汁和蒸殊用，工意不显其法，不注治疗。故须悉言耳。

菖蒲

其長如大拇指肥實。皮色褐。氣味辛烈。須米泔浸洗。再換泔浸二日。去上麄皮。白朮、麄促。色微褐。氣味亦微辛苦而不烈。古方及本經止言朮。未見分其蒼白二種也。只緣陶隱居言朮有兩種。自此人多貴白者。今人但貴其難得。惟用白者。往往將蒼朮置而不用。如古方平胃散之類。蒼朮爲最要藥。功尤速。殊不詳。本草元無白朮之名。近世多用。亦宜兩審。稽康曰。聞道人遺言。餌朮黃精。令人久壽。亦無白字。

地黃

葉如甘露子。花如脂麻花。但有細斑點。北人謂之牛嬭子。花莖有微細短白毛。經只言乾生二種。不言熟者。如血虛勞熱。產後虛熱。老人中虛燥熱。須地黃者。生與生乾常慮大寒。如此之類。故後世改用熟者。蒸曝之法。以細碎者洗出研取汁。將麄地黃蒸出曝乾投汁中。浸三二時。又曝再蒸。如此再過爲勝。亦不必多。此等用乾生二種。功治殊別。陶但云。擣汁和蒸殊用。工意不顯其法。不注治療。故須悉言耳。

菖蒲

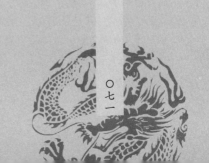

世又謂之蘭蓀。生水次。失水則枯。根節密者氣味足。有人患遍身生熱毒瘡痛而不痒手足尤甚然至頸而止。粘着衣被曉夕不得睡。痛不可任。有下俚教以菖蒲三斗剉。日乾之椿羅爲末。布席上。使病瘡人恣臥其間。仍以被衣覆之。既不粘着衣被。又復得睡。不五七日之間。其瘡如失。後自患此瘡。亦如此用。應手神驗。其石菖蒲根。絡石而生者節乃密。入藥須此等。

澤瀉

澤瀉其功尤長於行水。張仲景曰。水搐渴煩。小便不利。或吐或瀉。五苓散主之。方用澤瀉。故知其用長於行水。本經又引扁鵲云。多服病人眼。誠爲行去其水。張仲景八味丸用之者。亦不過引接桂附等歸就腎經。別無他意。凡服澤瀉散人。未有不小便多者。小便既多。腎氣焉得復實。今人止泄精多不敢用。

山藥

按本草上一字犯英廟諱。下一字曰蕷。唐代宗名豫。故改下一字爲藥。今人遂呼爲山藥。如此則盡失當日本名。慮歲久以山藥爲別物。故書之。此物貴生乾。方入藥。其法。冬月以布裹手。用竹刀子剮去皮。於屋簷下風逕處盛竹篩中。不得見日

世又谓之兰荪，生水次，失水则枯，根节密者气味足。有人患遍身生热毒疮痛而不痒，手足尤甚，然至颈而止。粘着衣被，晓夕不得睡，痛不可任。有下俚教以菖蒲三斗剉，日干之椿罗为末，布席上，使病疮人恣卧其间，仍以被衣覆之，既不粘着衣被，又复得睡。不五七日之间，其疮如失，后自患此疮，亦如此用，应手神验。其石菖蒲根，络石而生者节乃密，入药须此等。

泽泻

泽泻其功尤长于行水。张仲景曰：水搐渴烦，小便不利，或吐或泻，五苓散主之。方用泽泻，故知其用长于行水。本经又引扁鹊云：多服病人眼，诚为行去其水。张仲景八味丸用之者，亦不过引接桂附等归就肾经，别无他意。凡服泽泻散人，未有不小便多者，小便既多，肾气为焉得复实。今人止泄精多不敢用。

山药

按本草上一字犯英庙讳，下一字曰蓣。唐代宗名豫，故改下一字为药。今人遂呼为山药，如此则尽失当日本名，虑岁久以山药为别物，故书之。此物贵生干，方入药，其法，冬月以布裹手，用竹刀子剐去皮，于屋帘下风迳处盛竹筛中，不得见日

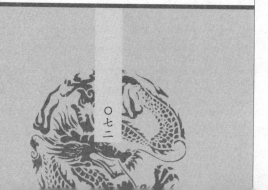

色。一夕干五分，俟全干收之，惟风紧则干速，所以用干之意。盖生湿则滑，不可入药，熟则只堪啖，亦滞气，余如经。

菊花

近世有二十余种，惟单叶花小而黄，绿叶色深小而薄，应候而开者是也。月令所谓菊有黄叶者也，又□州白菊单叶者亦入药。余医经不用，专治头目风热，今多收之作枕。

甘草

枝叶悉如槐，高五六尺，但叶端微尖而糙涩，似有白毛，实作角。生如相思，角作一本，生子如小扁豆，齿啮不破。今出河东西界，入药须微炙，不尔亦微凉，生则味不佳。

人参

今之用者，皆河北推场博易到，尽是高丽所出，率虚软味薄，不若潞州上党者，味厚体实，用之有据。土人得一窠，则置于版上，以色丝缠系根颇纤长。不与推场者相类，根下垂有及一尺余者，或十歧者，其价与银等，稍为难得。

色。一夕乾五分。俟全乾收之。惟風緊則乾速。所以用乾之意。蓋生濕則滑。不可入藥。熟則只堪啗。亦滯氣。餘如經。

菊花

近世有二十餘種。惟單葉花小而黃。綠葉色深小而薄。應候而開者是也。月令所謂菊有黃華者也。又□州白菊單葉者亦入藥。餘醫經不用。專治頭目風熱。今多收之作枕。

甘草

枝葉悉如槐。高五六尺。但葉端微尖而糙澀。似有白毛。實作角。生如相思。角作一本。生子如小扁豆。齒嚙不破。今出河東西界。入藥須微炙。不爾亦微涼。生則味不佳。

人參

今之用者。皆河北榷場博易到。盡是高麗所出。率虛軟味薄。不若潞州上黨者。味厚體實。用之有據。土人得一窠。則置於版上。以色絲纏繫根頰纖長。不與榷場者相類。根下垂有及一尺餘者。或十岐者。其價與銀等。稍爲難得。

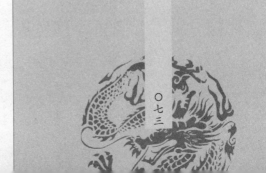

石斛

細若小草。長三四寸。柔韌。折之如肉而實。今人多以木斛渾行。醫工亦不能明辨。世又謂之金釵石斛。蓋後人取象而言之。然甚不經。將木斛折之中虛。如禾草長尺餘。但色深黃光澤而已。真石斛治胃中虛熱有功。

牛膝

今西京作畦種。有長三尺者最佳。與蓯蓉浸酒服益腎。竹木刺入肉。嚼爛罨之即出。

細辛

細辛用根。今惟華州者佳。柔韌極細直。深紫色。味極辛。嚼之習習如椒。治頭面風痛。不可闕也。葉如葵葉亦黑。非此則杜蘅也。杜蘅葉形如馬蹄下。故俗云馬蹄香。蓋根似白前。又似細辛。襄漢間一種細辛。極細而直。色黃白。乃是鬼督郵。不可用。

茈胡

本經並無一字治勞。今人治勞方中。鮮有不用者。嗚呼。凡此誤世甚多。嘗原病勞有一種真藏虛損。復爲邪熱。邪因虛而致勞。故曰勞者牢也。當須斟酌用之。如經

石斛

细若小草，长三四寸，柔韧，折之如肉而实，今人多以木斛浑行，医工亦不能明辨，世又谓之金钗石斛。盖后人取象而言之，然甚不经。将木斛折之中虚，如禾草长尺余，但色深黄光泽而已，真石斛治胃中虚热有功。

牛膝

今西京作畦种，有长三尺者最佳，与苁蓉浸酒服益肾，竹木刺入肉，嚼烂罨之即出。

细辛

细辛用根，今惟华州者佳，柔韧极细直，深紫色，味极辛，嚼之习习如椒，治头面风痛，不可阙也。叶如葵叶亦黑，非此则杜蘅也。杜蘅叶形如马蹄下，故俗云马蹄香。盖根似白前，又似细辛，襄汉间一种细辛，极细而直，色黄白，乃是鬼督邮，不可用。

茈胡

本经并无一字治劳，今人治劳方中，鲜有不有者。呜呼！凡此误世甚多。尝原病劳有一种真藏虚损，复为邪热，邪因虚而致劳，故曰劳者牢也，当须斟酌用之。如经

验方中治劳热青蒿煎丸，用茈胡正合宜耳，服之无不效，热去即须急已。若或无热，得此愈甚，虽至死，人亦不怨，目击甚多。《日华子》又谓：补五劳七伤，药性论亦谓治劳乏羸瘦。若此等病，苟无实热，医者执而用之，不死何待。注释本草，一字亦不可忽，盖万世之后，所误无穷耳。苟有明哲之士，自可处治，中下之学，不肯考究，枉致沦没，可不谨哉！可不戒哉！如张仲景治寒热来如疟状，用柴胡汤正合其宜。

薏苡仁

此李商隐太仓铭中所谓薏苡似珠，不可不虞者也，取仁用。《本经》云：微寒生筋急拘挛，拘挛有两等。《素问》注中：大筋受热，则缩而短，缩短故挛急不伸，此是因热而拘挛也，故可用薏苡仁。若《素问》言因寒即筋急者，不可更用此也。凡用之须倍于他药，此物力势和缓，须倍加用即见效。盖受寒即能止人筋急，受热故使人筋挛。若但热而不曾受，又亦能使人筋缓，受湿则又引长无力。

车前

陶隐居云：其叶捣取汁服，疗泄精大误矣。此叶甘滑利小便，走泄精气。经云：主小便赤下气，有人作菜食，小便不禁，几为所误。

驗方中治勞熱青蒿煎丸。用茈胡正合宜耳。服之無不效。熱去即須急已。若或無熱。得此愈甚。雖至死。人亦不怨。目擊甚多。日華子又謂補五勞七傷。藥性論亦謂治勞乏羸瘦。若此等病。苟無實熱。醫者執而用之。不死何待。注釋本草。一字亦不可忽。蓋萬世之後。所誤無窮耳。苟有明哲之士。自可處治。中下之學。不肯考究。枉致淪沒。可不謹哉。可不戒哉。如張仲景治寒熱往來如瘧狀。用柴胡湯正合其宜。

薏苡仁

此李商隱太倉銘中所謂薏苡似珠。不可不虞者也。取仁用。本經云。微寒主筋急拘攣。拘攣有兩等。素問註中大筋受熱。則縮而短。縮短故攣急不伸。此是因熱而拘攣也。故可用薏苡仁。若素問言因寒即筋急者。不可更用此也。凡用之須倍於他藥。此物力勢和緩。須倍加用即見效。蓋受寒即能止人筋急。受熱故使人筋攣。若但熱而不曾受。又亦能使人筋緩。受濕則又引長無力。

車前

陶隱居云。其葉擣取汁服。療洩精大誤矣。此藥甘滑利小便。走泄精氣。經云主小便赤下氣。有人作菜食。小便不禁。幾爲所誤。

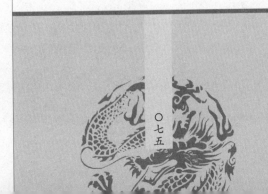

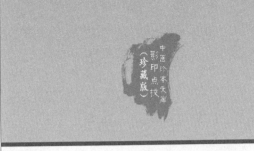

茺蔚子

葉至初春亦可煮作菜食。淩冬不凋悴。唐武后九燒與灰入緊面藥。九燒之義。已具冬灰條中。

木香

專泄決胸腹間滯塞冷氣。他則次之。得橘皮、肉豆蔻、生薑相佐使絕佳。效尤速。又一種嘗自岷州出塞。得生青木香。持歸西洛。葉如牛蒡。但狹長。莖高三四尺。花黃一如金錢。其根則青木香也。生嚼之極辛香。尤行氣。

菟絲子

附叢木中。即便蔓延。花實無綠葉。此爲草中之異。其上有菟絲。下有茯苓之說未必耳。已於茯苓條中具言之。

巴戟天

巴戟天本有心。乾縮時偶時落。或可以抽摘。故中心或空。非自有小孔子也。今人欲要中間紫色則多僞。以大豆汁沃之。不可不察。外堅難染。故先從中間紫色。有人嗜酒日須五七盃。後患脚氣甚危。或教以巴戟半兩。糯米同炒。米微轉色。不用

茺蔚子

叶至初春亦可煮作菜食，凌冬不凋悴。唐武后九烧与灰入紧面药，九烧之义，已具冬灰条中。

木香

专泄决胸腹间滞塞冷气，他则次之。得橘皮、肉豆蔻、生姜相佐使绝佳，效尤速。又一种尝自岷州出塞，得生青木香，持归西洛，叶如牛蒡，但狭长，茎高三四尺，花黄一如金钱，其根则青木香也。生嚼之极辛香，尤行气。

菟丝子

附丛木中即便蔓延，花实无绿叶，此为草中之异。其上有菟丝，下有茯苓之说未必耳，已于茯苓条中具言之。

巴戟天

巴戟天本有心，干缩时偶时落，或可以抽摘，故中心或空，非自有小孔子也。今人欲要中间紫色则多伪，以大豆汁沃之，不可不察。外坚难染，故先从中间紫色。有人嗜酒日须五七杯，后患脚气甚危，或教以巴戟半两，糯米同炒，米微转色，不用

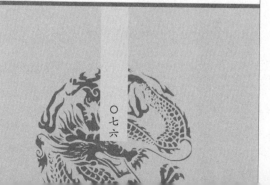

米。大黄一兩剉炒同爲末。熟蜜爲丸。溫水服五七十丸。仍禁酒遂愈。

米，大黄一两剉炒同为末，熟蜜为丸，温水服五七十丸，仍禁酒遂愈。

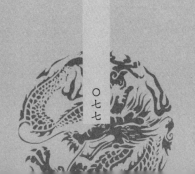

本草衍義

卷八

肉蓯蓉

圖經以謂皮如松子有鱗。子字當爲殼。於義爲允。又曰。以酒淨洗。去黑汁作羹。黑汁既去。氣味皆盡。然嫩者方可作羹。老者苦入藥。少則不效。

蒺藜

蒺藜有兩等。一等杜蒺藜。即今之道傍布地而生。或生牆上。有小黄花。結芒刺。此正是牆有茨者。花收摘蔭乾爲末。每服二三錢。飲後以溫酒調服。治白癜風。又一種白蒺藜。出同州沙苑牧馬處。黄紫花作莢。結子如羊內腎。補腎藥今人多用。風家惟用刺蒺藜。

防風　黄耆

防風、黄耆。世多相須而用。唐許胤宗爲新蔡王外兵參軍。王太后病風不能言。脉

本草衍义

卷八

肉苁蓉

图经以谓皮如松子有鳞，子字当为壳，于义为允。又曰：以酒净洗，去黑汁作羹，黑汁既去，气味皆尽。然嫩者方可作羹，老者苦入药，少则不效。

蒺藜

蒺藜有两等，一等杜蒺藜，即今之道傍布地而生，或生墙上，有小黄花，结芒刺，此正是墙有茨者，花收摘阴干为末，每服二三钱，饭后以温酒调服，治白癜风。又一种白蒺藜，出同州沙苑牧马处，黄紫花作荚，结子如羊内肾，补肾药今人多用，风家惟用刺蒺藜。

防风　黄耆

防风、黄者，世多相须而用，唐许胤宗为新葵王外兵参军，王太后病风不能言，脉

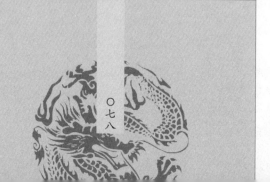

沉难对，医告术穷。胤宗曰：饵液不可进，即以黄耆、防风煮汤数十斛置床下，气如雾熏薄之，是夕语。

千岁蘽

唐开元末，访隐民姜抚已几百岁，召至集贤院，言服常春藤，使白发还鬒，则长生可致。藤生太湖、终南，往往有之，帝遣使多取，以赐老臣，诏天下使自求之，擢抚银青光禄大夫，号冲和先生。又言终南山有旱藕，饵之延年，状类葛粉，帝取之作汤饼，赐大臣右骁骑将军。甘守诚曰：常春者，千岁蘽也。旱藕者，杜蒙也。方家久不用，抚易名以神之，民间以酒渍藤，饮者多暴死，乃止。抚内惭，请求药牢山，遂逃去，今书之以备世疑。

黄连

今人多用治痢，盖执以苦燥之义。下俚但见肠虚渗泄，微似有血，便即用之，更不知止，又不顾寒热多少，但以尽剂为度，由是多致危困。若气实初病，热多血痢，服之便止，仍不必尽剂也。或虚而冷，则不须服，余如经。

蓝实

沉難對。醫告術窮。胤宗曰餌液不可進。即以黃耆、防風煑湯數十斛置床下。氣如霧熏薄之。是夕語。

千歲蘽

唐開元末。訪隱民姜撫。已幾百歲。召至集賢院。言服常春藤。使白髮還鬒。則長生可致。藤生太湖終南。往往有之。帝遣使多取。以賜老臣。詔天下使自求之。擢撫銀青光祿大夫。號沖和先生。又言終南山有旱藕。餌之延年。狀類葛粉。帝取之作湯餅。賜大臣右驍騎將軍。甘守誠曰常春者。千歲蘽也。旱藕者。杜蒙也。方家久不用。撫易名以神之。民間以酒漬藤。飲者多暴死。乃止。撫內慙。請求藥牢山。遂逃去。今書之以備世疑。

黃連

今人多用治痢。蓋執以苦燥之義。下俚但見腸虛滲泄。微似有血。便即用之。更不知止。又不顧寒熱多少。但以盡劑爲度。由是多致危困。若氣實初病。熱多血痢。服之便止。仍不必盡劑也。或虛而冷。則不須服。餘如經。

藍實

即大藍實也。謂之蓼藍非是。爾雅所說。是解諸藥等毒。不可闕也。實與葉兩用。注不解實。只解藍葉。爲未盡經所說盡矣。藍一本而有數色。刮竹青緑雲碧青藍黃。豈非青出於藍而青於藍者也。生葉汁解藥毒。此卽大葉藍。又非蓼藍也。蓼藍卽堪揉汁染翠碧。花成長穗細小淺紅色。

景天

陶隱居既云今人皆盆盛養之於屋上。卽知是草藥。又言廣州城外有一株。云可三四圍。呼爲愼火木。既曰云。卽非親見也。蓋是傳聞。亦非誤耳。乃陶之輕聽也。然極易種。但折生枝置土中。頻澆漑旬日便下根。濃研取汁。塗火心瘡甚驗。乾爲末水調。掃游風赤瘴頳熱者。

蒲黃

蒲黃處處有。卽蒲槌中黃粉也。今京師謂槌爲蒲棒。初得黃細羅取蕚。別貯以備他用。將蒲黃水調爲膏擘爲塊。人多食之。以解心臟虛熱。小兒尤嗜。涉月則燥。色味皆淡。須蜜水和。然不可多食。令人自利。不益極虛人。

蘭草

即大蓝实也，谓之蓼蓝非是，《尔雅》所说，是解诸药等毒，不可阙也。实与叶两用，注不解实，只解蓝叶，为未尽经所说尽矣。蓝一本而有数色，刮竹青绿云碧青蓝黄，岂非青出于蓝，而青于蓝者也。生叶汁解药毒，此即大叶蓝，又非蓼蓝也。蓼蓝即堪揉汁染翠碧，花成长穗细小浅红色。

景天

陶隐居既云，今人皆盆盛养之于屋上，即知是草药。又言广州城外有一株，云可三四围，呼为慎火木，既曰云：即非亲见也。盖是传闻，亦非误耳，乃陶之轻听也。然极易种，但折生枝置土中，频浇溉旬日便下根，浓研取汁，涂火心疮甚验。干为末水调，扫游风赤瘴赪热者。

蒲黄

蒲黄处处有，即蒲槌中黄粉也。今京师谓槌为蒲棒，初得黄细罗取萼，别贮以备他用。将蒲黄水调为膏擘为块，人多食之，以解心脏虚热，小儿尤嗜。涉月则燥，色味皆淡，须蜜水和，然不可多食，令人自利，不益极虚人。

兰草

诸家之说异同，是曾未的识，故无定论。叶不香惟花香，今江陵鼎澧州山谷之间颇有，山外平田即无，多生阴地，生于幽谷，益可验矣。叶如麦门冬而阔且韧，长及一二尺，四时常青，花黄，中间叶上有细紫点，有春芳者为春兰，色深。秋芳者为秋兰，色淡，秋兰稍难得。二兰移植小槛中置座右，花开时满室尽香，与他花香又别。唐白乐天有种兰不种艾之诗，正为此兰矣。今未见用者，未经苏注，八月花白，此即泽兰也。

茵陈蒿

张仲景治伤寒热甚发黄者，身面悉黄，用之极效。又一僧因伤寒后发汗不彻，有留热者，身面皆黄多热，期年不愈，医作食黄治之，治不对。病不去，问之食不减，寻与此药服五日，病减三分之一，十日减三分之二，二十日病悉去。方用山茵陈、山栀子各三分，秦艽、升麻各四钱，末之，每用三钱，水四合，煎及二合，去滓，食后温服，以知为度。然此药以茵陈蒿为本，故书之。

决明子

苗高四五尺，春亦为蔬，秋深结角，其子生角中如羊肾。今湖南北人家园圃所种

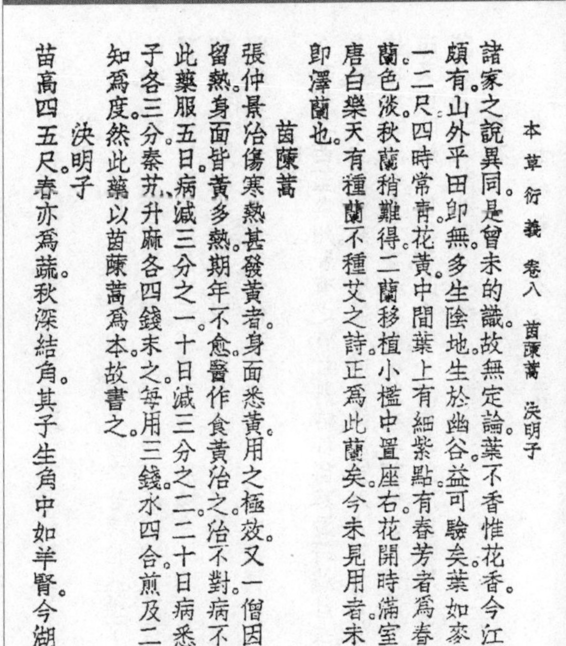
本草衍義　卷八　茵蔯蒿　決明子　四

諸家之說異同。是曾未的識。故無定論。葉不香惟花香。今江陵鼎澧州山谷之間頗有。山外平田即無。多生陰地。生於幽谷。益可驗矣。葉如麥門冬而闊且韌。長及一二尺。四時常青。花黃。中間葉上有細紫點。有春芳者爲春蘭。色深。秋芳者爲秋蘭。色淡。秋蘭稍難得。二蘭移植小檻中。置座右。花開時滿室盡香。與他花香又別。唐白樂天有種蘭不種艾之詩。正爲此蘭矣。今未見用者。未經蘇注。八月花白。此即澤蘭也。

茵蔯蒿

張仲景治傷寒熱甚發黃者。身面悉黃。用之極效。又一僧因傷寒後發汗不澈。有留熱。身面皆黃。多熱。期年不愈。醫作食黃治之。治不對。病不去。問之食不減。尋與此藥服五日。病減三分之一。十日減三分之二。二十日病悉去。方用山茵蔯。山梔子各三分。秦艽。升麻各四錢。末之。每用三錢。水四合。煎及二合。去滓。食後溫服。以知爲度。然此藥以茵蔯蒿爲本。故書之。

決明子

苗高四五尺。春亦爲蔬。秋深結角。其子生角中如羊腎。今湖南北人家園圃所種

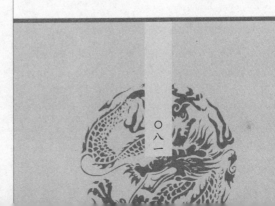

甚多。或在村野成段種。蜀本圖經言。葉似苜蓿而闊大。甚爲允當。

芎藭

今出川中。大塊。其裏色白。不油色。嚼之微辛甘者佳。他種不入藥。止可爲末煎湯沐浴。此藥今人所用最多。頭面風不可闕也。然須以他藥佐之。沈括云。予一族子。舊服芎藭。醫鄭叔熊見之云。芎藭不可久服。多令人暴死。後族子果無疾而卒。又朝士張子通之妻病腦風。服芎藭甚久。亦一旦暴亡。皆目見者。此蓋單服耳。若單服既久。則走散真氣。既使他藥佐使。又不久服。中病便已。則何能至此也。

五味子

今華州之西至秦州皆有之。方紅熟時。採得蒸爛研。濾汁去子。熬成稀膏。量酸甘入蜜。再火上待蜜熟。俟冷器中貯作湯。肺虛寒人可化爲湯。時時服。作果可以寄遠。本經言溫。今食之多致虛熱。小兒益甚。藥性論以謂除熱氣。日華子又謂暖水臟。又曰除煩熱。後學至此多惑。今既用之治肺虛寒。則更不取除煩熱之說。則下藥亦用之入藥。生曝不去子。

旋花

甚多，或在村野成段种，《蜀本图经》言：叶似苜蓿而阔大，甚为允当。

芎䓖

今出川中，大块，其里色白，不油色，嚼之微辛甘者佳，他种不入药，止可为末煎汤沐浴。此药今人所用最多，头面风不可阙也。然须以他药佐之。沈括云：予一族子，旧服芎䓖。医郑叔熊见之云，芎䓖不可久服，多令人暴死，后族子果无疾而卒。又朝士张子通之妻病脑风，服芎䓖甚久，亦一旦暴亡，皆目见者，此盖单服耳。若单服既久，则走散真气，既使他药佐使，又不久服，中病便已，则何能至此也。

五味子

今华州之西至秦州皆有之，方红熟时，采得蒸烂研，滤汁去子，熬成稀膏，量酸甘入蜜，再火上待蜜熟，俟冷器中贮作汤。肺虚寒人可化为汤，时时服，作果可以寄远。本经言温，今食之多致虚热，小儿益甚。药性论以谓除热气，《日华子》又谓暖水脏，又曰除烦热。后学至此多惑。今既用之治肺虚寒，则更不取除烦热之说。则下药亦用之入药，生曝不去子。

旋花

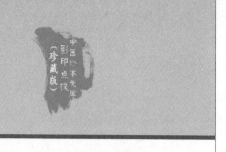

旋花蔓生，今之河北京西关陕田野中甚多，最难锄艾，治之又生，世又谓之鼓子花，言其形肖也。四五月开花，亦有多叶者，其根寸截置土下，频灌溉，方涉旬，苗已生，《蜀本图经》是矣。

旋花蔓生。今之河北京西關陝田野中甚多。最難鋤艾。治之又生。世又謂之鼓子花。言其形肖也。四五月開花。亦有多葉者。其根寸截置土下。頻灌溉。方涉旬。苗已生。蜀本圖經是矣。

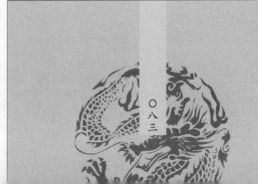

本草衍義

卷九

當歸

廣雅云。山蘄古芹切當歸也。似芹而麄大。說文云。蘄草也。生山中者名薜。百音新書圖經以謂當歸芹類也。在平地者名芹。生山中麄大者名當歸。若然則今川蜀皆以平地作畦種。尤肥好多脂肉。不以平地山中爲等差。但肥潤不枯燥者佳。今醫家用此一種爲勝。市人又以薄酒洒使肥潤。不可不察也。藥性論云。補女子諸不足。此說盡當歸之用矣。

芍藥

芍藥全用根。其品亦多。須用花紅而單葉。山中者爲佳。花葉多卽根虛。然其根多赤色。其味澀。若或有色白麄肥者益好。餘如經。然血虛寒人禁此一物。古人有言曰。減芍藥以避中寒。誠不可忽。

本草衍义

卷九

当归

《广雅》云：山蕲古芹切当归也，似芹而粗大。《说文》云：蕲草也，生山中者名薜，音百。新书图经以谓当归芹类也，在平地者名芹，生山中粗大者名当归。若然则今川蜀皆以平地作畦种，尤肥好多脂肉，不以平地山中为等差，但肥润不枯燥者佳。今医家用此一种为胜，市人又以薄酒洒使肥润，不可不察也。《药性论》云，补女子诸不足，此说尽当归之用矣。

芍药

芍药全用根，其品亦多，须用花红而单叶，山中者为佳，花叶多即根虚。然其根多赤色，其味涩。若或有色白粗肥者益好，余如经。然血虚寒人禁此一物，古人有言曰：减芍药以避中寒，诚不可忽。

生姜

治暴逆气，嚼三两皂子大下咽定，屡服屡定。初得寒热痰嗽，烧一块冷啗之，终日间嗽自愈。暴赤眼无疮者，以古铜钱刮净姜上，取汁于钱唇点目热泪出，今日点来日愈。但小儿甚惧，不须疑，已试良验。

麻黄

出郑州者佳，剪去节半两，以蜜一匙匕同炒良久，以水半升煎，俟沸去上沫，再煎去三分之一。不用滓，病疮疱倒靥黑者，乘热尽服之，避风伺其疮复出。一法用无灰酒煎，但小儿不能饮酒者难服。然其效更速，以此知此药入表也。

葛根

澧鼎之间，冬月取生葛以水中揉出粉，澄成垛，先煎汤使沸，后擘成块下汤中，良久色如胶，其体甚韧，以蜜汤中拌食之，擦少生姜尤佳。大治中热酒渴病，多食行小便，亦能使人利，病酒及渴者得之甚良。彼之人又切入煮茶中，以待宾，但甘而无益。又将生葛根煮熟者作果卖，虔吉州南安军，亦如此卖。

栝楼根

生薑

治暴逆氣。嚼三兩皂子大下嚥定。屢服屢定。初得寒熱痰嗽。燒一塊冷啗之。終日間嗽自愈。暴赤眼無瘡者。以古銅錢刮淨薑上。取汁於錢脣點目熱淚出。今日點來日愈。但小兒甚懼。不須疑。已試良驗。

麻黄

出鄭州者佳。剪去節半兩。以蜜一匙匕同炒良久。以水半升煎。俟沸去上沫。再煎去三分之一。不用滓。病瘡疱倒靨黑者。乘熱盡服之。避風伺其瘡復出。一法用無灰酒煎。但小兒不能飲酒者難服。然其效更速。以此知此藥入表也。

葛根

澧鼎之間。冬月取生葛。以水中揉出粉。澄成垛。先煎湯使沸。後擘成塊下湯中。良久色如膠。其體甚韌。以蜜湯中拌食之。擦少生薑尤佳。大治中熱酒渴病。多食行小便。亦能使人利。病酒及渴者得之甚良。彼之人又切入煮茶中。以待賓。但甘而無益。又將生葛根煮熟者作果賣。虔吉州南安軍亦如此賣。

栝樓實

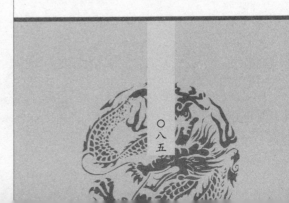

九月十月間取穰。以乾葛粉拌焙乾。銀石器中熳火炒熟爲末。食後。夜臥。以沸湯點一二錢服。治肺燥熱渴。大腸秘。其根與貝母、知母、秦艽、黄芩之類。皆治馬熱。

苦參

有朝士苦腰重。久坐。旅拒十餘步。然後能行。有一將佐謂朝士曰。見公日逐以藥揩齒。得無用苦參否。曰始以病齒用苦參已數年。此病由苦參入齒。其氣味傷腎。故使人腰重。後有太常少卿舒昭亮用苦參揩齒。歲久亦病腰。自後悉不用。腰疾皆愈。此皆方書舊不載者。有人病遍身風熱細瘮。痒痛不可任。連胸頸臍腹及近隱處皆然。涎痰亦多。夜不得睡。以苦參末一兩。皂角二兩。水一升。揉濾取汁。銀石器熬成膏。和苦參末爲丸。如梧桐子大。食後溫水服二十至三十丸。次日便愈。

石龍芮

今有兩種。水中生者葉光而末圓。陸生者葉有毛而末銳。入藥須生水者。陸生者又謂之天灸。取少葉揉繫臂上。一夜作大泡如火燒者是。惟陸生者補陰不足。莖常冷失精。餘如經。

瞿麥

九月、十月间取穰，以干葛粉拌焙干，银石器中熳火炒熟为末，食后，夜卧，以沸汤点一二钱服，治肺燥热渴，大肠秘。其根与贝母、知母、秦艽、黄芩之类，皆治马热。

苦参

有朝士苦腰重，久坐，旅拒十余步，然后能行。有一将佐谓朝士曰：见公日逐以药揩齿，得无用苦参否。曰：始以病齿用苦参已数年，此病由苦参入齿，其气味伤肾，故使人腰重。后有太常少卿舒昭亮用苦参揩齿，岁久亦病腰，自后悉不用，腰疾皆愈。此皆方书旧不载者，有人病遍身风热细瘮，痒痛不可任，连胸、颈、脐、腹及近隐处皆然，涎痰亦多，夜不得睡，以苦参末一两，皂角二两，水一升，揉滤取汁，银石器熬成膏，和苦参末为丸，如梧桐子大，食后温水服二十至三十丸，次日便愈。

石龙芮

今有两种，水中生者叶光而末圆，陆生者叶有毛而末锐，入药须生水者。陆生者又谓之天灸，取少叶揉系臂上，一夜作大泡如火烧者是。惟陆生者补阴不足，茎常冷失精，余如经。

瞿麦

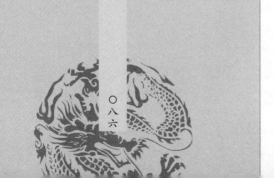

八政散用瞿麦，今人为至要药。若心经虽有热而小肠虚者，服之则心热未退而小肠别作病矣。料其意者，不过心与小肠为传送。故用此入小肠药，按经，瞿麦并不治心热，若心无大热，则当止治其心。若或制之不尽，须当求其属以衰之，用八政散者，其意如此。

白芷

白芷，蓠是也，出吴地者良。经曰：能蚀脓，今人用治带下，肠有败脓，淋露不已，腥秽殊甚，遂至脐腹更增冷痛，此盖为败脓血所致。卒无已期，须以此排脓，白芷一两，单叶红蜀葵根二两，芍药根白者、白矾石各半两，矾烧枯别研，余为末，同以蜡丸，如梧子大。空肚及飰前米饮下十丸或十五丸，俟脓尽。仍别以他药补之。

杜蘅

用根似细辛，但根色白，叶如马蹄之下，市者往往乱细辛，须如此别之。《尔雅》：以谓似葵而香是也，将杜蘅与细辛相对，便见真伪。况细辛惟出华州者良，杜蘅其色黄白拳局而脆，干则作团。

紫苑（菀）

八政散用瞿麥。今人爲至要藥。若心經雖有熱而小腸虛者。服之則心熱未退而小腸別作病矣。料其意者。不過爲心與小腸爲傳送。故用此入小腸藥。按經。瞿麥並不治心熱。若心無大熱。則當止治其心。若或制之不盡。須當求其屬以衰之。用八政散者。其意如此。

白芷

白芷、蘺是也。出吳地者良。經曰能蝕膿。今人用治帶下。腸有敗膿。淋露不已。腥穢殊甚。遂至臍腹更增冷痛。此蓋爲敗膿血所致。卒無已期。須以此排膿。白芷一兩。單葉紅蜀葵根二兩。芍藥根白者。白礬各半兩。礬燒枯別研。餘爲末。同以蠟丸。如梧子大。空肚及飰前米飲下十丸或十五丸。俟膿盡。仍別以他藥補之。

杜蘅

用根似細辛。但根色白。葉如馬蹄之下。市者往往亂細辛。須如此別之。爾雅以謂似葵而香是也。將杜蘅與細辛相對。便見真僞。況細辛惟出華州者良。杜蘅其色黃白拳局而脆。乾則作團。

紫苑

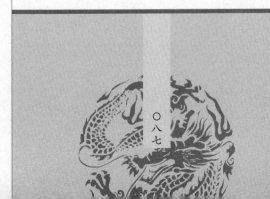

紫苑用根。其根柔細紫色。益肺氣。經具言之。唐本注言無紫苑時。亦用白苑。白苑卽女苑也。今本草無白苑之名。故唐修本草時已刪去。

百合

張仲景用治傷寒壞後百合病須此也。莖高三尺許。葉如大柳葉。四向攢枝而上。其巔卽有淡黃白花。四垂向下覆長蘂。花心有檀色。每一枝顛須五六花。子紫色。圓如梧子。生於枝葉間。每葉一子。不在花中。此又異也。根卽百合。其色白。其形如松子殼。四向攢生。中間出苗。

酸漿

今天下皆有之。苗如天茄子。開小白花。結青殼。熟則深紅。殼中子大如櫻。亦紅色。櫻中復有細子。如落蘇之子。食之有青草氣。此卽苦躭也。今圖經又立苦躭條。顯然重復。本經無苦躭。

蠡實

陶隱居云。方藥不復用。俗無識者。本經諸家所注。不相應。若果是馬藺。則日華子不當更言。亦可爲蔬菜食。蓋馬藺其葉馬牛皆不食。爲纔出土葉已硬。況又無味。

紫苑（菀）有根，其根柔细紫色，益肺气，经具言之。唐本注言无紫苑（菀）时，亦用白苑，白苑即女苑也，今本草无白苑之名，故唐修本草时已删去。

百合

张仲景用治伤寒坏后百合病须此也。茎高三尺许，叶如大柳叶，四向攒枝而上，其巅即有淡黄白花，四垂向下覆长蕊，花心有檀色，每一枝颠，须五六花。子紫色，圆如梧子，生于枝叶间，每叶一子，不在花中，此又异也。根即百合，其色白，其形如松子壳，四向攒生，中间出苗。

酸浆

今天下皆有之，苗如天茄子，开小白花，结青壳，熟则深红。壳中子大如樱，亦红色，樱中复有细子，如落苏之子，食之有青草气。此即耽也，今图经又立苦耽条，显然重复。本经无苦耽。

蠡实

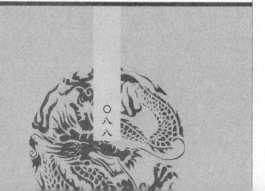

陶隐居云：方药不复用，俗无识者，本经诸家所注，不相应若果是马兰，则《日华子》不当更言，亦可为蔬菜食。盖马兰其叶马牛皆不食，为才出土叶已硬，况又无味，

豈可更堪人食也。今不敢以蠡實爲馬藺子。更俟博識者。

石香菜

石香菜處處有之。不必山巖石縫中。但山中臨水附崖處或有之。九月十月尚有花。

岂可更堪人食也。今不敢以蠡实为马兰子，更俟博识者。

石香菜

石香菜处处有之，不必山岩石缝中，但山中临水附崖处或有之，九月、十月尚有花。

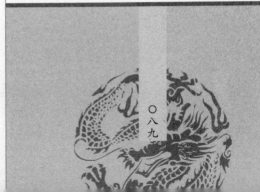

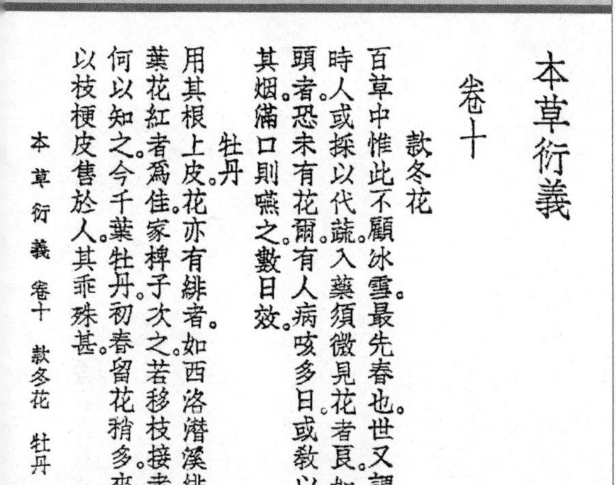
本草衍義

卷十

款冬花

百草中惟此不顧冰雪。最先春也。世又謂之鑽凍。雖在冰雪之下。至時亦生芽。春時人或採以代蔬。入藥須微見花者良。如已芬芳則都無力也。今人又多使如筋頭者。恐未有花爾。有人病咳多日。或教以然款冬花三兩枝。於無風處以筆管吸其烟。滿口則嚥之。數日效。

牡丹

用其根上皮。花亦有緋者。如西洛潛溪緋是也。今禁苑又有深碧色者。惟山中單葉花紅者爲佳。家椑子次之。若移枝接者不堪用。爲其花葉既多。發奪根之氣也。何以知之。今千葉牡丹。初春留花稍多。來年花枝幷葉便瘦。多是開不成。市人或以枝梗皮售於人。其乖殊甚。

本草衍義 卷十 款冬花 牡丹 一

本草衍义

卷十

款冬花

百草中惟此不顾冰雪，最先春也。世又谓之钻冻，虽在冰雪之下，至时亦生芽，春时人或采以代蔬，入药须微见花者良。如已芬芳，则都无力也。今人又多使如筋头者，恐未有花尔。有人病咳多日，或教以然款冬花三两枝，于无风处以笔管吸其烟，满口则咽之，数日效。

牡丹

用其根上皮，花亦有绯者，如西洛潜溪绯是也。今禁苑又有深碧色者，惟山中单叶花红者为佳，家椑子次之。若移枝接者不堪用，为其花叶既多，发夺根之气也。何以知之，今千叶牡丹，初春留花稍多，来年花枝并叶便瘦，多是开不成。市人或以枝梗皮售于人，其乖殊甚。

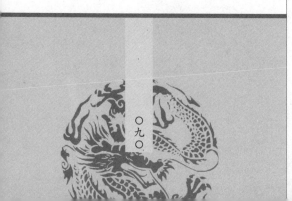

女苑

一名白苑，或者谓为二物非也。唐删去白苑之条，甚合宜。陶能言不能指说性状，余从经中，所说甚明，今直取经。

泽兰

按补注云：叶如兰，今兰叶如麦门冬，稍阔而长，及一二尺无枝梗，殊不与泽兰相似。泽兰才出土便分枝梗，叶如菊，但尖长，若取香嗅则稍相类。既谓之泽兰，又曰生汝南大泽傍，则其种本别，如兰之说误矣。

地榆

性沉寒，入下焦，热血痢则可用。若虚寒人及水泻白痢，即未可轻使。

白前

保定肺气，治嗽多用，白而长于细辛，但粗而脆，不似细辛之柔，以温药相佐使则尤佳。余如经。

土瓜

体如栝楼，其壳径寸，一种长二寸许，上微圆，下尖长，七八月间熟红赤色，壳中子

女苑

一名白苑。或者謂爲二物非也。唐刪去白苑之條。甚合宜。陶能言不能指說性狀。餘從經中所說甚明。今直取經。

澤蘭

按補注云。葉如蘭。今蘭葉如麥門冬。稍闊而長。及一二尺無枝梗。殊不與澤蘭相似。澤蘭纔出土便分枝梗。葉如菊。但尖長。若取其香嗅則稍相類。既謂之澤蘭。又曰生汝南大澤傍。則其種本別。如蘭之說誤矣。

地榆

性沉寒。入下焦。熱血痢則可用。若虛寒人及水瀉白痢。即未可輕使。

白前

保定肺氣。治嗽多用。白而長於細辛。但麤而脆。不似細辛之柔。以溫藥相佐使則尤佳。餘如經。

土瓜

體如栝樓。其殼徑寸。一種長二寸許。上微圓。下尖長。七八月間熟紅赤色。殼中子

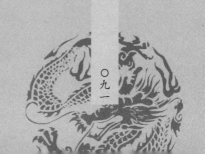

如螳螂頭者。今人又謂之赤雹子。其根卽土瓜根也。於細根上又生淡黃根，三五相連。如大指許。根與子兩用。紅子同白土子治頭風。

薺苨

今陝州採爲脯。別有法。甚甘美。兼可寄遠。古人以謂薺苨似人參者是。此解藥毒甚驗。

積雪草

今南方多有。生陰溼地。不必荆楚。形如水荇而小。面亦光潔。微尖爲異。今人謂之連錢草。蓋取象也。其葉各生。擣爛。貼一切熱毒癰疽等。秋後收之。蔭乾爲末。水調。

莎草

其根上如棗核者。又謂之香附子。亦入印香中。亦能走氣。今人多用。雖生於莎草根。然根上或有或無。有薄皸皮紫黑色。非多毛也。刮去皮則色白。若便以根爲之。則誤矣。其味苦。

惡實

惡實是子也。今謂之牛蒡。未去萼時。又謂之鼠粘子。根謂之牛菜。疏風壅涎唾多。

如螳螂头者。今人又谓之赤雹子，其根即土瓜根也。于细根上又生淡黄根，三五相连，如大指许，根与子两用，红子同白土子治头风。

荠苨

今陕州采为脯，别有法，甚甘美，兼可寄远。古人以谓荠苨似人参者是，此解药毒甚验。

积雪草

今南方多有，生阴湿地，不必荆楚，形如水荇而小，面亦光洁，微尖为异。今人谓之连钱草，盖取象也。其叶各生，捣烂，贴一切热毒痈疽等。秋后收之荫干为末，水调。

莎草

其根上如枣核者，又谓之香附子，亦入印香中，亦能走气，今人多用。虽生于莎草根，然根上或有或无，有薄皲皮紫黑色，非多毛也。刮去皮则色白，若便以根为之，则误矣。其味苦。

恶实

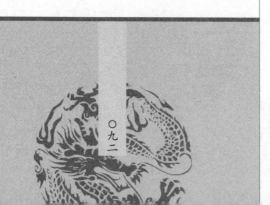

恶实是子也，今谓之牛蒡，未去萼时，又谓之鼠粘子，根谓之牛菜，疏风壅涎唾多，

咽鬲不利。微炒，同入荆芥穗各一两，甘草炙半两，并为末，食后夜卧汤点二钱服，当缓取效。子在萼中，萼上有细钩，多至百十谓之芒，则误矣。根长一二尺，粗如拇指，煮烂为菜。

大小蓟

大小蓟皆相似，花如髻，但大蓟高三二尺，叶皱；小蓟高一尺许，叶不皱，以此为异。小蓟，山野人取为蔬，甚适用。虽有微芒，亦不能害人。

艾叶

艾叶干捣，筛去青滓，取白，入石硫黄为硫黄艾，灸家用。得米粉少许，可捣为末，入服食药。入硫黄别有法。

陟厘

陟厘，今人治为苔脯堪啖。京城市者甚多，然治渴疾，仍须禁食盐，余方亦罕用。

菟葵

绿叶如黄蜀葵，花似拗霜甚雅，形如至小者，初开单叶蜀葵，有檀心，色如牡丹姚黄蕊，则蜀葵也。唐刘梦得还京云：唯菟葵燕麦动摇春风者是也。

咽鬲不利。微炒。同入荆芥穗各一兩。甘草炙半兩。併爲末。食後夜臥湯點二錢服。當緩取效。子在蕚中。蕚上有細鈎。多至百十謂之芒。則誤矣。根長一二尺。粗如拇指。煑爛爲菜。

大小薊

大小薊皆相似。花如髻。但大薊高三二尺。葉皺。小薊高一尺許。葉不皺。以此爲異。小薊。山野人取爲蔬。甚適用。雖有微芒。亦不能害人。

艾葉

艾葉乾擣。篩去青滓。取白入石硫黃爲硫黃艾。灸家用。得米粉少許。可擣爲末。入服食藥。入硫黃別有法。

陟釐

陟釐。今人治爲苔脯堪啗。京城市者甚多。然治渴疾。仍須禁食鹽。餘方家亦罕用。

菟葵

綠葉如黃蜀葵。花似拗霜甚雅。形如至小者。初開單葉蜀葵。有檀心。色如牡丹姚黃蘂。則蜀葵也。唐劉夢得還京云。唯菟葵燕麥動搖春風者是也。

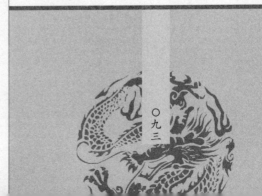

白藥

白藥、今爲治馬肺熱藥有效。

蘹香子

今人止呼爲茴香。治膀胱冷氣。及瘇痛。亦調和胃氣。唐本注似老胡荽。此誤矣。胡荽葉如蛇床。蘹香徒有葉之名。但散如絲髮特異。諸草枝上時有大青蟲形如蠶。治小腸氣甚良。

鬱金

鬱金不香。今人將染婦人衣最鮮明。然不奈日炙。染成衣則微有鬱金之氣。

肉豆蔻

對草豆蔻言之。去殼只用肉。肉油色者佳。枯白味薄瘦虛者下等。亦善下氣。多服則泄氣。得中則和來其氣。

茅香

茅香花白。根如茅。但明潔而長。可作浴湯。同藁本尤佳。仍入印香中。合香附子用。

青黛

白药

白药，今为治马肺热药有效。

蘹香子

今人止呼为茴香，治膀胱冷气，及瘇痛，亦调和胃气。唐本注似老胡荽，此误矣。胡荽叶如蛇床，蘹香徒有叶之名，但散如丝发特异，诸草枝上时有大青虫形如蚕，治小肠气甚良。

郁金

郁金不香，今人将染妇人衣最鲜明。然不奈日炙，染成衣则微有郁金之气。

肉豆蔻

对草豆蔻言之，去壳只用肉，肉油色者佳，枯白味薄瘦虚者下等，亦善下气。多服则泄气，得中则和来其气。

茅香

茅香花白，根如茅，但明洁而长，可作浴汤，同藁本尤佳。仍入印香中，合香附子用。

青黛

青黛乃蓝为之。有一妇人患脐下腹上下连二阴遍满生湿疮，状如马瓜疮，他处并无，热痒而痛，大小便涩，出黄汁，食亦减，身面微肿，医作恶疮治。用鳗鲡鱼、松脂、黄丹之类，药涂上，疮愈热，痛愈甚，治不对，故如此。问之，此人嗜酒贪啖，喜鱼蟹发风等物，今急用温水洗拭去膏药。寻以马齿苋四两，烂研细入青黛一两，再研匀涂疮上。即时热减，痛痒皆去，仍服八政散，日三服，分败客热，每涂药得一时久，药已干燥，又再涂新湿药。凡如此及日减三分之一，五日减三分之二，自此二十日愈。既愈而问曰：此疮何缘至此。曰：中下焦蓄风热毒气，若不出，当作肠痈内痔，仍常须禁酒及发风物。然不能禁酒，后果然患内痔。

零陵香

零陆香至枯干犹香，入药绝可用。妇人浸油饰发，香无以加。此即蕙草是也。

天麻

天麻用根，须别药相佐使，然后见其功。仍须加而用之，人或蜜渍为果，或蒸煮食，用天麻者深思之则得矣。苗则赤箭也。

荜拨

青黛乃藍爲之。有一婦人患臍下腹上下連二陰遍滿生溼瘡。狀如馬瓜瘡。他處並無。熱痒而痛。大小便澀出黃汁。食亦減。身面微腫。醫作惡瘡治。用鰻鱺魚、松脂、黃丹之類藥塗上。瘡愈熱。痛愈甚。治不對。故如此。問之。此人嗜酒貪啗。喜魚蟹發風等物。今急用溫水洗拭去膏藥。尋以馬齒莧四兩。爛研細入青黛一兩。再研勻塗瘡上。即時熱減。痛痒皆去。仍服八政散。日三服。分敗客熱。每塗藥得一時久。藥已乾燥。又再塗新濕藥。凡如此及日減三分之一。五日減三分之二。自此二十日愈。既愈而問曰。此瘡何緣至此。曰中下焦蓄風熱毒氣。若不出。當作腸癰內痔。仍常須禁酒及發風物。然不能禁酒。後果然患內痔。

零陵香

零陵香至枯乾猶香。入藥絕可用。婦人浸油飾髮。香無以加。此即蕙草是也。

天麻

天麻用根。須別藥相佐使。然後見其功。仍須加而用之。人或蜜漬爲果。或蒸煑食。用天麻者深思之則得矣。苗則赤箭也。

蓽撥

蓽撥走腸胃中。冷氣嘔吐。心腹滿痛。多服走泄真氣。令人腸虛下重。

使君子

紫黑色。四稜高瓣深。今經中謂之稜瓣深。似令人難解。秋末冬初。人將入鼎澧。其仁味如椰子肉。經不言用仁。爲復用皮。今按文味甘卽是用肉。然難得仁。蓋絕小。今醫家或兼用殼。

密蒙花

利州路甚多。葉冬亦不凋。然不似冬青。蓋柔而不光潔不深。綠花細碎。數十房成一朵。冬生春開。此木也。今居草部。恐未盡善。

荜拨走肠胃中，冷气呕吐，心腹满痛，多服走泄真气，令人肠虚下重。

使君子

紫黑色，四棱高瓣深，今经中谓之棱瓣深，似令人难解。秋末冬初，人将入鼎澧，其仁味如椰子肉，经不言有仁，为复用皮，今按文味甘即是用肉，然难得仁。盖绝小，今医家或兼用壳。

密蒙花

利州路甚多，叶冬亦不凋，然不似冬青，盖柔而不光洁不深，绿花细碎，数十房成一朵，冬生春开，此木也。今居草部，恐未尽善。

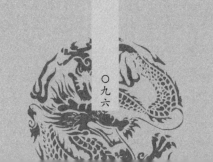

本草衍义

卷十一

大黄

大黄损益，前书已具。仲景治心气不足，吐血衄血，泻心汤用大黄、黄芩、黄连，或曰心气既不足矣，而不用补心汤，更用泻心汤何也？答曰：若心气独不足，则不当须吐衄也，此乃邪热，因不足而客之。故吐衄以苦泄其热，就以苦补其心，盖两全之有是证者用之无不效，量虚实用药。

桔梗

治肺热气奔促，嗽逆，肺痈排脓。陶隐居云：俗方用此，乃名荠苨，今别有荠苨。所谓乱人参者便是，非此桔梗也。唐本注云：陶引荠苨乱人参谬矣，今详之非也，隐居所言，其意止以根言之，所以言乱人参。唐本注却以苗难之，乃本注误矣。

甘遂

本草衍義

卷十一

大黄

大黄損益。前書已具。仲景治心氣不足。吐血衄血。瀉心湯用大黄、黄芩、黄連。或曰心氣既不足矣。而不用補心湯更用瀉心湯何也。答曰若心氣獨不足。則不當須吐衄也。此乃邪熱。因不足而客之。故吐衄以苦泄其熱。就以苦補其心。蓋兩全之。有是證者用之無不效。量虛實用藥。

桔梗

治肺熱氣奔促。嗽逆。肺癰排膿。陶隱居云。俗方用此。乃名薺苨。今別有薺苨。所謂亂人參者便是。非此桔梗也。唐本注云。陶引薺苨亂人參謬矣。今詳之非也。隱居所言。其意止以根言之。所以言亂人參。唐本注却以苗難之。乃本注誤矣。

甘遂

今惟用連珠者。然經中不言。此藥專於行水攻決爲用。入藥須斟酌。

葶藶

葶藶用子。子之味有甜苦兩等。其形則一也。經既言味辛苦。卽甜者不復更入藥也。大槩治體皆以行水走泄爲用。故曰久服令人虛。蓋取苦泄之義。其理甚明。藥性論所説盡矣。但不當言味酸。

蕘花

今京洛間甚多。張仲景傷寒論。以蕘花治利者。以其行水也。水去則利止。其意如此。然今人用時。當以意斟酌。不可使過與不及也。仍須是有是證者方可用。

旋復花

葉如大菊。又如艾蒿。八九月有花大如梧桐子。花淡黄緑。繁茂。圓而覆下。亦一異也。其香過於菊。行痰水。去頭目風。其味甘苦辛。亦走散之藥也。其旋花四月五月有花。別一種。非此花也。第八卷已具。

藜蘆

藜蘆爲末細調。治馬疥痒。

今惟用连珠者，然经中不言。此药专于行水攻决用，入药须斟酌。

葶苈

葶苈用子，子之味有甜苦两等，其形则一也。经既言味辛苦，即甜者不复更入药也。大概治体皆以行水走泄为用，故曰久服令人虚。盖取苦泄之义，其理甚明，药性论所说尽矣，但不当言味酸。

荛花

今京洛间甚多，张仲景《伤寒论》，以荛花治利者，以其行水也。水去则利止，其意如此。然今人用时，当以意斟酌，不可使过与不及也，仍须是有是证者方可用。

旋复花

叶如大菊，又如艾蒿，八九月有花大如梧桐子，花淡黄绿，繁茂，圆而覆下，亦一异也。其香过于菊，行痰水，去头目风，其味甘、苦、辛，亦走散之药也。其旋花四月、五月有花，别一种，非此花也。第八卷已具。

藜芦

藜芦为末细调，治马疥痒。

乌头　乌喙　天雄　附子　侧子

凡五等，皆一物也。止以大小长短似像而名之，后世补虚寒则须用附子，仍取其端平而圆大及半两以上者，其力全不僭。风家即多用天雄，亦取其大者，以其尖角多热性，不肯就下，故取敷散也。此用乌头、附子之大略如此。余三等则量其材而用之，其炮制之法，经方已著。

射干

此乃荀子所说西方之木，名曰射干者也。注复引本草曰：不合以射干为木，殊不知五行止以水、火、木、金、土而言之，故儒者以草木皆木也；金铅皆金也；粪土皆土也；灰火皆火也；水池皆水也。由是言之，即非佛经所说火宅喻之兽，及阮公所云临层城者之木。况本经亦曰一名草姜，故知是草无疑。今治肺气喉痹为佳，《日华子》曰：大小似高良姜，赤黄色，此得之。

半夏

今人惟知去痰，不言益脾，盖能分水故也。脾恶湿，湿则濡而困，困则不能制水。经曰：湿胜则泻。一男子夜数如厕，或教以生姜一两碎之，半夏汤洗，与大枣各三十

烏頭　烏喙　天雄　附子　側子

凡五等。皆一物也。止以大小長短似像而名之。後世補虛寒則須用附子。仍取其端平而圓大及半兩以上者。其力全不僭。風家即多用天雄。亦取其大者。以其尖角多熱性。不肯就下。故取敷散也。此用烏頭、附子之大略如此。餘三等則量其材而用之。其炮製之法。經方已著。

射干

此乃荀子所說西方之木。名曰射干者也。注復引本草曰。不合以射干爲木。殊不知五行止以水火木金土而言之。故儒者以草木皆木也。金鉛皆金也。糞土皆土也。灰火皆火也。水池皆水也。由是言之。即非佛經所說火宅喻之獸。及阮公所云臨層城者之木。況本經亦曰一名草薑。故知是草無疑。今治肺氣喉痺爲佳。日華子曰。大小似高良薑。赤黃色。此得之。

半夏

今人惟知去痰。不言益脾。蓋能分水故也。脾惡溼。溼則濡而困。困則不能制水。經曰濕勝則瀉。一男子夜數如廁。或教以生薑一兩碎之。半夏湯洗。與大棗各三十

枚。水一升，瓷瓶中慢火燒爲熟水。時時呷。數日便已。

蜀漆

常山苗也。治瘧多吐人。其他亦未見所長。此草也。慮歲久人或别有異論。故預云。餘如經。

常山

蜀漆根也。亦治瘧吐痰。如雞骨者佳。

青葙子

經中並不言治眼。藥性論始言之。能治肝臟熱毒衝眼。赤障青盲。蕭炳可云理眼。日華子云益腦髓。明耳目鎮肝。今人多用之治眼。殊不與經意相當。

白薟　白及

古今餌服方少有用者。多見於斂瘡方中。二物多相須而行。

草蒿

今青蒿也。在處有之。得春最早。人剔以爲蔬。根赤葉香。今人謂之青蒿。亦有所别也。但一類之中。又取其青者。陝西綏銀之間有青蒿。在蒿叢之間。時有一兩窠迴

枚，水一升，瓷瓶中慢火烧为熟水，时时呷，数日便已。

蜀漆

常山苗也，治疟多吐人，其他亦未见所长。此草也，虑岁久人或别有异论，故预云。余如经。

常山

蜀漆根也，亦治疟吐痰，如鸡骨者佳。

青箱（葙）子

经中并不言治眼，药性论始言之，能治肝脏热毒冲眼，赤障青盲。萧炳可云：理眼。《日华子》云：益脑髓，明耳目镇肝。今人多用之治眼，殊不与经意相当。

白蔹　白及

古今饵服方少有用者，多见于敛疮方中，二物多相须而行。

草蒿

今青蒿也，在处有之。得春最早，人剔以为蔬，根赤叶香，今人谓之青蒿，亦有所别也。但一类之中，又取其青者，陕西绥银之间有青蒿，在蒿丛之间，时有一两窠迥

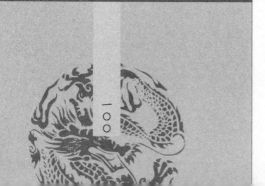

然青色。土人謂之爲香蒿。莖葉與常蒿一同。但常蒿色淡青。此蒿色深青。猶青故氣芬芳。恐古人所用以深青者爲勝。不然諸蒿何嘗不青。

然青色。土人谓之为香蒿，茎叶与常蒿一同，但常蒿色淡青，此蒿色深青，犹青故气芬芳。恐古人所用以深青者为胜，不然，诸蒿何尝不青。

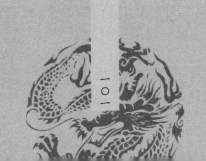

本草衍義

卷十二

連翹

亦不至翹出衆草下。濕地亦無。太山山谷間甚多。今止用其子。折之其間片片相比如翹。應以此得名爾。治心經客熱最勝。尤宜小兒。

白頭翁

生河南洛陽界及新安土山中。性溫。止腹痛。暖腰膝。唐本注及藥性論甚詳。陶隱居失於不審。宜其排叱也。新安縣界兼山野中屢嘗見之。正如唐本注所說。至今本處山中人賣白頭翁丸。言服之壽考。又失古人命名之意。

䕡茹

䕡茹治疥。馬疥尤善。服食方用者至少。

羊蹄

本草衍义

卷十二

连翘

亦不至翘出众草下，湿地亦无，太山山谷间甚多。今止用其子，折之其间片片相比如翘，应以此得名尔。治心经客热最胜，尤宜小儿。

白头翁

生河南洛阳界及新安土山中，性温，止腹痛，暖腰膝。唐本注及药性论甚详，陶隐居失于不审，宜其排叱也。新安县界兼山野中屡尝见之，正如唐本注所说。至今本处山中人卖白头翁丸，言服之寿考，又失古人命名之意。

萵茹

萵茹治疥，马疥尤善。服食方用者至少。

羊蹄

经不言根，图经加根字，处处有，叶如菜中菠薐。但无歧而色差青白，叶厚，花与子亦相似。叶可洁擦碖浦器，根取汁涂疥癣，子谓之金乔麦。烧炼家用以制铅汞，又剉根研绞汁，取三二匙，水半盏，煎一二沸，温温空肚服，治产后风秘殊验。

蒴藋

蒴藋与陆英既性吸及出产处不同，治疗又别，自是二物，断无疑焉。况蒴藋花白，子初青如绿豆，颗每朵如盏面大，又平生，有一二百子，十月方熟红。岂得言剩出此条，孟浪之甚也。

夏枯草

今又谓之郁臭，自秋便生，经冬不瘁，春开白花，中夏结子遂枯。古方丸烧灰合紧面药，初生嫩时作菜食之，须浸洗淘去苦水，治瘰疬鼠漏。

蚤休

蚤休无旁枝，止一茎，挺生高尺余，颠有四五叶，叶有歧似虎杖，中心又起茎，亦如是生叶，惟根入药用。

虎杖

經不言根。圖經加根字。處處有。葉如菜中菠薐。但無歧而色差青白。葉厚。花與子亦相似。葉可潔擦碖浦器。根取汁塗疥癬。子謂之金蕎麥。燒煉家用以制鉛汞。又剉根研絞汁。取三二匙。水半盞。煎一二沸。溫溫空肚服。治產後風秘殊驗。

蒴藋

蒴藋與陸英既性味及出產處不同。治療又別。自是二物。斷無疑焉。況蒴藋花白。子初青如菉豆。顆每朵如盞面大。又平生有一二百子。十月方熟紅。豈得言剩出此條。孟浪之甚也。

夏枯草

今又謂之鬱臭。自秋便生。經冬不瘁。春開白花。中夏結子遂枯。古方丸燒灰合緊面藥。初生嫩時作菜食之。須浸洗淘去苦水。治瘰癧鼠漏。

蚤休

蚤休無旁枝。止一莖。挺生高尺餘。顛有四五葉。葉有歧似虎杖。中心又起莖。亦如是生葉。惟根入藥用。

虎杖

根微苦。經不言味。此草藥也。蜀本圖經言作木。高丈餘。此全非虎杖。大率皆似寒菊。然花葉莖蘂差大爲異。仍莖葉有淡黑斑。自六七月旋旋開花。至九月中方已。花片四出。其色如桃花差大。外微深。陝西山麓水次甚多。今天下暑月多煎根汁爲飲。不得甘草。則不堪飲。藥性論云和甘草煎。嘗之甘美。其味甘。即是甘草之味。非虎杖也。論其攻治則甚當。

馬勃

此唐韓退之所謂牛溲馬勃。俱收並蓄者也。有大如斗者。小亦如升杓。去膜。以蜜揉拌。少以水調呷。治喉閉咽痛。

虬莓

今田野道傍處處有之。附地生葉。如覆盆子。但光潔而小。微有皺紋。花黃。比蒺藜花差大。春末夏初。結紅子如荔枝色。餘如經。

苎根

如蕁麻。花如白楊而長。成穗生。每一朵。凡數十穗。青白色。

菰根

根微苦，经不言味，此草药也。《蜀本图经》经言作木，高丈余，此全非虎杖，大率皆似寒菊。然花叶茎蕊差大为异，仍茎叶有淡黑斑，自六七月旋旋开花，至九月中方已。花片四出，其色如桃花差大，外微深，陕西山麓水次甚多。今天下暑月多煎根汁为饮，不得甘草，则不堪饮。药性论云：和甘草煎，尝之甘美，其味甘，即是甘草之味，非虎杖也。论其攻治则甚当。

马勃

此唐韩退之所谓牛溲马勃，俱收并蓄者也，有大如斗者，小亦如升杓，去膜，以蜜揉拌，少以水调呷，治喉闭咽痛。

虬莓

今田野道傍处处有之，附地生叶，如覆盆子。但光洁而小，微有皱纹，花黄，比蒺藜花差大，春末夏初，结红子如荔枝色，余如经。

苎根

如荨麻，花如白杨而长，成穗生，每一朵，凡数十穗，青白色。

菰根

蒲类，四时取根，捣绞汁用。河朔边人，止以此苗饲马，曰菰蒋及作荐，花如苇，结青子，细若青麻黄，长几寸，彼人收之，合粟为粥。食之甚济饥，此杜甫所谓愿作冷秋菰者是也，为其皆生水中及岸际，多食亦令人利。

莸草

《尔雅》曰：莸音犹蔓子，《左传》亦曰：一薰一莸，十年尚犹有臭者，是此草。

牵牛子

诸家之说，纷纷不一，陶隐居尤甚。言花状如藊豆，殊不相当，花朵如鼓子花，但碧色，日出开，日西合。今注又谓其中子类乔麦，亦非也。盖直如木猴梨子，但黑色，可微炒捣，取其中粉一两，别以麸炒，去皮尖者桃仁末半两，以熟蜜和丸如梧桐子，温水服三二十丸，治大肠风秘壅热，苦涩不可久服，亦行脾肾气故也。

蓖麻子

蓖麻子作朵生，从下旋旋开花而上，从下结子，宛如牛身之蜱，取子炒熟，去皮烂嚼，临睡服三二枚，渐加至十数枚，治瘰疬必效。

葎草

蒲類。四時取根。擣絞汁用。河朔邊人。止以此苗飼馬。曰菰蔣及作薦。花如葦。結青子。細若青麻黃。長幾寸。彼人收之。合粟為粥。食之甚濟饑。此杜甫所謂願作冷秋菰者是也。為其皆生水中及岸際。多食亦令人利。

蕕草

爾雅曰。蕕。音猶蔓子。左傳亦曰一薰一蕕。十年尚猶有臭者。是此草。

牽牛子

諸家之說。紛紛不一。陶隱居尤甚。言花狀如藊豆。殊不相當。花朵如鼓子花。但碧色。日出開。日西合。今注又謂其中子類喬麥。亦非也。蓋直如木猴梨子。但黑色。可微炒擣。取其中粉一兩。別以麩炒。去皮尖者桃仁末半兩。以熟蜜和丸如梧桐子。溫水服三二十丸。治大腸風秘壅熱。苦澀不可久服。亦行脾腎氣故也。

蓖麻子

蓖麻子作朵生。從下旋旋開花而上。從下結子。宛如牛身之蜱。取子炒熟。去皮爛嚼。臨睡服三二枚。漸加至十數枚。治瘰癧必效。

葎草

葎草、葛勒蔓也。治傷寒汗後虛熱。剉研取生汁。飲一合愈。

獨行根

苗蔓生。子則馬兜零也。根扁。其嗅稍似葛根。細搗水調傅丁腫。後有馬兜零條。

芭蕉

三年已上卽有花。自心中出。一莖止一花。全如蓮花。葉亦相似。但其色微黃綠。從下脫葉。花心但向上生。常如蓮樣。然未嘗見其花心。剖而視之亦無蘂。悉是葉。但花頭常下垂。每一朶自中夏開。直至中秋後方盡。凡三葉。開則三葉脫落。北地惜其種。人故少用。縷其苗爲布。取汁婦人塗髮令黑。餘說如經。

蒲公草

今地丁也。四時常有花。花罷飛絮。絮中有子。落處卽生。所以庭院間亦有者。蓋因風而來也。

水紅子

不以多少。微炒一半。餘一半生用。同爲末。好酒調二錢。日三服。食後夜臥各一服。治瘰癧瘡破者。亦治水。今大率與水紅相似。但枝低爾。今造酒取以水浸汁。和麵

葎草，葛勒蔓也。治伤寒汗后虚热，剉研取生汁，饮一合愈。

独行根

苗蔓生，子则马兜零也，根扁，其嗅稍似葛根，细捣水调傅丁肿，后有马兜零条。

芭蕉

三年已上即有花，自心中出，一茎止一花，全如莲花，叶亦相似，但其色微黄绿，从下脱叶。花心但向上生，常如莲样，然未尝见其花心。剖而视之亦无蕊，悉是叶。但花头常下垂，每一朵自中夏开，直至中秋后方尽，凡三叶，开则三叶脱落。北地惜其种，人故少用，缕其苗为布，取汁妇人涂发令黑，余说如经。

蒲公草

今地丁也。四时常有花，花罢飞絮，絮中有子，落处即生，所以庭院间亦有者，盖因风而来也。

水红子

不以多少，微炒一半，余一半生用，同为末，好酒调二钱，日三服，食后夜卧各一服，治瘰疬疮破者，亦治水。今大率与水红相似，但枝低尔。今造酒服取以水浸汁，和面

作麦，亦假其辛味。

角蒿

茎叶如青蒿，开淡红紫花，花大约径三四分，花罢结角，子长二寸许，微弯。苗与角治口齿绝胜。

雀麦

今谓之燕麦，其苗与麦同，但穗细长而疏，唐刘梦得所谓菟葵燕麦动摇春风者也。

骨碎补

苗不似姜，姜苗如苇梢，此物苗每一大叶，两边小叶槎牙，两两相对，叶长有尖瓣。余如经。

马兜零

蔓生，附木而上，叶脱时零尚垂之，其状如马项铃，故得名。然熟时则自折，折开有子全者，采时须八九月间，治肺气喘急。

灯心草

作麴。亦假其辛味。

角蒿

莖葉如青蒿。開淡紅紫花。花大約徑三四分。花罷結角。子長二寸許。微彎。苗與角治口齒絕勝。

雀麥

今謂之鷰麥。其苗與麥同。但穗細長而疎。唐劉夢得所謂菟葵鷰麥動搖春風者也。

骨碎補

苗不似薑。薑苗如葦梢。此物苗每一大葉。兩邊小葉槎牙。兩兩相對。葉長有尖瓣。餘如經。

馬兜零

蔓生。附木而上。葉脫時零尚垂之。其狀如馬項鈴。故得名。然熟時則自折。折開有子全者。採時須八九月間。治肺氣喘急。

燈心草

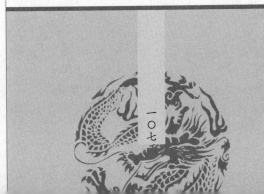

陝西亦有蒸熟。乾則折取中心穰然燈者。是謂之熟草。又有不蒸。但生乾剝取者為生草。入藥宜用生草。

威靈仙

治腸風。根性快。多服疏人五臟真氣。

何首烏

兼黑髭鬢。與蘿蔔相惡。令人髭鬢早白。治腸風熱多用。

五倍子

今染家亦用。口瘡以末摻之。便可飲食。

金櫻子

經九月十月。熟時採。不爾。復令人利。

萱草

根洗淨研汁一盞。生薑汁半盞相和。時時細呷。治大熱衄血。

葫蘆巴

本經云。得蘹香子、桃仁。治膀胱氣甚效。嘗合。惟桃仁麩炒各等分。半以酒糊丸。半

陕西亦有蒸熟，干则折取中心穰然灯者，是谓之熟草。又有不蒸，但生干剥取者为生草，入药宜用生草。

威灵仙

治肠风，根性快，多服疏人五脏真气。

何首乌

兼黑髭鬓，与萝蔔相恶，令人髭鬓早白，治肠风热多用。

五倍子

今染家亦用，口疮以末掺之，便可饮食。

金樱子

经九月、十月，熟时采，不尔，复令人利。

萱草

根洗净研汁一盏，生姜汁半盏相和，时时细呷，治大热衄血。

葫芦巴

本经云：得蘹香子、桃仁，治膀胱气甚效，尝合。惟桃仁麸炒各等分，半以酒糊丸，半

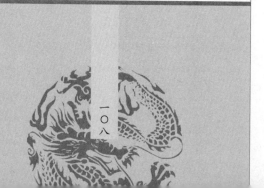

为散，每服五七十丸，空心食前盐酒下。散以热米饮调下，与丸子相间空心服，日各一二服。

金星草

丹石毒发于背，及一切痈肿，每以根叶一分，用酒一大盏，煎汁服，不惟下所服石药，兼毒去疮愈。如不欲酒，将末一二分，新汲水调服，以知为度。

木贼

细剉微微炒捣为末，沸汤点二钱，食前服，治小肠膀胱气，缓缓服必效。

為散。每服五七十丸。空心食前鹽酒下。散以熱米飲調下。與丸子相間空心服。日各一二服。

金星草

丹石毒發於背。及一切癰腫。每以根葉一分。用酒一大盞。煎汁服。不惟下所服石藥。兼毒去瘡愈。如不欲酒。將末一二分。新汲水調服。以知為度。

木賊

細剉微微炒搗為末。沸湯點二錢。食前服。治小腸膀胱氣。緩緩服必效。

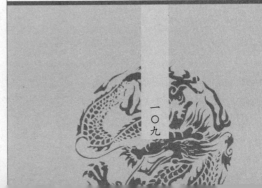

本草衍義

卷十三

茯苓

乃樵斫訖多年松根之氣所生。此蓋根之氣味。噎鬱未絕。故爲是物。然亦由土地所宜與不宜。其津氣盛者。方發泄於外。結爲茯苓。故不抱根而成物。既離其本體。則有苓之義。茯神者。其根但有津氣而不甚盛。故止能伏結於本根。既不離其本。故曰茯神。此物行水之功多。益心脾不可闕也。或曰松既樵矣。而根尚能生物乎。答曰。如馬勃、菌、五芝、木耳、石耳之類。皆生於枯木石糞土之上。精英未淪。安得不爲物也。其上有菟絲。下有茯苓之說。甚爲輕信。

琥珀

今西戎亦有之。其色差淡而明徹。南方者色深而重濁。彼土人多碾爲物形。若謂千年茯苓所化。則其間有沾着蜾蠃蜂蟻。宛然完具者。是極不然也。地里誌云。林

本草衍义

卷十三

茯苓

乃樵斫讫多年松根之气所生，此盖根之气味，噎郁未绝，故为是物。然亦由土地所宜与不宜，其津气盛者，方发泄于外，结为茯苓。故不抱根而成物，既离其本体，则有苓之义。茯神者，其根但有津气而不甚盛，故止能伏结于本根，既不离其本，故曰茯神。此物行水之功多，益心脾不可阙也，或曰松既樵矣，而根尚能生物乎？答曰：如马勃、菌、五芝、木耳、石耳之类，皆生于枯木石粪土之上，精英未沦，安得不为物也。其上有菟丝，下有茯苓之说，甚为轻信。

琥珀

今西戎亦有之，其色差淡而明彻，南方者色深而重浊，彼土人多碾为物形。若谓千年茯苓所化，则其间有沾着蜾蠃蜂蚁，宛然完具者，是极不然也。《地里志》云：林

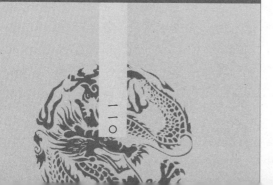

邑多琥珀，实松脂所化耳。此说为胜，但土地有所宜不宜，故有能化不能化者。张茂先又为烧蜂窠所作，不知得于何处，以手摩热，可以拾芥。余如经。

松黄

一如蒲黄，但其味差淡，治产后壮热，头痛颊赤，口干唇焦，多烦燥渴，昏闷不爽，松花、川芎、当归、石膏、蒲黄五物等同为末，每服二钱，水二合，红花二稔，同煎七分去滓，粥后温温细呷，松子多海东来。今关右亦有，但细小味薄，与柏子仁同治虚秘。

柏

取脂以疗马瘑疥，今未见用柏脂者。老人虚秘，柏子仁、大麻子仁、松子仁等分，同研溶白蜡丸，桐子大，以少黄丹汤服二三十丸，食前。尝官陕西，每登高望之，虽千万株皆一一西指，盖此木为至坚之木，不畏霜雪，得木之正气，他木不逮也。所以受金之正气所制，故一一向之。

桂

桂大热。《素问》云：辛甘发散为阳。故汉张仲景桂枝汤，治伤寒表虚，皆须此药，是专用辛甘之意也。本草第一又云：疗寒以热药，故知三种之桂，不取菌桂、牡桂者，盖

邑多琥珀。實松脂所化耳。此說爲勝。但土地有所宜不宜。故有能化有不能化者。張茂先又爲燒蜂窠所作。不知得於何處。以手摩熱。可以拾芥。餘如經。

松黄

一如蒲黄。但其味差淡。治產後壯熱。頭痛頰赤。口乾脣焦。多煩燥渴。昏悶不爽。松花、川芎、當歸、石膏、蒲黄五物等同爲末。每服二錢。水二合。紅花二稔。同煎七分去滓。粥後溫溫細呷。松子多海東來。今關右亦有。但細小味薄。與柏子仁同治虛秘。

柏

取脂以療馬瘑疥。今未見用柏脂者。老人虛秘。柏子仁、大麻子仁、松子仁等分同研溶白蠟丸。桐子大。以少黄丹湯服二三十丸。食前。嘗官陝西。每登高望之。雖千萬株皆一一西指。蓋此木爲至堅之木。不畏霜雪。得木之正氣。他木不逮也。所以受金之正氣所制。故一一向之。

桂

桂大熱。素問云。辛甘發散爲陽。故漢張仲景桂枝湯。治傷寒表虛。皆須此藥。是專用辛甘之意也。本草第一又云。療寒以熱藥。故知三種之桂。不取菌桂、牡桂者。蓋

此二種。性止温而已。不可以治風寒之病。獨有一字桂。本經言甘辛大熱。此正合素問辛甘發散爲陽之說。尤知菌牡二桂不及也。然本經止言桂。仲景又言桂枝者。蓋亦取其枝上皮。其木身粗厚處亦不中用。諸家之說。但各執己見。終無證據。今又謂之官桂。不知緣何而立名。慮後世爲別物。故書之。又有桂心。此則諸桂之心。不若一字桂也。

楓香

與松脂皆可亂乳香。尤宜區別。楓香微黄白色。燒之尤見真僞。兼能治風癮疹痒毒。水煎熱渫洗。

乾漆

若濕漆。藥中未見用。凡用者皆乾漆耳。其濕者在燥熱及霜冷時則難乾。得陰濕雖寒月亦易乾。亦物之性也。若霑漬人以油治之。凡驗漆惟稀者。以物蘸起細而不斷。斷而急收起。又塗於乾竹上蔭之。速乾者並佳。餘如經。

蔓荊實

諸家所解蔓荊、牡荊紛亂不一。經既言蔓荊。明知是蔓生。即非高木也。既言牡荊。

此二种。性止温而已，不可以治风寒之病，独有一字桂。本经言：甘、辛、大热，此正合《素问》辛、甘、发散为阳之说，尤知菌牡二桂不及也。然本经止言桂，仲景又言桂枝者，盖亦取其枝上皮，其木身粗厚处亦不中用。诸家之说，但各执己见，终无证据。今又谓之官桂，不知缘何而立名，虑后世为别物，故书之。又有桂心，此则诸桂之心，不若一字桂也。

枫香

与松脂皆可乱乳香，尤宜区别。枫香微黄白色，烧之尤见真伪，兼能治风瘾疹痒毒，水煎热渫洗。

干漆

若湿漆，药中未见用，凡用者皆干漆耳。其湿者在燥热及霜冷时则难干，得阴湿虽寒月亦易干，亦物之性也。若沾渍人以油治之，凡验漆惟稀者，以物蘸起细而不断，断而急收起，又涂于干竹上荫之，速干者并佳。余如经。

蔓荆实

诸家所解蔓荆、牡荆纷乱不一，经既言蔓荆，明知是蔓生，即非高木也。既言牡荆，则自是木上生者。况《汉书·郊祀志》所言：以牡荆茎为幡竿，故知蔓荆即子大者是，又何疑焉。后条有药荆，此即便是牡荆也。子青色如茱萸，不合更立栾荆条，故文中云：本草不载，亦无别名。但有栾花，功用又别，断无疑焉。注中妄称石荆当之，其说转见穿凿。

桑寄生

《新旧书》云：今处处有之，从宦南北，实处处难得，岂岁岁窠斫摘践之苦，而不能生邪。抑方宜不同也。若以为鸟食物子落枝节间感气而生，则麦当生麦，谷当生谷，不当但生此一物也。又有于柔滑细枝上生者，如何得子落枝节间，由是言之，自是感造化之气，别是一物。古人当日惟取桑上者，实假其气耳。又云：今医家鲜用，此极误矣。今医家非不用也，第以难得真桑上者，尝得真桑寄生，下咽必验如神。向承乏吴山，有求药于诸邑者，乃遍令人搜摘，卒不可得，遂以实告，甚不乐。盖不敢以伪药罔人，邻邑有人伪以他木寄生送之，服之逾月而死，哀哉！

沉香木

岭南诸郡悉有之，旁海诸州尤多，交干连枝，岗岭相接，千里不绝，叶如冬青，大者

則自是木上生者。況漢書郊祀志所言。以牡荆莖爲幡竿。故知蔓荆即子大者是。又何疑焉。後條有欒荆。此即便是牡荆也。子青色如茱萸。不合更立欒荆條。故文中云。本草不載。亦無別名。但有欒花。功用又別。斷無疑焉。注中妄稱石荆當之。其說轉見穿鑿。

桑寄生

新舊書云。今處處有之。從宦南北。實處處難得。豈歲歲窠斫摘踐之苦。而不能生邪。抑方宜不同也。若以爲鳥食物子落枝節間感氣而生。則麥當生麥。穀當生穀。不當但生此一物也。又有於柔滑細枝上生者。如何得子落枝節間。由是言之。自是感造化之氣。別是一物。古人當日惟取桑上者。實假其氣耳。又云今醫家鮮用。此極誤矣。今醫家非不用也。第以難得真桑上者。嘗得真桑寄生。下嚥必驗如神。向承乏吳山。有求藥於諸邑者。乃遍令人搜摘。卒不可得。遂以實告。甚不樂。蓋不敢以僞藥罔人。鄰邑有人僞以他木寄生送之。服之逾月而死。哀哉。

沉香木

嶺南諸郡悉有之。旁海諸州尤多。交榦連枝。崗嶺相接。千里不絕。葉如冬青。大者

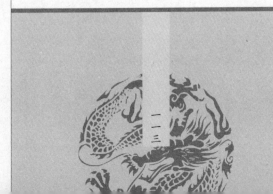

合數人抱。木性虛柔。山民或以構茅廬。或爲橋梁。或爲飯甑尤佳。有香者百無一二。蓋木得水方結。多在折枝枯榦中。或爲沉。或爲煎。或爲黃熟。自枯死者謂之水盤香。今南恩高竇等州。惟產生結香。蓋山民入山。見香木之曲榦斜枝。必以刀斫成坎。經年得雨水所漬。遂結香。復以鋸取之。刮去白木。其香結爲斑點。遂名鷓鴣斑。燔之極清烈。沉之良者。惟在瓊崖等州。俗謂之角沉、黃沉。乃枯木中得者。宜入藥用。依木皮而結者謂之青桂。氣尤清。在土中歲久不待刓剔而成者。謂之龍鱗。亦有削之自卷。咀之柔韌者。謂之黃蠟沉。尤難得也。然經中止言療風水毒腫。去惡氣。餘更無治療。今醫家用以保和衛氣。爲上品藥。須極細爲佳。今人故多與烏藥磨服。走散滯氣。獨行則勢弱。與他藥相佐。當緩取效。有益無損。餘藥不可方也。

薰陸香

薰陸香、木葉類棠梨。南印度界阿吒釐國出。今謂之西香。南番者更佳。此即今人謂之乳香。爲其垂滴如乳。鎔塌在地者。謂之塌香。皆一也。

丁香

日華子云。治口氣。此正是御史所含之香。治胃寒及脾胃冷氣不和。有大者名母

合数人抱，木性虚柔。山民或以构茅庐，或为桥梁，或为饭甑尤佳，有香者百无一二。盖木得水方结，多在折枝枯干中，或为沉，或为煎，或为黄熟，自枯死者谓之水盘香。今南恩高窦等州，惟产生结香。盖山民入山，见香木之曲干斜枝，必以刀斫成坎，经年得雨水所渍，遂结香。复以锯取之，刮去白木，其香结为斑点，遂名鹧鸪斑，燔之极清烈，沉之良者。惟在琼崖等州，俗谓之角沉、黄沉，乃枯木中得者，宜入药用。依木皮而结者谓之青桂，气尤清；在土中岁久不待刓剔而成者，谓之龙鳞。亦有削之自卷，咀之柔韧者，谓之黄蜡沉，尤难者也。然经中止言疗风水毒肿，去恶寒，余更无治疗。今医家用以保和卫气，为上品药，须极细为佳。今人故多与乌药磨服，走散滞气，独行则势弱，与他药相佐，当缓取效。有益无损，余药不可方也。

薰陆香

薰陆香，木叶类棠梨，南印度界阿吒厘国出，今谓之西香，南番者更佳。此即今人谓之乳香，为其垂滴如乳，熔塌在地者，谓之塌香，皆一也。

丁香

《日华子》云：治口气，此正是御史所含之香，治胃寒及脾胃冷气不和，有大者名母

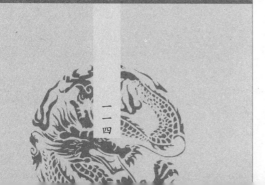

丁香，气味尤佳。为末，缝纱囊如小指，实末内阴中，主阴冷病，中病便已。

蘗木

今用皮，以蜜匀炙，与青黛各一分同为末，入生龙脑一字研匀，治心脾热，舌颊生疮，当掺疮上，有涎即吐。又张仲景蘗皮汤，无不验，《伤寒论》中已著。

辛夷

先花后叶，即木笔花也。最先春，以其花未开时，其花苞有毛，光长如笔，故取像曰木笔。有红紫二本，一本如桃花色者，一本紫者。今入药，当用紫色者，仍须未开时收取入药，去毛苞。

榆皮

今初春先生荚者是。去上皱涩干枯者，将中间嫩处剉干硙为粉，当歉岁，农将以代食。叶青嫩时收贮，亦用以为羹茹，嘉祐年过丰沛，人阙食，乡民多食此。

芜荑

有大小两种，小芜荑即榆荚也，揉取仁，酝为酱，味尤辛。入药当用大芜荑，别无种。然小芜荑酝造多假，以外物相和，切须择去也。治大肠寒滑，及多冷气不可阙。

丁香。氣味尤佳。爲末。縫紗囊如小指。實末內陰中。主陰冷病。中病便已。

蘗木

今用皮。以蜜勻炙。與青黛各一分同爲末。入生龍腦一字研勻。治心脾熱。舌頰生瘡。當摻瘡上。有涎即吐。又張仲景蘗皮湯。無不驗。傷寒論中已著。

辛夷

先花後葉。即木筆花也。最先春。以其花未開時。其花苞有毛。光長如筆。故取像曰木筆。有紅紫二本。一本如桃花色者。一本紫者。今入藥當用紫色者。仍須未開時收取入藥。去毛苞。

榆皮

今初春先生莢者是。去上皺澀乾枯者。將中間嫩處剉乾磑爲粉。當歉歲。農將以代食。葉青嫩時收貯。亦用以爲羹茹。嘉祐年過豐沛。人闕食。鄉民多食此。

蕪荑

有大小兩種。小蕪荑即榆莢也。揉取仁。醞爲醬。味尤辛。入藥當用大蕪荑。別無種。然小蕪荑醞造多假。以外物相和。切須擇去也。治大腸寒滑及多冷氣不可闕。

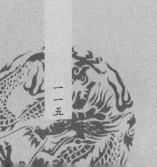

酸棗

酸棗微熱。經不言用仁。仍療不得眠。天下皆有之。但以土產宜與不宜。嵩陽子曰。酸棗縣卽滑之屬邑。其木高數丈。味酸。醫之所重。今市人賣者皆棘子。此說未盡。殊不知小則爲棘。大則爲酸棗。平地則易長。居崖塹則難生。故棗多生崖塹上。久不樵。則成榦。人方呼爲酸棗。更不言棘。徒以世人之意如此。在物則曷若是也。其實一本。以其不甚爲世所須。及礙塞行路。故成大木者少。多爲人樵去。然此物纔及三尺。便開花結子。但窠小者氣味薄。本大者氣味厚。又有此別。今陝西臨潼山野所出者亦好。亦土地所宜也。並可取仁。後有白棘條。乃是酸棗未爲大時枝上刺也。及至長成。其刺亦少。實亦大。故棗取大木。刺取小窠也。亦不必強分別爾。

槐實

槐實止言實。今當分爲二。實本出莢中。若擣莢作煎者。當言莢也。莢中子大如豆。堅而紫色者實也。今本條不析出莢與莢中子。蓋其用各別。皆疏導風熱。

槐花

今染家亦用。收時折其未開花。煑一沸。出之釜中。有所澄下稠黃滓。滲漉爲餅。染

酸枣

酸枣微热，经不言用仁，仍疗不得眠，天下皆有之。但以土产宜与不宜。嵩阳子曰：酸枣县即滑之属邑，其木高数丈，味酸，医之所重。今市人卖者皆棘子，此说未尽。殊不知小则为棘，大则为酸枣。平地则易长，居崖堑则难生。故枣多生崖堑上，久不樵，则成干，人方呼为酸枣，更不言枣，徒以世人之意如此。在物则曷若是也，其实一本，以其不甚为世所须，及碍塞行路，故成大木者少，多为人樵去。然此物才及三尺，便开花结子，但窠小者气味薄，本大者气味厚，又有此别。今陕西临潼山野所出者亦好，亦土地所宜也，并可取仁，后有白棘条，乃是酸枣未为大时枝上刺也，及至长成，其刺亦少，实亦大。故枣取大木，刺取小窠也，亦不必强分别尔。

槐实

槐实止言实，今当分为二：实本出夹中，若捣夹作煎者，当言夹也。夹中子大如豆，坚而紫色者实也。今本条不析出夹与夹中子，盖其用各别，皆疏导风热。

槐花

今染家亦用，收时折其未开花，煮一沸，出之釜中，有所澄下稠黄滓，渗漉为饼，染

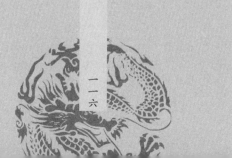

色更鲜。治肠风热泻血佳甚，不可过剂。

枸杞

枸杞当用梗皮，地骨当用根皮，枸杞子法用其红实，是一物有三用，其皮寒，根大寒，子微寒，亦三等。此正是孟子所谓性由杞柳之杞，后人徒劳分别，又为之枸棘，兹强生名耳。凡杞未有无棘者，虽大至有成架，然亦有棘。但此物小则多刺，大则少刺，还如酸枣及棘其实皆一也，今人多用其子，直为补肾药，是曾未考究经意，当更量其虚实冷热用之。

色更鮮明。治腸風熱瀉血佳甚。不可過劑。

枸杞

枸杞當用梗皮。地骨當用根皮。枸杞子當用其紅實。是一物有三用。其皮寒。根大寒。子微寒。亦三等。此正是孟子所謂性由杞柳之杞。後人徒勞分别。又爲之枸棘。茲強生名耳。凡杞未有無棘者。雖大至有成架。然亦有棘。但此物小則多刺。大則少刺。還如酸棗及棘其實皆一也。今人多用其子。直爲補腎藥。是曾未考究經意。當更量其虛實冷熱用之。

本草衍義

卷十四

龍眼

經曰。一名益智。今專爲果。未見入藥。補注不言。神農本草編入木部中品。果部中復不曾收入。今除爲果之外。別無龍眼。若謂爲益智子。則專調諸氣。今爲果者復不能也。矧自有益智條。遠不相當。故知木部龍眼。即便是。今爲果者。按今注云。甘味歸脾。而能益智。此說甚當。

厚朴

今西京伊陽縣及商州亦有。但薄而色淡。不如梓州者厚而紫色有油。味苦。不以薑製。則棘人喉舌。平胃散中用最調中。至今此藥盛行。既能温脾胃氣。又能走冷氣。爲世所須也。

猪苓

本草衍义

卷十四

龙眼

经曰：一名益智，今专为果，未见入药。补注不言，《神农本草》编入木部中品，果部中复不曾收入。今除为果之外，别无龙眼。若谓为益智子，则专调诸气，为果者复不能也。矧自有益智条，远不相当，故知木部龙眼，即便是，今为果者，按今注云，甘味归脾，而能益智此说甚当。

厚朴

今西京伊阳县及商州亦有，但薄而色淡，不如梓州者厚而紫色有油，味苦，不以姜制，则棘人喉舌，平胃散中用最调中。至今此药盛行，既能温脾胃气，又能走冷气，为世所须也。

猪苓

行水之功多，久服必损肾气，昏人目，果欲久服者，更宜详审。

竹叶

凡诸竹与笋性皆微寒，故知叶其用一致，本经不苦，笋及苦竹性，若取沥作油，亦不必强择也。张仲景竹叶汤，用淡竹笋难化不益脾。邻家一小儿方二岁，偶失照管，壮热喘粗，不食多睡，仰头呻吟，微呕逆，瞑目多惊，凡三五日，医作慢惊治之。治不对，病不愈，忽然其母误将有巴豆食药作惊药，化五丸如麻子嚾之，稍久大吐，有物噎于喉中，乳媪以指摘出之，约长三寸，粗如小指，乃三日前临堦曝者干箭笋，是夜诸证皆定。次日但以和气药调治遂安，其难化也如此。经曰：问而知之者谓之工，小儿不能问，故为难治。医者当慎谨也。

枳实

枳实、枳壳一物也，小则其性酷而速；大则其性详而缓。故张仲景治伤寒仓卒之病，承气汤中用枳实，此其意也。皆取其疏通决泄破结实之义，他方但导败风壅之气，可常服者，故用枳壳，其意如此。

山茱萸

行水之功多。久服必損腎氣。昏人目。果欲久服者。更宜詳審。

竹葉

凡諸竹與筍性皆微寒。故知葉其用一致。本經不苦。筍及苦竹性。若取瀝作油。亦不必強擇也。張仲景竹葉湯。用淡竹筍難化不益脾。鄰家一小兒方二歲。偶失照管。壯熱喘粗。不食多睡。仰頭呻吟。微嘔逆。瞑目多驚。凡三五日。醫作慢驚治之。不對。病不愈。忽然其母誤將有巴豆食藥作驚藥。化五丸如麻子大嚾之。稍久大吐。有物噎於喉中。乳媪以指摘出之。約長三寸。粗如小指。乃三日前臨堦曝者乾箭筍。是夜諸證皆定。次日但以和氣藥調治遂安。其難化也如此。經曰問而知之者謂之工。小兒不能問。故爲難治。醫者當慎謹也。

枳實

枳實、枳殼一物也。小則其性酷而速。大則其性詳而緩。故張仲景治傷寒倉卒之病。承氣湯中用枳實。此其意也。皆取其疏通決泄破結實之義。他方但導敗風壅之氣。可常服者。故用枳殼。其意如此。

山茱萸

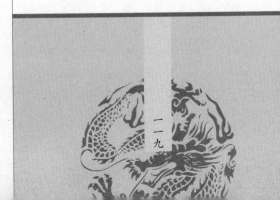

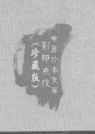

與吳茱萸甚不相類。山茱萸色紅。大如枸杞子。吳茱萸如川椒。初結子時。其大小亦不過椒。色正青。得名則一。治療又不同。未審當日何緣如此命名。然山茱萸補養腎臟。無一不宜。經與注所說備矣。

吳茱萸

須深湯中浸去苦烈汁。凡六七過。始可用。今文與注及注中藥法皆不言。亦漏落也。此物下氣最速。腸虛人服之愈甚。

梔子

仲景治發汗吐下後。虛煩不得眠。若劇者。必反覆顛倒。心中懊憹。梔子豉湯治之。虛故不用大黃。有寒毒故也。梔子雖寒無毒。治胃中熱氣。既亡血亡津液。腑藏無潤養。內生虛熱。非此物不可去。張仲景傷寒論已著。又治心經留熱。小便赤澀。去皮山梔子、火炮大黃、連翹、甘草炙等分。末之。水煎三二錢七。服之無不效。

檳榔

二書所說甚詳。今人又取尖長者入藥。言其快銳速效。屢嘗試之。果如其說。

合歡花

与吴茱萸不相类，山茱萸色红，大如枸杞子，吴茱萸如川椒，初结子时，其大小亦不过椒，色正青，得名则一，治疗又不同，未审当日何缘如此命名。然山茱萸补养肾脏，无一不宜。经与注所说备矣。

吴茱萸

须深汤中浸去苦烈汁，凡六七过，始可用。今文与注及注中药法皆不言，亦漏落也。此物下气最速，肠虚人服之愈甚。

栀子

仲景治发汗吐下后，虚烦不得眠，若剧者，必反覆颠倒，心中懊侬，栀子豉汤治之。虚故不用大黄，有寒毒故也。栀子虽寒无毒，治胃中热气，既亡血亡津液，腑藏无润养，内生虚热，非此物不可去。张仲景《伤寒论》已著，又治心经留热，小便赤涩，去皮山栀子、火炮大黄、连翘、甘草炙等分，末之，水煎三二钱匕。服之无不效。

槟榔

二书所说甚详，今人又取尖长者入药，言其快锐速效，屡尝试之，果如其说。

合欢花

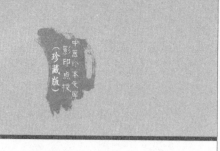

其色如今之醮晕线，上半白，下半肉红，散垂如丝，为花之异，其绿叶至夜则合，又谓之夜合花。陈藏器、《日华子》皆曰皮杀虫，又曰续筋骨，经中不言。

秦椒

此秦地所生者，故言秦椒。大率椒株皆相似，秦椒但叶差大，椒粒亦大而纹低，不若蜀椒皱纹高为异也。然秦地亦有蜀种椒，如此区别。

卫矛

所在山谷皆有之，然未尝于平陆地见也。叶绝少，其茎黄褐色，若蘗皮，三面如锋刃，人家多燔之遣祟，方家用之亦少。

紫葳

今蔓延而生，谓之为草。又有木身，谓之为木。又须物而上，然干不逐冬毙，亦得木之多也，故分入木部为至当。唐白乐天诗，有木名凌霄，擢秀非孤标，由是益知非草也。本经又云：茎叶味苦，是与瞿麦别一种甚明。唐本注云：且紫葳、瞿麦皆本经所载，若用瞿麦根为紫葳，何得复用茎叶，此说尽矣。然其花赭黄色，本条虽不言其花，又却言茎叶味苦，则紫葳为花，故可知矣。

其色如今之醮暈線。上半白。下半肉紅。散垂如絲。爲花之異。其綠葉至夜則合。又謂之夜合花。陳藏器、日華子皆曰皮殺蟲。又曰續筋骨。經中不言。

秦椒

此秦地所生者。故言秦椒。大率椒株皆相似。秦椒但葉差大。椒粒亦大而紋低。不若蜀椒皺紋高爲異也。然秦地亦有蜀種椒。如此區別。

衛矛

所在山谷皆有之。然未嘗於平陸地見也。葉絕少。其莖黃褐色。若蘗皮。三面如鋒刃。人家多燔之遣祟。方家用之亦少。

紫葳

今蔓延而生。謂之爲草。又有木身。謂之爲木。又須物而上。然榦不逐冬斃。亦得木之多也。故分入木部爲至當。唐白樂天詩。有木名淩霄。擢秀非孤標。由是益知非草也。本經又云。莖葉味苦。是與瞿麥別一種甚明。唐本注云。且紫葳、瞿麥皆本經所載。若用瞿麥根爲紫葳。何得復用莖葉。此說盡矣。然其花赭黃色。本條雖不言其花。又卻言莖葉味苦。則紫葳爲花。故可知矣。

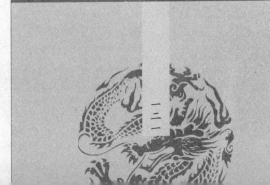

蕪荑

性溫。治大腸寒滑不可闕也。須佐以他藥爲丸服。溫而散走寒氣。

茗苦搽

今茶也。其文有陸羽茶經。丁謂北苑茶錄。毛文錫茶譜。蔡宗顔茶山節對。其說甚詳。然古人謂其芽爲雀舌、麥顆。言其至嫩也。又有新芽一發。便長寸餘。微粗如針。惟牙長爲上品。其根幹水土力皆有餘故也。如雀舌、麥顆。又下品。前人未盡識。誤爲品題。唐人有言曰。釋滯消壅。一日之利暫佳。斯言甚當。飲茶者宜原其始終。又晉溫嶠上表貢茶千斤。茗三百斤。郭璞曰。早採爲茶。晚採爲茗。茗或曰荈。尺兗切葉老者也。

桑根白皮

桑根白皮條中。桑之用稍多。然獨遺烏椹。桑之精英盡在於此。採摘微研。以布濾去滓。石器中熬成稀膏。量多少入蜜再熬。成稠膏。貯甆器中。每抄一二錢。食後夜臥以沸湯點服。治服金石發熱渴。生精神及小腸熱。性微涼。

白棘

芜荑

性温，治大肠寒滑不可阙也，须佐以他药为丸服，温而散走寒气。

茗苦茶

今茶也，其文有陆羽茶经，丁谓北苑茶录，毛文锡茶谱，蔡宗颜茶山节对，其说甚详。然古人谓其芽为雀舌、麦颗，言其至嫩也。又有新芽一发，便长寸余，微粗如针，惟牙长为上品，其根干水土力皆有余故也。如雀舌、麦颗。又下品，前人未尽识，误为品题。唐人有言曰：释滞消壅，一日之利暂佳，斯言甚当。饮茶者宜原其始终，又晋峤上表贡茶千斤，茗三百斤。郭璞曰：早采为茶，晚采为茗，或曰荈，尺兖切，叶老者也。

桑根白皮

桑根白皮条中，桑之用稍多，然独遗乌椹，桑之精英，尽在于此。采摘微研，以布滤去滓，石器中熬成稀膏，量多少入蜜再熬，成稠膏贮瓷器中，每抄一二钱，食后夜卧以沸汤点服，治服金石发热渴，生精神，及小肠热，性微凉。

白棘

一名刺针，一名棘刺，按经如此甚明，诸家之意强生疑惑，今掠不取，求其经而可矣。其白棘乃是取其肥盛紫色，枝上有皱薄白膜先剥起者，故曰白棘。取白之意，不过如此。其棘刺花，乃是棘上所开花也，余无他义。今人烧枝取油涂垢发，使垢解。

龙脑

条中与图经所说各未尽，此物大通利关鬲热塞，其清香为百药之先，大人小儿风涎闭壅，及暴得惊热甚济用。然非常服之药，独行则势弱，佐使则有功，于茶亦相宜。多则掩茶气味，万物中香无出其右者。西方抹罗短吒国在南印度境，有羯布罗香，干如松株叶异，湿时无香，采干之后，折之中有香，状类云母，色如冰雪，此龙脑香也。盖西方亦有。

菴摩勒

余甘子也，解金石毒，为末作汤点服，佛经中所谓庵摩勒果者是此。盖西方亦有之。

紫鉚[1]音矿

① 矿的古字。

一名棘鍼。一名棘刺。按經如此甚明。諸家之意強生疑惑。今掠不取。求其經而可矣。其白棘乃是取其肥盛紫色。枝上有皴薄白膜先剝起者。故曰白棘。取白之意。不過如此。其棘刺花乃是棘上所開花也。餘無他義。今人燒枝取油塗垢髮。使垢解。

龍腦

條中與圖經所說各未盡。此物大通利關鬲熱塞。其清香爲百藥之先。大人小兒風涎閉壅。及暴得驚熱甚濟用。然非常服之藥。獨行則勢弱。佐使則有功。於茶亦相宜。多則掩茶氣味。萬物中香無出其右者。西方抹羅短吒國在南印度境。有羯布羅香。幹如松株葉異。濕時無香。採乾之後。折之中有香。狀類雲母。色如冰雪。此龍腦香也。蓋西方亦有。

菴摩勒

餘甘子也。解金石毒。爲末作湯點服。佛經中所謂菴摩勒果者是此。蓋西方亦有之。

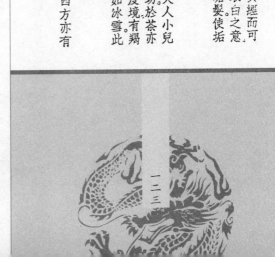

紫鉚 音礦

如糖霜。結於細枝上。累累然。紫黑色。研破則紅。今人用造綿烟脂。邇來亦難得。餘如經。

天竹黄

自是竹内所生。如黄土。着竹成片。涼心經。去風熱。作小兒藥尤宜。和緩故也。

天竺桂

與牡菌桂同。惟薄而已。

烏藥

和來氣少。走泄多。但不甚鋼猛。與沉香同磨作湯點。治胸腹冷氣。甚穩當。

沒藥

大概通滯血打撲損疼痛。皆以酒化服。血滯則氣壅淤。氣壅淤則經絡滿急。經絡滿急。故痛且腫。凡打撲着肌肉須腫脹者。經絡傷。氣血不行。壅淤故如是。

墨

松之煙也。世有以粟草灰僞爲者。不可用。須松烟墨方可入藥。然惟遠煙爲佳。今高麗國每貢墨於中國。不知用何物合和。不宜入藥。此蓋未達不敢嘗之義。又治

如糖霜，结于细枝上，累累然，紫黑色，研破则红。今人用造绵烟脂，迩亦难得。余如经。

天竹黄

自是竹内所生，如黄土，着竹成片，凉心经，去风热，作小儿药尤宜，和缓故也。

天竺桂

与牡菌桂同，惟薄而已。

乌药

和来气少，走泄多，但不甚钢猛。与沉香同磨作汤点，治胸腹冷气，甚稳当。

没药

大概通滞血打扑损疼痛，皆以酒化服，血滞则气壅淤，气壅淤则经络满急，经络满急，故痛且肿。凡打扑着肌肉须肿胀者，经络伤，气血不行，壅淤故如是。

墨

松之烟也，世有以粟草灰伪为者，不可用，须松烟墨方可入药，然惟远烟为佳。今高丽国每贡墨于中国，不知用何物合和，不宜入药。此盖未达不敢尝之义，又治

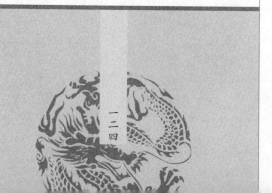

大吐血。好墨細末二錢。以白湯化阿膠清調稀稠得所。頓服。熱多者尤相宜。又鄜延界內有石油。燃之煙甚濃。其煤可爲墨。黑光如漆。松煙不及。其識文曰延川石液者。是不可入藥。當附於此。

大吐血，好墨细末二钱，以白汤化阿胶清调稀稠得所，顿服，热多者尤相宜。又鄜延界内有石油，燃之烟甚浓，其煤可为墨，黑光如漆，松烟不及。其识文曰：延川石液者，是不可入药。当附于此。

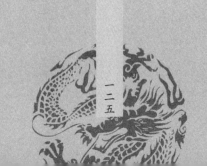

本草衍義

卷十五

石南葉

狀如枇杷葉之小者。但背無毛。光而不皺。正二月間開花。冬有二葉爲花苞。苞既開。中有十五餘花。大小如椿花。甚細碎。每一苞。約彈許大。成一毬。一花六葉。一朵有七八毬。淡白綠色。葉末微淡赤色。花既開。蘂滿花。但見蘂。不見花。花纔罷。去年綠葉盡脫落。漸生新葉。治腎衰脚弱最相宜。但京洛河北河東山東頗少。人以此故少用。湖南北江東西二浙甚多。故多用南實。今醫家絕不用。

蜀椒

須微炒使汗出。又須去附紅黃殼。去殼之法。先微炒。乘熱入竹筒中。以梗椿之播取。紅如未盡。更揀更椿。以盡爲度。凡用椒須如此。其中子謂之椒目。治盜汗尤功。將目微炒。搗爲極細末。用半錢匕。以生猪上唇煎湯一合調。臨睡服無不效。蓋椒

本草衍义

卷十五

石楠叶

狀如枇杷叶之小者，但背无毛，光而不皱。正二月间开花，冬有二叶为花苞，苞既开，中有十五余花，大小如椿花，甚细碎，每一苞，约弹许大，成一球。一花六叶，一朵有七八球，淡白绿色，叶末微淡赤色。花既开，蕊满花，但见蕊，不见花，花才罢。去年绿叶尽脱落，渐生新叶，治肾衰脚弱最相宜，但京洛、河北、河东、山东颇少，人以此故少用。湖南、北江、东西二浙甚多，故多用南实。今医家绝不用。

蜀椒

须微炒使汗出，又须去附红黄壳，去壳之法，先微炒，乘热入竹筒中，以梗椿之播取。红如未尽，更拣更椿，以尽为度。凡用椒须如此，其中子谓之椒目，治盗汗尤功。将目微炒，捣为极细末，用半钱匕，以生猪上唇煎汤一合调，临睡服无不效。盖椒

目能行水，又治水蛊。

莽草

今人呼为菵草，浓煎汤，淋渫皮肤麻痹。本经一名春草，诸家皆谓为草，今居木部，图经亦然。今世所用者，皆木叶也。如石楠枝梗干则皱，揉之其嗅如椒。《尔雅·释草》云：葞，春草。释曰：今莽草也，与本经合，今当具言之。石南条中陶隐居注云：似菵草，凌冬不凋，诚木无疑。

郁李仁

其子如御李子，至红熟堪啖，微涩，其仁汤去皮，研极烂，入生龙脑，点赤目。陕西甚多，根煎汤渫风蚛[①]牙。

鼠李

即牛李子也，木高七八尺，叶如李，但狭而不泽，子于条上四边生，熟则紫黑色。生则青，叶至秋则落，子尚在枝，是处皆有。故经不言所出处，今关陕及湖南江南北甚多，木皮与子两用。

栾华

---

① 蚛（zhòng 仲）：虫啮，被虫咬残。

目能行水。又治水蠱。

莽草

今人呼爲菵草。濃煎湯。淋渫皮膚麻痺。本經一名春草。諸家皆謂爲草。今居木部。圖經亦然。今世所用者。皆木葉也。如石楠枝梗乾則皺。揉之其嗅如椒。爾雅釋草云。葞、春草。釋曰。今莽草也。與本經合。今當具言之。石南條中陶隱居注云。似菵草。凌冬不凋。誠木無疑。

郁李仁

其子如御李子。至紅熟堪啗。微澀。其仁湯去皮。研極爛。入生龍腦。點赤目。陝西甚多。根煎湯。渫風蚛牙。

鼠李

即牛李子也。木高七八尺。葉如李。但狹而不澤。子於條上四邊生。熟則紫黑色。生則青。葉至秋則落。子尚在枝。是處皆有。故經不言所出處。今關陝及湖南江南北甚多。木皮與子兩用。

欒華

今長安山中亦有。其子卽謂之木欒子。攜至京都爲數珠。未見其入藥。

杉

其幹端直。大抵如松。冬不凋。但葉闊成枝。廬山有萬杉寺。卽此杉也。作屑煑汁。浸洗脚氣腫滿。今處處有。

楠材

今江南等路造船場皆此木也。緣木性堅。而善居水。久則多中空。爲白蟻所穴。

榧實

大如橄欖。殼色紫褐而脆。其中子有一重粗黑衣。其仁黃白色。嚼久漸甘美。五痔人常如果食之愈。過多則滑腸。

欅木皮

今人呼爲欅柳。然葉謂柳非柳。謂槐非槐。木最大者高五六十尺。合二三人抱。湖南北甚多。然亦下材也。不堪爲器用。嫩皮取以緣栲栳與箕脣。

白楊

陝西甚多。永耀間居人倚蓋。多此木也。然易生根。斫木時碎札入土卽下根。故易

今长安山中亦有，其子即谓之木栾子，携至京都为数珠，未见其入药。

杉

其干端直，大抵如松，冬不凋，但叶阔成枝。庐山有万杉寺，即此杉也。作屑煮汁，浸洗脚气肿满，今处处有。

楠材

今江南等路造船场皆此木也，缘木性坚，而善居水，久则多中空，为白蚁所穴。

榧实

大如橄榄，壳色紫褐而脆，其中子有一重粗黑衣，其仁黄白色，嚼久渐甘美。五痔人常如果食之愈，过多则滑肠。

榉木皮

今人呼为榉柳，然叶谓柳非柳，谓槐非槐，木最大者高五六十尺，合二三人抱。湖南北甚多，然亦下材也，不堪为器用，嫩皮取以缘栲栳与箕唇。

白杨

陕西甚多，永耀间居人倚盖，多此木也。然易生根，斫木时碎札入土即下根，故易

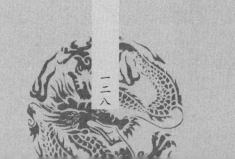

以繁植，非止墟墓间。于人家舍前后，及夹道往往植之，土地所宜尔。风才至，叶如大雨声，叶梗故如是。又谓无风自动，则无此事，尝官永耀间，熟见之。但风微时，当风迳者，其叶孤绝处则往往独摇，以其蒂细长，叶重大，微风虽过，故往来卒无已时，势使然也。其叶面青光背白，木身微白，故曰白杨，非如粉之白。

栾荆

即前所谓牡荆也，不合更立此条，况本经元无栾荆，已具蔓荆实条中。

紫荆木

春开紫花甚细碎，共作朵生，出无常处，或生于木身之上，或附根土之下，直出花，花罢叶出，光紧微圆，园圃间多植之。

钩藤

钩藤中空，二经不言之，长八九尺，或一二丈者，湖南北、江南、江西山中皆有。小人有以穴隙间致酒瓮中，盗取酒以气吸之，酒既出，涌涓不断。专治小儿惊热。

榼藤子

紫黑色微光，大一二寸圆褊，治五痔有功。烧成黑灰，微存性，米饮调服。人多剔去

以繁植。非止墟墓間。於人家舍前後。及夾道往往植之。土地所宜爾。風纔至。葉如大雨聲。葉梗故如是。又謂無風自動。則無此事。嘗官永耀間。熟見之。但風微時。當風逕者。其葉孤絕處則往往獨搖。以其蔕細長。葉重大。微風雖過。故往來卒無已時。勢使然也。其葉面青光背白。木身微白。故曰白楊。非如粉之白。

欒荆

即前所謂牡荆也。不合更立此條。況本經元無欒荆。已具蔓荆實條中。

紫荆木

春開紫花甚細碎。共作朵生。出無常處。或生於木身之上。或附根土之下。直出花。花罷葉出。光緊微圓。園圃間多植之。

鈎藤

鈎藤中空。二經不言之。長八九尺。或一二丈者。湖南北江南江西山中皆有。小人有以穴隙間致酒甕中。盜取酒以氣吸之。酒既出。涌涓不斷。專治小兒驚熱。

榼藤子

紫黑色微光。大一二寸圓褊。治五痔有功。燒成黑灰。微存性。米飲調服。人多剔去

肉。作藥瓢垂腰間。

皂莢

皂莢其子炒。舂去赤皮仁。將骨浸軟煮熟。以糖漬之可食。甚踈導五臟風熱壅。其莢不蚛肥者。微炙爲末一兩。入生白礬末半兩。膩粉半兩。風涎潮塞氣不通。水調嚾一二錢。但過咽則須吐涎。凡用白礬者。分隔下涎也。又暑中濕熱時。或久雨。合蒼朮燒。辟溫疫邪濕氣。

柳華

經曰味苦。即是初生有黄蘂者也。及其華乾。絮方出。又謂之柳絮。收之貼灸瘡及爲茵褥。絮之下連小黑子。因風而起。得水濕處便生。如地丁之類。多不因種植。於人家庭院中自然生出。蓋亦如柳絮兼子而飛。陳藏器之說是。然古人以絮爲花。陶隱居亦曰花隨風。狀如飛雪。誤矣。經中有實及子汁。諸家不解。今人亦不見用。釋氏謂柳爲尼俱律陀木。其子極細。如人妄因極小。妄果至大。是知小黑子得因風而起

桐葉

經注不指定是何桐。致難執用。今具四種桐。各有治療。條其狀列於後。一種白桐。

肉，作药瓢垂腰间。

皂荚

皂荚其子炒，舂去赤皮仁，将骨浸软煮熟，以糖渍之可食。甚疏导五脏风热壅，其荚不蚛肥者，微炙为末一两，入生白矾末半两，腻粉半两，风涎潮塞气不通，水调嚾一二钱。但过咽则须吐涎，凡用白矾者，分隔下涎也。又暑中湿热时，或久雨，合苍术烧，辟温疫邪湿气。

柳华

经曰味苦，即是初生有黄蕊者也，及其华干，絮方出。又谓之柳絮，收之贴灸疮及为茵褥。絮之下连小黑子，因风而起，得水湿处便生，如地丁之类，多不因种植，于人家庭院中自然生出。盖亦如柳絮兼子而飞，陈藏器之说是。然古人以絮为花，陶隐居亦曰花随风，状如飞雪，误矣。经中有实及子汁，诸家不解，今人亦不见用。释氏谓：柳为尼俱律陀木，其子极细，如人妄因极小，妄果至大，是知小黑子得因风而起。

桐叶

经注不指定是何桐，致难执用。今具四种桐，各有治疗，知其状列于后：一种白桐。

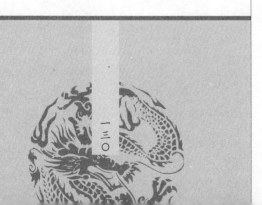

可斲[1]琴者，叶三杈，开白花，亦不结子。《药性论》云：皮能治五淋，沐发去头风、生发。一种荏桐，早春先开淡红花，状如豉子花，成筒子，子或作桐油。《日华子》云：桐油冷，微毒。一种梧桐，四月开淡黄小花，一如枣花，枝头出丝，堕地成油，沾渍衣履。五六月结桐子，今人收炒作果，动风气，此是月令清明之日桐始华者。一种岗桐无花，不中作琴，体重。

乌臼

叶如小杏叶，但微薄而绿色差淡，子八九月熟，初青后黑，分为三瓣，取子出油，燃灯及染发。

诃梨勒

气虚人亦宜，缓缓煨熟少服，此物虽涩肠，而又泄气，盖其味苦涩。

椿木华　椿樗

椿木华、椿樗皆臭，但一种有花结子，一种无花不实。世以无花不实木身大，其干端直者为椿。椿用木叶，其有花而荚，木身小干。多迂矮者为樗，樗用根叶荚。故曰未见椿上有荚者，惟樗木上有。又有樗鸡，故知古人命名曰不言椿鸡，而言樗鸡

① 斲（zhúo）：砍，削。

可斲琴者。葉三杈。開白花。亦不結子。藥性論云。皮能治五淋。沐髮去頭風生髮。一種荏桐。早春先開淡紅花。狀如豉子花。成筒子。子或作桐油。日華子云。桐油冷微毒。一種梧桐。四月開淡黃小花。一如棗花。枝頭出絲。墮地成油。霑漬衣履。五六月結桐子。今人收炒作果。動風氣。此是月令清明之日桐始華者。一種崗桐無花。不中作琴。體重。

烏臼

葉如小杏葉。但微薄而綠色差淡。子八九月熟。初青後黑。分爲三瓣。取子出油。燃燈及染髮。

訶黎勒

氣虛人亦宜。緩緩煨熟少服。此物雖澀腸。而又泄氣。蓋其味苦澀。

椿木華　椿樗

椿木華、椿樗皆臭。但一種有花結子。一種無花不實。世以無花不實木身大。其榦端直者爲椿。椿用木葉。其有花而莢。木身小榦。多迂矮者爲樗。樗用根葉莢。故曰未見椿上有莢者。惟樗木上有。又有樗雞。故知古人命名曰不言椿雞。而言樗雞

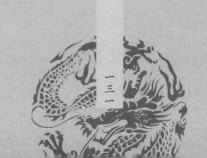

者。以顯有雞者爲樗。無雞者爲椿。其義甚明。用椿木葉。樗木根葉夾者。宜依此推窮。洛陽一女子年四十六七。躭飲無度。多食魚蟹。攝理之方蔑如也。後以飲啖過常。蓄毒在臟。日夜二三十謁。大便與膿血雜下。大腸連肛門痛不堪任。醫以止血痢藥不效。又以腸風藥則益甚。蓋腸風則有血而無膿。凡如此已半年餘。氣血漸弱。食漸減。肌肉漸瘦。稍服熱藥則腹愈痛。血愈下。服稍涼藥卽泄注。氣羸。粥愈減。服溫平藥則病不知。如此將暮歲。醫告術窮。垂命待盡。或有人教服人參散。病家亦不敢主。當謾與服之。纔一服知。二服減。二服膿血皆定。自此不十服其疾遂愈。後問其方云。治大腸風虛。飲酒過度。挾熱下痢膿血。疼痛多日不差。樗根白皮一兩。人參一兩爲末。每用二錢七。空心以溫酒調服。如不飲酒。以溫米飲代。忌油膩濕麪青菜果子甜物雞猪魚腥等。

胡椒

去胃中寒痰吐水。食已卽吐甚驗。過劑則走氣。大腸寒滑亦用。須各以他藥佐之。

橡實

櫟木子也。葉如栗葉。在處有。但堅而不堪充材。亦木之性也。山中以椿仁爲糧。然

者，以显有鸡者为樗，无鸡者为椿，其义甚明。用椿木叶，樗木根叶夹者，宜依此推穷。洛阳一女子年四十六七，耽饮无度，多食鱼蟹，摄理之方蔑如也。后以饮啖过常，蓄毒在脏，日夜二三十谒，大便与脓血杂下，大肠连肛门痛不堪任。医以止血痢药不效，又以肠风药则益甚。盖肠风则有血而无脓，凡如此已半年余。气血渐弱，食渐减，肌肉渐瘦，稍服热药则腹愈痛，血愈下。服稍凉药即泄注，气羸，粥愈减，服温平药则病不知，如此将暮岁。医告术穷，垂命待尽，或有人教服人参散，病家亦不敢主，当谩与服之。才一服知，二服减，二服脓血皆定。自此不十服其疾遂愈。后问其方云：治大肠风虚，饮酒过度，挟热下痢脓血，疼痛多日不差，樗根白皮一两，人参一两为末，每用二钱匕，空心以温酒调服，如不饮酒，以温米饮代。忌油腻、湿面、青菜、果子、甜物、鸡、猪、鱼腥等。

胡椒

去胃中寒痰吐水，食已即吐甚验。过剂则走气，大肠寒滑亦用，须各以他药佐之。

橡实

栎木子也，叶如栗叶，在处有，但坚而不堪充材，亦木之性也。山中以椿仁为粮。然

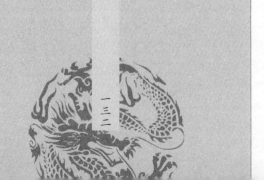

涩肠，木善为炭，他木皆不及。其壳堪染皂，若曾经雨水者其色淡，不若不经雨水者。槲亦有壳，但少而不及栎木所实者。

无石子

今人合他药染髭。

槲若

亦有斗，但不及栎木，虽坚而不堪充材，叶微炙炒，槐花减槲叶之半，同为末，米饮调服。治初得肠风及血痔热多者尤佳，亦堪为炭，但不及栎木。

黄药

亦治马心肺热有功。

无患子

今释子取以为念珠，出佛经，惟取紫红色小者佳。今入药绝少，西洛亦有之。

椰子

椰子开之，有汁如乳，极甘香，自别是一种气味。中又有一块瓤，形如瓜蒌，上有细垅起，亦白色但微虚纹，若妇人裙褶。其味亦如其汁，又着壳一重白肉剐取之。皆

澀腸。木善爲炭。他木皆不及。其殼堪染皂。若曾經雨水者其色淡。不若不經雨水者。槲亦有殼。但少而不及櫟木所實者。

無石子

今人合他藥染髭。

槲若

亦有斗。但不及櫟木。雖堅而不堪充材。葉微炙炒。槐花減槲葉之半。同爲末。米飲調服。治初得腸風及血痔熱多者尤佳。亦堪爲炭。但不及櫟木。

黃藥

亦治馬心肺熱有功。

無患子

今釋子取以爲念珠。出佛經。惟取紫紅色小者佳。今入藥絕少。西洛亦有之。

椰子

椰子開之。有汁如乳。極甘香。自别是一種氣味。中又有一塊瓤。形如瓜蔞。上有細壠起。亦白色但微虛紋。若婦人裙褶。其味亦如其汁。又着殼一重白肉剔取之。皆

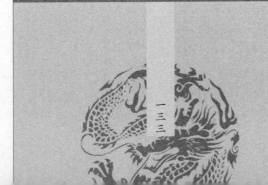

可與瓠糖煎爲果汁。色如白酒。其味如瓠。然謂之酒者。好事者當日強名之。取其殼爲酒器。如酒中有毒。則酒沸起。今人皆漆其裏。則全失用椰子之意。

樺木皮

燒爲黑灰。合他藥治肺風毒。及取皮上有紫黑花勻者。裹鞍弓鐙。

赤檉木

又謂之三春柳。以其一年三秀也。花肉紅色。成細穗。河西者戎人取滑枝爲鞭。京師亦甚多。

木鼈子

蔓生。歲一枯。葉如蒲桃。實如大栝樓。熟則紅黃色。微有刺。不能刺人。今荊南之南皆有之。九月十月熟。實中之子曰木鼈子。但根不死。春旋生苗。其子一頭尖者爲雄。凡植時須雌雄相合。麻縷纏定。及其生也。則去其雄者。方結實。

木槿

如小葵花。淡紅色。五葉成一花。朝開暮斂。花與枝兩用。湖南北人家多種植爲蘺障。餘如經。

可与瓠糖煎为果汁，色如白酒，其味如瓠。然谓之酒者，好事者当日强名之，取其壳为酒器，如酒中有毒，则酒沸起。今人皆漆其里，则全失用椰子之意。

桦木皮

烧为黑灰，合他药治肺风毒，及取皮上有紫黑花匀者，裹鞍弓镫。

赤柽木

又谓之三春柳，以其一年三秀也，花肉红色，成细穗，河西者戎人取滑枝为鞭。京师亦甚多。

木鳖子

蔓生，岁一枯，叶如蒲桃，实如大栝楼，熟则红黄色，微有刺，不能刺人。今荆南之南皆有之，九月、十月熟，实中之子曰木鳖子。但根不死，春旋生苗，其子一头尖者为雄。凡植时须雌雄相合，麻缕缠定，及其生也，则去其雄者，方结实。

木槿

如小葵花，淡红色，五叶成一花，朝开暮敛，花与枝两用，湖南北人家多种植为蓠障。余如经。

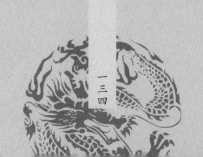

椶榈木

今人旋为器，皮烧为黑灰，治妇人血露及吐血，仍佐之他药，每岁剐取棕皮，不尔束死。花如鱼子，渫熟淹为果。

柘木

柘木里有纹，亦可旋为器。叶饲蚕，曰柘蚕。叶梗然不及桑叶，东行根及皮煮汁酿酒，治风虚耳聋有验。余如经。

椶櫚木

今人旋爲器。皮燒爲黑灰。治婦人血露及吐血。仍佐之他藥。每歲剮取椶皮。不爾束死。花如魚子。渫熟淹爲果。

柘木

柘木裏有紋。亦可旋爲器。葉飼蠶。曰柘蠶。葉梗然不及桑葉。東行根及皮煑汁釀酒。治風虛耳聾有驗。餘如經。

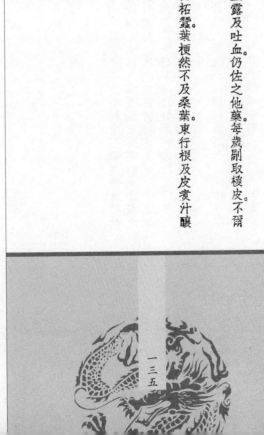

本草衍義

卷十六

髮髲

與亂髮自是兩等。髮髲味苦。即陳舊經年歲者。如橘皮皆橘也。而取其陳者。狼毒、麻黃、吳茱萸、半夏、枳實之類。皆須陳者。謂之六陳。入藥更良。敗蒲亦然。此用髲之義耳。今人謂之頭髲。其亂髮條中自無用髲之義。此二義甚明。亦不必如此過謂搜索。右以亂髮如雞子大。無油器中熬燋黑。就研爲末。以好酒一盞沃之。何首烏末二錢。同匀攪。候温嚾之。下咽過一二刻再嚾。治破傷風及沐髮中風極效。

人乳汁

人乳汁治目之功多。何也。人心生血。肝藏血。肝受血則能視。蓋水入於經。則其血乃成。又曰上則爲乳汁。下則爲月水。故知乳汁即血也。用以點眼。豈有不相宜者。血爲陰。故其性冷。藏寒人。如乳餅酪之類不可多食。雖曰牛羊乳。然亦不出乎陰

本草衍义

卷十六

发皮

与乱发自是两等，发皮味苦，即陈旧经年岁者，如橘皮皆橘也，而取其陈者。狼毒、麻黄、吴茱萸、半夏、枳实之类，皆须陈者，谓之六陈，入药更良。败蒲亦然，此用皮之义耳。今人谓之头皮，其乱发条中自无用皮之义，此二义甚明，亦不必如此过谓搜索。右以乱发如鸡子大，无油器中熬燋黑，就研为末，以好酒一盏沃之，何首乌末二钱，同匀搅，候温嚾之，下咽过一二刻再嚾。治破伤风及沐发中风极效。

人乳汁

人乳汁治目之功多，何也？人心生血，肝藏血，肝受血则能视。盖水入于经，则其血乃成。又曰上则为乳汁，下则为月水，故知乳汁即血也。用以点眼，岂有不相宜者。血为阴，故其性冷，藏寒人，如乳饼酪之类不可多食，虽曰牛羊乳，然亦不出乎阴

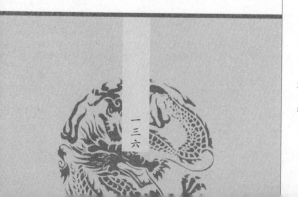

阳造化尔。西戎更以驼马乳为酥酪。老人患口疮不能食，饮人热乳良。

人屎

用干陈者为末，于阴地净黄土中作五六寸小坑，将末三两，匙于坑中，以新汲水调匀良久。俟澄清，与时行大热狂渴须水人饮之愈，今世俗谓之地清。然饮之勿极意，恐过多耳。又治一切痈疖热毒瘇，脓血未溃，疼痛不任，用干末麝香各半钱同研细，抄一豆大，津唾则疮心醋面钱子贴定，脓溃出去药。

人溺

须童男者，产后温一杯饮，压下败血恶物。有饮过七日者，过多恐久远血藏寒，令人发带病。气血虚无热者，尤不宜多服。此亦性寒，故治热劳方中亦用。

人指甲

治鼻衄，细细刮取，俟血稍定，去淤血，于所衄鼻中，搐之立愈。独不可备，则众人取之甚善，衄药并法最多，或效或不效。故须博采，以备道途田野中用。

龙骨

诸家之说，纷然不一，既不能指定，终是臆度。西京颖阳县民家，忽崖坏得龙骨一

陽造化爾。西戎更以駝馬乳爲酥酪。老人患口瘡不能食。飲人熱乳良。

人屎

用乾陳者爲末。於陰地淨黃土中作五六寸小坑。將末三兩。匙於坑中。以新汲水調勻良久。俟澄清。與時行大熱狂渴須水人飲之愈。今世俗謂之地清。然飲之勿極意。恐過多耳。又治一切癰癤熱毒瘇。膿血未潰。疼痛不任。用乾末麝香各半錢同研細。抄一豆大。津唾則瘡心醋麵錢子貼定。膿潰出去藥。

人溺

須童男者。產後溫一盃飲。壓下敗血惡物。有飲過七日者。過多恐久遠血藏寒。令人發帶病。氣血虛無熱者。尤不宜多服。此亦性寒。故治熱勞方中亦用。

人指甲

治鼻衄。細細刮取。俟血稍定。去淤血。於所衄鼻中。搐之立愈。獨不可備。則衆人取之甚善。衄藥并法最多。或效或不效。故須博採。以備道途田野中用。

龍骨

諸家之說。紛然不一。既不能指定。終是臆度。西京穎陽縣民家。忽崖壞得龍骨一

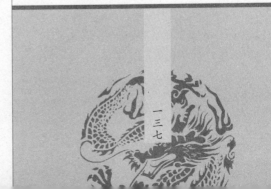

副。支體頭角悉具。不知其蛻也。其蟯也。若謂蛻蟯。則是有形之物。而又生不可得見。死方可見。謂其化也。則其形獨不能化。然西域記中所說甚詳。但未敢據憑。萬物所稟各異。造化不可盡知。莫可得而詳矣。孔子曰。君子有所不知。蓋闕如也。妄亂穿鑿。恐誤後學。治精滑及大腸滑。不可闕也。

牛黃

牛黃。亦有駱駝黃。皆西戎所出也。駱駝黃極易得。醫家當審别考而用之。為其形相亂也。黃牛黃輕鬆自然微香。以此為異。蓋又有犛貓牛黃。堅而不香。

麝

麝每糞時須聚於一所。人見其所聚糞。及有遺麝氣。遂為人獲。亦物之一病爾。此獵人云。餘如經。

象牙

取口兩邊各出一牙。下垂夾鼻者。非口內食齒。齒别入藥。今為象笏者是也。

醍醐

作酪時上一重凝者為酪面。酪面上其色如油者為醍醐。熬之即出。不可多得。極

副，支体头角悉具，不知其蜕也，其蛲也。若谓蜕蛲，则是有形之物，而又生不可得见，死方可见，谓其化也。则其形独不能化，然《西域记》中所说甚详，但未敢据凭。万物所禀各异，造化不可尽知，莫可得而详矣。孔子曰：君子有所不知，盖阙如也。妄乱穿凿，恐误后学。治精滑及大肠滑，不可阙也。

牛黄

牛黄，亦有骆驼黄，皆西戎所出也。骆驼黄极易得，医家当审别考而用之，为其形相乱也。黄牛黄轻松自然微香，以此为异，盖又有犛音猫牛黄，坚而不香。

麝

麝每粪时，须聚于一所，人见其所聚粪，及有遗麝气，遂为人获，亦物之一病尔。此猎人云，余如经。

象牙

取口两边，各出一牙，下垂夹鼻者，非口内食齿，齿别入药。今为象笏者是也。

醍醐

作酪时上一重凝者为酪面，酪面上其色如油者为醍醐，熬之即出，不可多得。极

甘美，虽如此，取之用处亦少，惟润养疮痂最相宜。

犀角

凡入药须乌色未经汤水浸煮者，故曰生犀。川犀及南犀纹皆细。乌犀尚有显纹者露，黄犀纹绝少，皆不及西番所出纹高雨（两）脚显也。物像黄外黑者为正透，物像黑外异黄者为倒透。盖以乌为正，以形像肖物者为佳。既曰通犀，又须纹头显黄黑分明透不脱有雨（两）脚滑润者为第一。鹿取茸，犀取尖，其精锐之力尽在是矣。犀角尖磨服为佳，若在汤散则屑之，西番者佳。

羚羊角

令皆取有挂痕者，陈藏器取耳边听之，集集鸣者良，亦强出此说，未尝遍试也。今将他角附耳，皆集集有声，不如有挂痕一说尽矣。然多伪为之，不可不察。

羖羊角

出陕西河东，谓之羖䍽羊，尤很健，毛最长而厚，此羊可入药，如要食，不如无角白大羊。本草不言者，亦有所遗尔。又同华之间，有卧沙细肋，其羊有角似羖羊，但低小，供馔在诸羊之上。张仲景治寒疝，用生姜羊肉汤服之无不验。又一妇人产当

甘美。雖如此。取之用處亦少。惟潤養瘡痂最相宜。

犀角

凡入藥須烏色未經湯水浸煑者。故曰生犀。川犀及南犀紋皆細。烏犀尙有顯紋者露。黃犀紋絕少。皆不及西番所出紋高雨脚顯也。物像黃外黑者爲正透。物像黑外黃者爲倒透。蓋以烏爲正。以形像肖物者爲佳。既曰通犀。又須紋頭顯黃黑分明透不脫有雨脚滑潤者爲第一。鹿取茸。犀取尖。其精銳之力盡在是矣。犀角尖磨服爲佳。若在湯散則屑之。西番者佳。

羚羊角

今皆取有掛痕者。陳藏器取耳邊聽之。集集鳴者良。亦強出此說。未嘗遍試也。今將他角附耳。皆集集有聲。不如有掛痕一說盡矣。然多僞爲之。不可不察。

羖羊角

出陝西河東。謂之羖䍽羊。尤很健。毛最長而厚。此羊可入藥。如要食。不如無角白大羊。本草不言者。亦有所遺爾。又同華之間有臥沙細肋。其羊有角似羖羊。但低小。供饌在諸羊之上。張仲景治寒疝用生薑羊肉湯服之無不驗。又一婦人產當

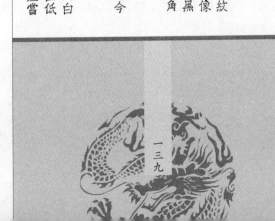

寒月。寒氣入產門。臍下脹滿。手不敢犯。此寒疝也。醫將治之以抵當湯謂其有瘀血。嘗教之曰非其治也。可服張仲景羊肉湯少減水。二服遂愈。

牛角䚡

此則黃牛角䚡。用尖燒為黑灰。微存性。治婦人血崩大便血及冷痢。又白水牛鼻。乾溼皆可用。治偏風口喎斜。以火炙熱。於不患處一邊熨之漸正。

犬膽

塗鉛如金色。又救生接元氣補虛損憊。黃狗脊骨一條。(去兩頭截為五七段帶肉些小用好硇砂一兩細研漿水二升入硇砂在漿水中攪勻浸骨三日後以炭火炙令黃色又入汁蘸候汁盡為度其狗骨已酥脆搗令極細後入諸藥)肉蓯蓉。(去沙薄切火焙乾)菟絲子。(酒浸二日曝乾)杜仲。(去麤皮)肉桂。(去皮麤上澀)附子。(炮去皮臍)鹿茸。(急燎去毛酥微炙黃色不可令燋)乾薑。(炮已上各一兩)蛇床子。(半兩微炒)陽起石。(半兩酒煑一日令數人不住手研一日)將前八味同杵羅為末。次入陽起石并狗骨末。用熟棗肉五兩。酥一兩。同和再搗千餘下。看硬軟。丸如小豆大。曬乾每日空心鹽湯下二十丸。

鹿茸

他獸肉多屬十二辰及八卦。昔黃帝立子丑等為十二辰以名月。又以名獸配十

寒月，寒气入产门，脐下胀满，手不敢犯，此寒疝也。医将治之以抵当汤谓其有瘀血，尝教之曰，非其治也，可服张仲景羊肉汤少减水，二服遂愈。

牛角䚡

此则黄牛角䚡，用尖烧为黑灰，微存性，治妇人血崩大便血及冷痢。又白水牛鼻，干湿皆可用，治偏风口㖞斜，以火炙热，于不患处一边熨之渐正。

犬胆

涂铅如金色，又救生接元气补虚损惫，黄狗脊骨一条去两头截为五七段，带肉些小用好钢砂一两，细研浆水二升，入钢砂在浆水中搅匀，浸骨三日后以炭火炙令黄色，又入汁蘸候汁尽为度，其狗骨已酥脆，捣令极细后，入诸药，肉苁蓉去沙薄切，火焙干，菟丝子酒浸二日，曝干杜仲去粗皮，肉桂，去皮粗上涩，附子炮去皮脐，鹿茸急燎去毛，酥微炙黄色，不可令燋，干姜炮，已上各一两，蛇床子半两，微炒，阳起石半两，酒煮，一日，令数人不住手研一日，将前八味同杵罗为末，次入阳起石并狗骨末，用熟枣肉五两，酥一两，同和再捣千余下，看硬软，丸如小豆大。晒干每日空心盐汤下二十丸。

鹿茸

他兽肉多属十二辰及八卦，昔黄帝立子丑等为十二辰以名月，又以名兽配十

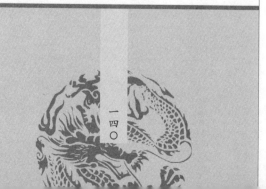

二辰属。故麞鹿肉为肉中第一者，避十二辰也。味亦胜他肉，三祀皆以鹿腊，其义如此。茸最难得，不破及不出却血者。盖其力尽在血中，猎时多有损伤故也。茸上毛先薄以酥涂匀，于烈焰中急灼之，若不先以酥涂，恐火焰伤茸，俟毛净微炙入药。今人亦能将麻茸伪为之，不可不察也。头亦可酿酒，然须作浆时稍益葱椒。角为胶别有法，按月令冬至一阳生，麋角解；夏至一阴生，鹿角解。各逐阴阳分合，如此解落，今人用麋鹿茸作一种，殆疏矣。凡麋鹿角自生至坚完，无两月之久，大者二十余斤，其坚如石，计一昼夜须生数两。凡骨之类，成长无速于此。虽草木至易生，亦无能及之。岂可与凡骨血为比。麋茸利补阳，鹿茸利补阴，凡用茸无须太嫩，唯长四五寸。茸端如马碯红者最。性须佐以他药则有功。

虎骨

头胫与脊骨入药，肉微咸。陈藏器所注乙骨之事，反射之目光堕地如白石之说，必得之于人，终不免其所诬也。人或问曰：风从虎何也？风木也，虎金也。木受金制，焉得不从。故呼啸则风生，自然之道也。所以治风挛急，屈伸不得，走疰癫疾，惊痫骨节风毒等，乃此义耳。

二辰屬。故麞鹿肉爲肉中第一者。避十二辰也。味亦勝他肉。三祀皆以鹿腊。其義如此。茸最難得不破及不出却血者。蓋其力盡在血中。獵時多有損傷故也。茸上毛先薄以酥塗勻。於烈燄中急灼之。若不先以酥塗。恐火燄傷茸。俟毛淨微炙入藥。今人亦能將麻茸僞爲之。不可不察也。頭亦可釀酒。然須作漿時稍益葱椒。角爲膠別有法。按月令冬至一陽生。麋角解。夏至一陰生。鹿角解。各逐陰陽分合。如此解落。今人用麋鹿茸作一種。殆踈矣。凡麋鹿角自生至堅完。無兩月之久。大者二十餘斤。其堅如石。計一晝夜須生數兩。凡骨之類。成長無速於此。雖草木至易生。亦無能及之。豈可與凡骨血爲比。麋茸利補陽。鹿茸利補陰。凡用茸無須太嫩。唯長四五寸。茸端如馬瑙紅者最。性須佐以他藥則有功。

虎骨

頭脛與脊骨入藥。肉微鹹。陳藏器所注乙骨之事。反射之目光墮地如白石之說。必得之於人。終不免其所誣也。人或問曰。風從虎何也。風木也。虎金也。木受金制。爲得不從。故呼嘯則風生。自然之道也。所以治風攣急屈伸不得。走疰癲疾。驚癇骨節風毒等。乃此義耳。

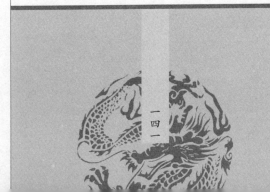

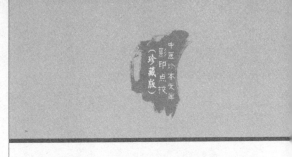

豹肉

毛赤黄。其紋黑如錢而中空。比比相次。此獸猛捷過虎。故能安五藏。補絕傷輕身。又有土豹。毛更無紋。色亦不赤。其形亦小。此各自有種。非能變爲虎也。聖人假喻而已。恐醫家未喻。故書之。

狸骨

形類貓。其紋有二。一如連錢者。一如虎紋者。此二色狸。皆可入藥。其肉味與狐不相遠。江西一種牛尾狸。其尾如牛。人多糟食。未聞入藥。孟詵云。骨理痔病作羹臛食之。然則骨如何作羹臛。臛音郝肉羹也 炙骨和麝香雄黃爲丸服。治痔及瘻瘡甚效。

兔

有白毛者。全得金之氣也。入藥尤功。餘兔至秋深時則可食。金氣全也。纔至春夏其味變。取四脚肘後毛爲逐食飼鵰鷹。至次日吐出。其意欲腹中逐盡脂肥。使饑急捕逐速爾。然作醬必使五味。既患豌豆瘡。又食此。則發毒太甚。恐斑爛損人。

鼺鼠

經中不言性味。惟是於難產通用藥中云鼺音羸鼠微溫。毛赤黑色長尾。人捕得取

豹肉

毛赤黄，其纹黑如钱而中空，比比相次，此兽猛捷过虎。故能安五藏，补绝伤轻身。又有土豹，毛更无纹，色亦不赤，其形亦小，此各自有种，非能变为虎也。圣人假喻而已，恐医家未喻，故书之。

狸骨

形类猫，其纹有二：一如连钱者；一如虎纹者。此二色狸，皆可入药，其肉味与狐不相远。江西一种牛尾狸，其尾如牛，人多糟食，未闻入药。孟诜云：骨理痔病作羹臛食之，然则骨如何作羹臛，音郝肉羹也，炙骨和麝香、雄黄为丸服，治痔及瘘疮甚效。

兔

有白毛者，全得金之气也，入药尤功，余兔至秋深时则可食，金气全也。才至春夏其味变，取四脚肘后毛为逐食饲雕鹰。至次日吐出，其意欲腹中逐尽脂肥，使饥急捕逐速尔，然作酱必使五味。既患豌豆疮，又食此，则发毒太甚，恐斑烂损人。

鼺鼠

经中不言性味，惟是于难产通用药中云鼺，音羸，鼠微温，毛赤黑色长尾，人捕得取

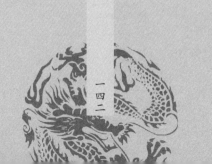

皮为暖帽，但向下飞则可，亦不能致远。今关西山中甚有毛极密，人谓之飞生者是也。注中又引水马，首如马，身如虾背伛偻，身有竹节纹，长二三寸，今谓之海马。

鼹鼠

鼹，鼠也，其毛色如鼠，今京畿田中甚多，脚绝短，但能行，尾长寸许，目极小，项尤短，兼易掘取，或安竹弓射之。用以饲鹰，陶不合更引今诸山林中大如水牛，形似猪，灰赤色者也。设使是鼠，则孰能见其溺精成鼠也，陶如此轻信，但真醇之士，不以无稽之言为妄矣。今经云在土中行，则鼢鼠无疑。

獭

四足俱短，头与身尾皆褊，毛色若故紫帛，大者身与尾长三尺余，食鱼居水中，出水亦不死，亦能休于大木上。世谓之水獭，尝縻置大水瓮中，于其间旋转如风，水谓之成旋垅起，四面高，中心凹下，观者骇目。皮，西戎将以饰毳服领袖，问之云：垢不着。如风霾翳目，即就袖口饰目中即出。又毛端果不着尘，亦一异也。又本草叙例言獭胆分杯，尝试之不验，惟涂于盏唇，但使酒稍高于盏面，分杯之事亦古今传误言也，不可不正之。肝用之有验。

皮爲煖帽。但向下飛則可。亦不能致遠。今關西山中甚有毛極密。人謂之飛生者是也。注中又引水馬首如馬。身如蝦背傴僂。身有竹節紋。長二三寸。今謂之海馬。

鼹鼠

鼹、鼠也。其毛色如鼠。今京畿田中甚多。脚絕短。但能行。尾長寸許。目極小。項尤短。兼易掘取。或安竹弓射之。用以飼鷹。陶不合更引今諸山林中大如水牛。形似猪。灰赤色者也。設使是鼠。則孰能見其溺精成鼠也。陶如此輕信。但真醇之士。不以無稽之言爲妄矣。今經云在土中行。則鼢鼠無疑。

獺

四足俱短。頭與身尾皆褊。毛色若故紫帛。大者身與尾長三尺餘。食魚居水中出水亦不死。亦能休於大木上。世謂之水獺。嘗縻置大水甕中。於其間旋轉如風。水謂之成旋壠起。四面高。中心凹下。觀者駭目。皮西戎將以飾毳服領袖。問之云。垢不着。如風霾翳目。即就袖口飾目中即出。又毛端果不着塵。亦一異也。又本草敘例言獺膽分盃。嘗試之不驗。惟塗於盞脣。但使酒稍高于盞面。分盃之事亦古今傳誤言也。不可不正之。肝用之有驗。

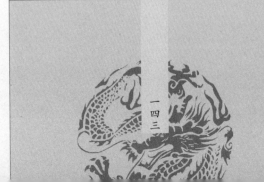

狐

今用肝治風。皮兼毛用爲裘者是也。此獸多疑。極審聽。人智出之。以多疑審聽。而捕取。捕者多用罝。

貒

貒肥矮。毛微灰色。頭連脊毛一道黑。嘴尖黑。尾短闊。蒸食之極美。貉形如小狐。毛黃褐色。野獸中貒肉最甘美。仍益瘦人。

野猪

野猪黃在膽中。治小兒諸癇疾。京西界野猪甚多。形如家猪。但腹小脚長。毛色褐。作羣行。獵人惟敢射最後者。射中前奔者。則羣猪散走傷人。肉色赤如馬肉。其味甘。肉復軟。微動風。黃不常有。間得之。世亦少用。食之尚勝家猪。

驢肉

食之動風。脂肥尤甚。屢試屢驗。日華子以謂止風狂。治一切風。未可憑也。煎膠用皮者。取其發散皮膚之外也。仍須烏者。用烏之意。如用烏雞子、烏蛇、烏鴉之類。其物雖治風。然更取其水色。蓋以治其熱則生風之義。

狐

今用肝治风，皮兼毛用为裘者是也。此兽多疑，极审听，人智出之，以多疑审听，而捕取，捕者多用罝。

貒

貒肥矮，毛微灰色，头连脊毛一道黑，嘴尖黑，尾短阔，蒸食之极美。貉形如小狐，毛黄褐色，野兽中貒肉最甘美，仍益瘦人。

野猪

野猪黄在胆中，治小儿诸痫疾。京西界野猪甚多，形如家猪，但腹小脚长，毛色褐，作群行，猎人惟敢射最后者。射中前奔者，则群猪散走伤人，肉色赤如马肉，其味甘，肉复软，微动风，黄不常有，间得之。世亦少用，食之尚胜家猪。

驴肉

食之动风，脂肥尤甚，屡试屡验。《日华子》以谓止风狂，治一切风，未可凭也。煎胶用皮者，取其发散皮肤之外也。仍须乌者，用乌之意，如用乌鸡子、乌蛇、乌鸦之类。其物虽治风，然更取其水色，盖以治其热则生风之义。

腽肭脐

今出登莱州，《药性论》以谓是海内狗外肾，《日华子》又谓之兽，今观其状，非狗非兽，亦非鱼也。但前却似兽，尾即鱼，其身有短密淡青白毛，腹胁下全白，仍相间于淡青白毛上，有深青黑点，久则色复淡，皮厚且韧如牛皮，边将多取以饰鞍鞯。其脐治脐腹积冷，精衰，脾肾劳极有功，不待别试也。似狐长尾之说，盖今人多不识麂獐之属。又小于獐，但口两边有长牙，好斗，则用其牙皮为第一，无出其右者。然多牙伤痕，四方皆有，山深处则颇多，其声如击破钹。

野驼

生西北界等处，家生者峰蹄最精，人多煮熟糟啖，粪为干末，搐鼻中治鼻衄。此西番多用，尝进贡，于彼屡见之。

败鼓皮

黄牛皮为胜，今不言是何皮，盖亦以驴马皮为之者。唐韩退之所谓牛溲马勃，败鼓之皮，俱收并蓄。待用无遗者，今用处少尔，尤好煎胶，专用牛皮，始可入药。

丹雄鸡

腽肭臍

今出登萊州。藥性論以謂是海內狗外腎。日華子又謂之獸。今觀其狀。非狗非獸。亦非魚也。但前即似獸。尾即魚。其身有短密淡青白毛。腹脅下全白。仍相間於淡青白毛上。有深青黑點。久則色復淡。皮厚且韌如牛皮。邊將多取以飾鞍韉。其臍治臍腹積冷。精衰。脾腎勞極有功。不待別試也。似狐長尾之說。蓋今人多不識麂獐之屬。又小於獐。但口兩邊有長牙。好鬬。則用其牙皮爲第一。無出其右者。然多牙傷痕。四方皆有。山深處則頗多。其聲如擊破鈸。

野駝

生西北界等處。家生者峰蹄最精。人多煑熟糟啖。糞爲乾末。搐鼻中治鼻衄。此西番多用。嘗進貢。於彼屢見之。

敗鼓皮

黃牛皮爲勝。今不言是何皮。蓋亦以驢馬皮爲之者。唐韓退之所謂牛溲馬勃。敗鼓之皮。俱收並蓄。待用無遺者。今用處少爾。尤好煎膠。專用牛皮。始可入藥。

丹雄雞

今言赤雞者是也。蓋以毛色言之。巽爲雞爲風。雞鳴於五更者。日將至巽位。感動其氣而鳴也。體有風。人故不可食。經所著其用甚備。產後血暈。身痓直。帶眼口角與目外眵向上牽急。不知人。取子一枚去殼分清。以荆芥末二錢。調服遂安。仍依次調治。若無他疾。則不須。功甚敏捷。烏雞子尤善。經注皆不言雞發風。今體有風。人食之無不發作。爲雞爲巽。信可驗矣。食雞者當謹。

鶩肪

陶隱居云鶩音牧即是鴨。然有家鴨。有野鴨。陳藏器本草曰尸子云。野鴨爲鳧。家鴨爲鶩。蜀本注云爾雅云野鳧、鶩。注云鴨也。如此則鳧鶩皆是鴨也。又云本經用鶩肺。即家鴨也。如此所說各不同。其義不定。又按唐王勃滕王閣記云。落霞與孤鶩齊飛。則明知鶩爲野鴨也。勃、唐之名儒。必有所據。故知鶩爲野鴨明矣。

鴈肪

人多不食者。謂其知陰陽之升降。分長少之行序。世或謂之天厭。亦道家之一說爾。食之則治諸風。唐本注曰。鴈爲陽鳥。其義未盡。茲蓋得中和之氣。熱則即北。寒則即南。以就和氣。所以爲禮幣者。一以取其信。二取其和。

今言赤鸡者是也，盖以毛色言之，巽为鸡为风。鸡鸣于五更者，日将至巽位，感动其气而鸣也。体有风，人故不可食，经所著其用甚备。产后血晕，身痓直，带眼口角与目外眵向上牵急，不知人。取子一枚去壳分清，以荆芥末二钱，调服遂安，仍依次调治。若无他疾，则不须，功甚敏捷，乌鸡子尤善。经注皆不言鸡发风，今体有风，人食之无不发作，为鸡为巽，信可验矣。食鸡者当谨。

鹜肪

陶隐居云：鹜音牧，即是鸭，然有家鸭，有野鸭。陈藏器本草曰：尸子云，野鸭为凫，家鸭为鹜。蜀本注云：《尔雅》云：野凫、鹜，注云鸭也。如此则凫、鹜皆是鸭也。又云：本经用鹜肺，即家鸭也，如此所说各不同，其义不定。又按唐王勃《滕王阁记》云：落霞与孤鹜齐飞，则明知鹜为野鸭也。勃、唐之名儒，必有所据，故知鹜为野鸭明矣。

雁肪

人多不食者，谓其知阴阳之升降，分长少之行序，世或谓之天厌，亦道家之一说尔。食之则治诸风，唐本注曰：雁为阳鸟，其义未尽，兹盖得中和之气，热则即北，寒则即南，以就和气。所以为礼币者，一以取其信，二取其和。

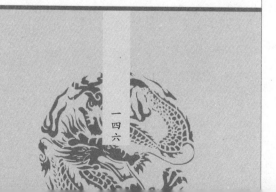

鹧鸪

鹧鸪，郑谷所谓相呼相应湘天阔者，南方专充庖。然治瘴及菌毒甚效，余悉如经。

雉

其飞若矢，一往而堕，故今人取其尾置船车上，意欲如此快速也。汉吕太后名雉，高祖字之曰野鸡，其实即鸡属也。食之所损多，所益少。

鹰屎白

鹰屎白，兼他药用之，作溃虚积药，治小儿奶癖。黄鹰粪白一钱，蜜陀僧一两，舶上硫黄一分，丁香廿一个，右为末，每服一字，三岁已上半钱，用乳汁或白面汤调下，并不转泻。一复时取下青黑物，后服补药。醋石榴皮半两，炙黑色，伊祁一分，木香一分，麝香半钱，同为末，每服一字。温薄酒调下，并吃二服。凡小儿胁下硬如一物，乃是癖气，俗谓之奶脾，只服温脾化积气丸子，药不可取，转无不愈也，取之多失。

雀卵

孟诜云：肉十月已后正月已前食之，此盖取其阴阳静定，未决泄之义，卵亦取第一番者。

鷓鴣

鷓鴣、鄭谷所謂相呼相應湘天闊者。南方專充庖。然治瘴及菌毒甚效。餘悉如經。

雉

其飛若矢。一往而墮。故今人取其尾置船車上。意欲如此快速也。漢呂太后名雉。高祖字之曰野雞。其實卽雞屬也。食之所損多。所益少。

鷹屎白

鷹屎白、兼他藥用之。作潰虛積藥。治小兒嬭癖。黄鷹糞白一錢。蜜陀僧一兩。舶上硫黄一分。丁香廿一箇。右爲末。每服一字。三歲已上半錢。用乳汁或白麵湯調下。並不轉瀉。一復時取下青黑物。後服補藥。醋石榴皮半兩。炙黑色。伊祁一分。木香一分。麝香半錢。同爲末。每服一字。溫薄酒調下。併喫二服。凡小兒脇下硬如一物。乃是癖氣。俗謂之嬭脾。只服溫脾化積氣丸子。藥不可取。轉無不愈也。取之多失。

雀卵

孟詵云。肉十月已後正月已前食之。此蓋取其陰陽靜定。未決泄之義。卵亦取第一番者。

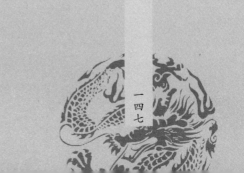

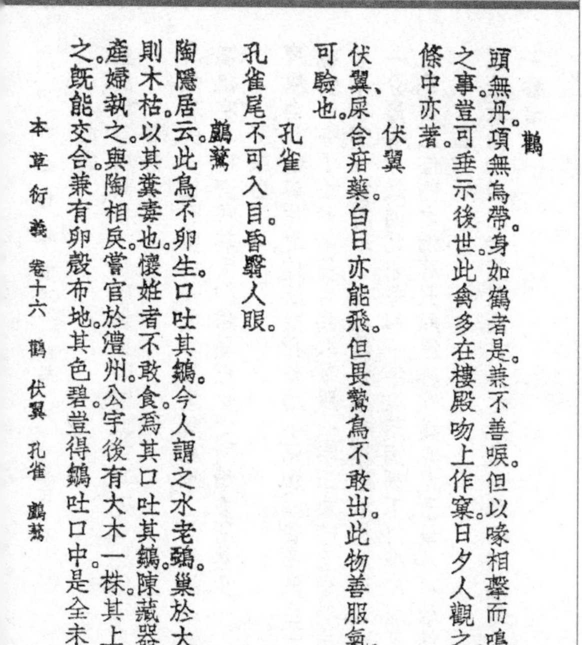

鶴

頭無丹。項無烏帶。身如鶴者是。兼不善唳。但以喙相擊而鳴。作池養魚蛇以哺子之事。豈可垂示後世。此禽多在樓殿吻上作窠。日夕人觀之。故知其未審耳。礜石條中亦著。

伏翼

伏翼。屎合疳藥。白日亦能飛。但畏鷙鳥不敢出。此物善服氣。故能壽。冬月不食。亦可驗也。

孔雀

孔雀尾不可入目。昏翳人眼。

鸕鷀

陶隱居云。此鳥不卵生。口吐其鶵。今人謂之水老鴉。巢於大木。羣集。宿處有常。久則木枯。以其糞毒也。懷姙者不敢食。爲其口吐其鶵。陳藏器復云。使易產。臨時令產婦執之。與陶相戾。嘗官於澧州。公宇後有大木一株。其上有三四十巢。日夕觀之。既能交合。兼有卵殼布地。其色碧。豈得鶵吐口中。是全未考尋。可見當日聽人

鹳

头无丹，项无乌带，身如鹤者是，兼不善唳，但以喙相击而鸣，作池养鱼蛇以哺子之事，岂可垂示后世。此禽多在楼殿吻上作窠，日夕人观之，故知其未审耳。矾石条中亦著。

伏翼

伏翼，屎合疳药，白日亦能飞，但畏鸷鸟不敢出，此物善服气，故能寿。冬月不食，亦可验也。

孔雀

孔雀尾不可入目，昏翳人眼。

鸬鹚

陶隐居云：此鸟不卵生，口吐其鶵[①]，今人谓之水老鸦，巢于大木，群集，宿处有常，久则木枯，以其粪毒也。怀妊者不敢食，为其口吐其鶵。陈藏器复云：使易产，临时令产妇执之，与陶相戾。尝官于澧州，公宇后有大木一株，其上有三四十巢，日夕观之，既能交合，兼有卵壳布地，其色碧，岂得鶵吐口中。是全未考寻，可见当日听人

---

① 鶵：同雏。

之误言也。

白鸽

白鸽，其毛羽色于禽中品第最多。野鸽粪一两炒微焦，麝香别研，吴白术各一分，赤芍药、青木香各半两，柴胡三分，延胡索一两，炒赤色，去薄皮。七物同为末，温无灰酒空心调一钱服，治带下排脓，候脓尽即止。后服仍以他药补血脏。

斑鷦

斑鷦，斑鸠也。尝养之数年，并不见春秋分化，有有斑者，有无斑者，有灰色者，有小者，有大者。久病虚损人食之补气，虽有此数，其用即一也。

鹑

鹑有雌雄，从卵生，何言化生。其说甚容易，尝于田野屡得其卵，初生谓之罗鹑，至初秋谓之旦秋，中秋已后谓之白唐，然一物四名，当悉书之。小儿患疳及下痢五色，旦旦食之有效。

之誤言也。

白鴿

白鴿、其毛羽色於禽中品第最多。野鴿糞一兩炒微焦。麝香別研。吳白朮各一分。赤芍藥、青木香各半兩。柴胡三分。延胡索一兩。炒赤色。去薄皮。七物同爲末。溫無灰酒空心調一錢服。治帶下排膿。候膿盡即止。後服仍以他藥補血臟。

斑鷦

斑鷦、斑鳩也。嘗養之數年。並不見春秋分化。有有斑者。有無斑者。有灰色者。有小者。有大者。久病虛損人食之補氣。雖有此數。其用即一也。

鶉

鶉有雌雄。從卵生。何言化生。其說甚容易。嘗於田野屢得其卵。初生謂之羅鶉。至初秋謂之旦秋。中秋已後謂之白唐。然一物四名。當悉書之。小兒患疳及下痢五色。旦旦食之有效。

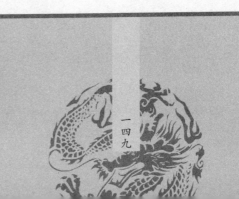

中医珍本文库影印点校（珍藏版）

本草衍義

卷十七

石蜜

嘉祐本草石蜜收蟲魚部中。又見果部。新𦍒取蘇恭說。直將石字不用。石蜜既自有本條。煎煉亦自有法。今人謂之乳糖。則蟲部石蜜自是差誤。不當更言石蜜也。本經以謂白如膏者良。由是知石蜜字乃白蜜字無疑。去古既遠。亦文字傳寫之誤。故今人尚言白沙蜜。蓋經久則陳白而沙。新收者惟稀而黃。次條蜜蠟。故須別立目。蓋是蜜之房。攻治亦別。至如白蠟。又附于蜜蠟之下。此又誤矣本是續上文敘蜜蠟之用。又注所出州土。不當更分之爲二。何者。白蠟本條中蓋不言性味。止是言其色白爾。既有黃白二色。今止言白蠟。是取蠟之精英者。其黃蠟直置而不言。黃則蠟陳。白則蠟新。亦是蜜取陳。蠟取新也。唐注云。除蜜字爲佳。今詳之蜜字不可除。除之即不顯蠟自何處來。山蜜多石中或古木中有。經二三年或一得而

本草衍义

卷十七

石蜜

嘉祐本草，石蜜收虫鱼部中，又见果部，新𦍒取苏恭说，直将石字不用。石蜜既自有本条，煎炼亦自有法，今人谓之乳糖，则虫部石蜜，自是差误，不当更言石蜜也。本经以谓白如膏者良，由是知石蜜字，乃白蜜字无疑。去古既远，亦文字传写之误，故今人尚言白沙蜜。盖经久则陈白而沙，新收者惟稀而黄，次条蜜蜡，故须别立目。盖是蜜之房，攻治亦别。至如白蜡，又附于蜜蜡之下，此又误矣。本是续上文叙蜜蜡之用，又注所出州土，不当更分之为二，何者？白蜡本条中盖不言性味，止是言其色白尔，既有黄白二色，今止言白蜡，是取蜡之精英者。其黄蜡直置而不言，黄则蜡陈，白则蜡新，亦是蜜取陈，蜡取新也。唐注云：除蜜字为佳，今详之蜜字不可除，除之即不显蜡自何处来，山蜜多石中或古木中有，经二三年或一得而

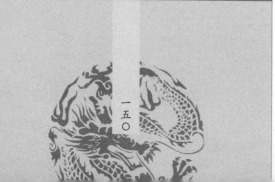

取之。气味醇厚，人家窠檻中蓄养者，则一岁春秋二取之。取之既数，则蜜居房中日少，气味不足，所以不逮陈白者日月足也。虽收之才过夏，亦酸坏，若龛于井中近水处则免。汤火伤涂之痛止，仍捣薤白相和，虽无毒，多食亦生诸风。

牡蛎

须烧为粉用，兼以麻黄根等分同捣，研为极细末粉，盗汗及阴汗，本方使生者，则自从本方左顾，经中本不言，止从陶隐居说。其《酉阳杂俎》已言，牡蛎言牡非为雄也，且如牡丹，岂可更有牝丹也。今则合于地，人面向午位，以牡蛎顶向子视之口，口在左者为左顾，此物于无目如此，焉得更有顾盼也。

桑螵蛸

自采者真，市中所售者，恐不得尽皆桑中者。《蜀本图经》：浸炮之法，不若略蒸过为佳。邻家有一男子，小便日数十次，如稠米泔，色亦白，心神恍惚，瘦瘁食减，以女劳得之。令服此桑螵蛸散，未终一剂而愈。安神魂，定心志，治健忘，小便数，补心气。桑螵蛸、远志、菖蒲、龙骨、人参、茯神、当归、龟甲醋炙。已上各一两为末，夜卧人参汤调下二钱。如无桑上者，即用余者，仍须以炙桑白皮佐之，量多少可也。盖桑白皮行

取之。氣味醇厚。人家窠檻中蓄養者。則一歲春秋二取之。取之既數。則蜜居房中日少。氣味不足。所以不逮陳白者日月足也。雖收之纔過夏。亦酸壞。若龕於井中近水處則免。湯火傷塗之痛止。仍搗薤白相和。雖無毒。多食亦生諸風。

牡蠣

須燒爲粉用。兼以麻黄根等分同擣。研爲極細末粉。盜汗及陰汗。本方使生者。則自從本方左顧。經中本不言。止從陶隱居說。其酉陽雜俎已言。牡蠣言牡非爲雄也。且如牡丹。豈可更有牝丹也。今則合於地。人面向午位。以牡蠣頂向子視之口。口在左者爲左顧。此物於無目如此。焉得更有顧盼也。

桑螵蛸

自採者真。市中所售者。恐不得盡皆桑中者。蜀本圖經。浸炮之法。不若略蒸過爲佳。隣家有一男子。小便日數十次。如稠米泔。色亦白。心神恍惚。瘦瘁食減。以女勞得之。令服此桑螵蛸散。未終一劑而愈。安神魂。定心志。治健忘。小便數。補心氣。桑螵蛸、遠志、菖蒲、龍骨、人參、茯神、當歸、龜甲醋炙。已上各一兩爲末。夜臥人參湯調下二錢。如無桑上者。即用餘者。仍須以炙桑白皮佐之。量多少可也。蓋桑白皮行

水。意以接螵蛸就腎。經用桑螵蛸之意如此。然治男女虛損、益精、陰痿、夢失精、遺溺、疝瘕、小便白濁、腎衰不可闕也。

海蛤　文蛤

陳藏器所説是今海中無雁。豈有食蛤糞出者。若蛤殼中有肉時。尚可食。肉既無。焉得更有糞。中過數多者。必爲其皆無廉稜。乃有是説。殊不知風浪日夕淘汰。故如是。治傷寒汗不溜。搐却手脚。海蛤、川烏頭各一兩。川山甲二兩爲末。酒糊爲丸。大一寸許。捏褊置所患足心下。擘葱白蓋藥。以帛纏定。於暖室中取熱水浸脚至膝上。久則水溫。又添熱水。候遍身汗出爲度。凡一二日一次。浸脚以知爲度。

石決明

經云味鹹即是肉也。人採肉以供饌。及乾致都下北人。遂爲珍味。肉與殼兩可用。方家宜審用之。然皆治目。殼研水飛點磨外障瞖。登萊州甚多。

真珠

小兒驚熱藥中多用。河北塘濼中亦有。圍及寸者色多微紅。珠母與廉州珠母不相類。但清水急流處。其色光白。水濁及不流處。其色暗。餘如經。

水，意以接螵蛸就肾，经用桑螵蛸之意如此。然治男女虚损、益精、阴痿、梦失精、遗溺、疝瘕、小便白浊、肾衰，不可阙也。

海蛤　文蛤

陈藏器所说是今海中无雁，岂有食蛤粪出者。若蛤壳中有肉时，尚可食，肉既无，焉得更有粪，中过数多者，必为其皆无廉棱，乃有是说。殊不知风浪日夕淘汰，故如是。治伤寒汗不溜，搐却手脚，海蛤、川乌头各一两，川山甲二两为末，酒糊为丸，大一寸许，捏褊置所患足心下，擘葱白盖药，以帛缠定，于暖室中取热水浸脚至膝上，久则水温，又添热水。候遍身汗出为度，凡一二日一次，浸脚以和为度。

石决明

经云：味咸即是肉也，人采肉以供馔，及干致都下北人，遂为珍味，肉与壳两可用。方家宜审用之，然皆治目，壳研水飞点磨外障瞖。登莱州甚多。

真珠

小儿惊热药中多用，河北塘泺中亦有，围及寸者色多微红，珠母与廉州珠母不相类。但清水急流处，其色光白，水浊及不流处，其色暗。余如经。

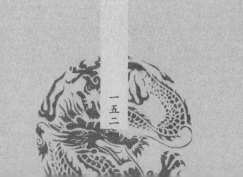

秦龟

秦龟，即生于秦者，秦地山中多老龟，极大而寿。龟甲即非止秦地有，四方皆有之。但取秦地所出大者为胜，今河北独流钓台甚多，取龟筒治疗亦入众药，止此二种各逐本条，以其灵于物，方家故用以补心，然甚有验。

玳瑁

治心经风热，生者入药，盖性味全也。既入汤火中，即不堪用，为器物者是矣。与生熟犀其义同。

鲤鱼

至阴之物也，其鳞故三十六，阴极则阳复。所以《素问》曰：鱼，热中。王叔和曰：热即生风，食之所以多发风热。诸家所解并不言。《日华子》云：鲤鱼凉，今不取。直取《素问》为正，万一风家更使食鱼，则是贻祸无穷矣。

蠡鱼

今人谓之黑鲤鱼，道家以谓头有星为厌，世有知之者，往往不敢食。又发故疾，亦须忌尔。今用之疗病，亦止取其一端耳。

秦龜

秦龜。即生於秦者。秦地山中多老龜。極大而壽。龜甲即非止秦地有。四方皆有之。但取秦地所出大者爲勝。今河北獨流釣臺甚多。取龜筒治療亦入衆藥。止此二種各逐本條。以其靈於物。方家故用以補心。然甚有驗。

瑇瑁

治心經風熱。生者入藥。蓋性味全也。既入湯火中。即不堪用。爲器物者是矣。與生熟犀其義同。

鯉魚

至陰之物也。其鱗故三十六。陰極則陽復。所以素問曰。魚。熱中。王叔和曰。熱即生風。食之所以多發風熱。諸家所解並不言。日華子云。鯉魚涼。今不取。直取素問爲正。萬一風家更使食魚。則是貽禍無窮矣。

蠡魚

今人謂之黑鯉魚。道家以謂頭有星爲厭。世有知之者。往往不敢食。又發故疾。亦須忌爾。今用之療病。亦止取其一端耳。

鮧魚

形少類獺。有四足。腹重墜如囊。身微紫色。嘗剖之。中有三小蟹。又有四五小石塊。如指面許。小魚五七枚。然無鱗。與鮎鱔相類。今未見用者。

鱓魚

腹下黄。世謂之黄鱓。此尤動風氣。多食令人霍亂。屢見之。向在京師。鄰舍一郎官因食黄鱓。遂致霍亂吐利。幾至委頓。又有白鱓。稍麤大色白。二者皆亡鱗。大者長尺餘。其形類蛇。但不能陸行。然皆動風。江陵府西有湖曰西湖。每歲夏秋。沮河水漲。即湖水滿溢。冬即復涸。土人於乾土下掘得之。每及二三尺。則有往來鱓行之路。中有泥水。水涸又下。水至復出。

鯽魚

鯽魚開其腹。內藥燒之。治齒。

蝟皮

取乾皮兼刺用。刺作刷。治紕帛絕佳。此物兼治胃逆。開胃氣有功。從虫從胃。有理焉。膽治鷹食病。世有養者。去而復來。久亦不去。當縮身藏足之時。人溺之即開。合

鮧鱼

形少类獭，有四足，腹重坠如囊，身微紫色，尝剖之，中有三小蟹，又有四五小石块，如指面许。小鱼五七枚，然无鳞，与鲇鳝相类，今未见用者。

鳝鱼

腹下黄，世谓之黄鳝，此尤动风气，多食令人霍乱，屡见之。向在京师，邻舍一郎官因食黄鳝，遂致霍乱吐利，几至委顿。又有白鳝，稍粗大色白，二者皆亡鳞，大者长尺余，其形类蛇。但不能陆行，然皆动风。江陵府西有湖曰西湖，每岁夏秋，沮河水涨，即湖水满溢，冬即复涸。土人于干土下掘得之，每及二三尺，则有往来鳝行之路，中有泥水，水涸又下，水至复出。

鲫鱼

鲫鱼开其腹，内药烧之，治齿。

猬皮

取干皮兼刺用，刺作刷，治纰帛绝佳，此物兼治胃逆，开胃气有功，从虫从胃，有理焉。胆治鹰食病，世有养者，去而复来，久亦不去，当缩身藏足之时，人溺之即开。合

穿山甲等分，烧存性，治痔；入肉豆蔻一半末之，空肚热米饮调二钱服，隐居所说跳入虎耳，及仰腹受啄之事。唐本注见擯，亦当然。

石龙子

蜥蜴也，今人但呼为蜴蜥，大者长七八寸，身有金碧色。仁庙朝，有一蜥蜴在右掖门西浚沟庙中，此真是蜥蜴也。郑状元有诗：有樵者于涧下行，见一蜥蜴自石罅中出，饮水讫而入，良久，凡百十次，尚不已。樵者疑不免，翻石视之，有冰雹一二升，樵人讶而去。行方三五里，大雨至，良久风雹暴作。今之州县，依法有此祈雨。经云治五癃，破石淋，利水道。亦此义乎。

露蜂房

露蜂房有两种：一种小而其色淡黄，窠长六七寸至一尺者，阔二三寸，如蜜脾下垂，一边是房，多在丛木郁翳之中，世谓之牛舌蜂。又一种或在高木上，或屋之下，外作固如三四斗许，小者亦一二斗，中有窠如瓠之状，由此得名。蜂色赤黄，其形大于诸蜂，世谓之玄瓠蜂。《蜀本图经》言：十一月、十二月采者，应避生息之时也。今人用露蜂房，兼用此两种。

穿山甲等分燒存性。治痔。入肉豆蔻一半末之。空肚熱米飲調二錢服。隱居所說跳入虎耳及仰腹受啄之事。唐本注見擯亦當然。

石龍子

蜥蜴也。今人但呼爲蜴蜥。大者長七八寸。身有金碧色。仁廟朝。有一蜥蜴在右掖門西濬溝廟中。此真是蜥蜴也。鄭狀元有詩有樵者於澗下行。見一蜥蜴自石罅中出。飲水訖而入。良久。凡百十次。尚不已。樵者疑不免。翻石視之。有冰雹一二升。樵人訝而去。行方三五里。大雨至。良久風雹暴作。今之州縣依法用此祈雨。經云治五癃。破石淋。利水道。亦此義乎。

露蜂房

露蜂房有兩種。一種小而其色淡黃。窠長六七寸至一尺者。闊二三寸。如蜜脾下垂。一邊是房。多在叢木鬱翳之中。世謂之牛舌蜂。又一種或在高木上。或屋之下。外作固如三四斗許。小者亦一二斗。中有窠如瓠之狀。由此得名。蜂色赤黃。其形大於諸蜂。世謂之玄瓠蜂。蜀本圖經言十一月十二月採者。應避生息之時也。今人用露蜂房兼用此兩種。

樗雞

東西京界尤多。形類蠶蛾。但頭足微黑。翅兩重。外一重灰色。下一重深紅。五色皆具。腹大。此即樗雞也。今人又用之。行瘀血月閉。

蚱蟬

夏月身與聲皆大者是。始終一般聲。仍皆乘昏夜方出土中。昇高處。背殼坼蟬出。所以皆夜出者。一以畏人。二畏日炙。乾其殼而不能蜕也。至時寒則墜地。小兒蓄之。雖數日亦不須食。古人以為飲風露。信有之。蓋不糞而溺。亦可見矣。西川有蟬花。乃是蟬在殼中不出而化為花。自項中出。又殼治目昏翳。又水煎殼汁。治小兒出瘡瘮不快。甚良。

白殭蠶

然蠶有兩三番。惟頭番殭蠶最佳。大而無蛆。治小兒驚風。白殭蠶、蝎梢等分。天雄尖、附子尖共一錢。微炮過。為細末。每服一字或半錢。以生薑温水調灌之。其蠶蛾則第二番者。以其敏於生育。

木䖟

樗鸡

东西京界尤多，形类蚕蛾，但头足微黑，翅两重，外一重灰色，下一重深色，五色皆具，腹大，此即樗鸡也。今人又用之，行瘀血月闭。

蚱蝉

夏月身与声皆大者是，始终一般声，仍皆乘昏夜方出土中，升高处，背壳坼蝉出。所以皆夜出者，一以畏人，二畏日炙，干其壳而不能蜕也。至时寒则坠地，小儿蓄之，虽数日亦不须食，古人以为饮风露，信有之。盖不粪而溺，亦可见矣。西川有蝉花，乃是蝉在壳中不出而化为花，自项中出。又壳治目昏翳。又水煎壳汁，治小儿出疮疹不快，甚良。

白僵蚕

然蚕有两三番，惟头番僵蚕最佳，大而无蛆，治小儿惊风。白僵蚕、蝎梢等分，天雄尖、附子尖共一钱，微炮过，为细末，每服一字或半钱，以生姜温水调嚾之。其蚕蛾则第二番者，以其敏于生育。

木虻

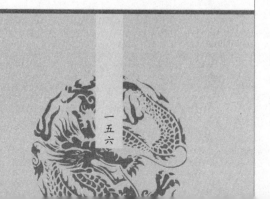

大小有三种，蜚虻今人多用之，大如蜜蜂，腹凹褊，微黄绿色，雄霸州顺安军沿塘泺界河甚多，以其惟食牛马等血。故治瘀血血闭。

䗪虫

今人谓之簸箕虫，为其像形也。乳脉不行，研一枚，水半合，滤清服，勿使服药人知。

蛴螬

此虫诸腐木根下有之，构木津甘，故根下多有此虫。其木身未有完者，亦有生于粪土中者，虽肥大，但腹中黑，不若木中者虽瘦而稍白。生研水绞汁，滤清饮下。

蛞蝓　蜗牛

蛞蝓、蜗牛二物矣，蛞蝓其身肉止一段，蜗牛背上别有肉，以负壳行，显然异矣。若为一物，强焉得分为二条也，其治疗亦大同小异，故知别类。又谓蛞蝓是蜗牛之老者，甚无谓。蛞蝓有二角，蜗牛四角，兼背有附壳肉，岂得为一物也。

水蛭

陈藏器《日华子》所说备矣，大者京师又谓之马鳖，腹黄者谓之马黄，畏盐。然治伤折有功，经与注皆不言脩制，宜子细不可忽也。今人用者皆炒。

大小有三種。蜚䖟今人多用之。大如蜜蜂。腹凹褊。微黃綠色。雄霸州順安軍㳂塘濼界河甚多。以其惟食牛馬等血。故治瘀血血閉。

䗪蟲

今人謂之簸箕蟲。爲其像形也。乳脉不行。研一枚。水半合。濾清服。勿使服藥人知。

蠐螬

此蟲諸腐木根下有之。構木津甘。故根下多有此蟲。其木身未有完者。亦有生於糞土中者。雖肥大。但腹中黑。不若木中者雖瘦而稍白。生研水絞汁。濾清飲下。

蛞蝓　蝸牛

蛞蝓、蝸牛二物矣。蛞蝓其身肉止一段。蝸牛背上別有肉。以負殼行。顯然異矣。若爲一物。經中焉得分爲二條也。其治療亦大同小異。故知別類。又謂蛞蝓是蝸牛之老者。甚無謂。蛞蝓有二角。蝸牛四角。兼背有附殼肉。豈得爲一物也。

水蛭

陳藏器日華子所說備矣。大者京師又謂之馬鱉。腹黃者謂之馬黃。畏鹽。然治傷折有功。經與注皆不言脩製。宜子細不可忽也。今人用者皆炒。

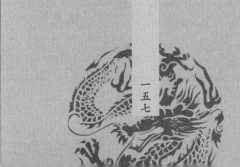

鼈甲

九肋者佳。煑熟者不如生得者。仍以釅醋炙黄色用。經中不言治勞。惟蜀本藥性論云。治勞瘦。除骨熱。後人遂用之。然甚有據。亦不可過劑。頭血塗脫肛。又燒頭灰亦治。

烏賊魚

烏賊魚乾置。四方人炙食之。又取骨鏤爲鈿。研細水飛。澄下。比去水日乾之。熟蜜和得所。點目中瞖。緩取效。

蟹

伊洛絶少。今多自京師來。京師亦自河北置之。今河北沿邊滄瀛州等處所出甚多。徐州亦有。但不及河北者。小兒解顱。以螯并白及爛搗塗顖上。顱合。此物極動風。體有風疾人不可食。屢見其事。河北人取之。當八九月蟹浪之時。直於塘濼岸上。伺其出水而拾之。又夜則以燈火照捕始得之。時黄與白滿殼。凡收藏十數日不死亦不食。此物每至夏末秋初則如蟬蛻解。當日名蟹之意。必取此義。

原蠶蛾

鳖甲

九肋者佳，煮熟者不如生得者，仍以酽醋炙黄色用。经中不言治劳，惟蜀本药性论云：治劳瘦，除骨热，后人遂用之。然甚有据，亦不可过剂。头血涂脱肛，又烧头灰亦治。

乌贼鱼

乌贼鱼干置，四方人炙食之，又取骨镂为钿，研细水飞澄下，比去水日干之，熟蜜和得所，点目中翳，缓取效。

蟹

伊洛绝少，今多自京师来，京师亦自河北置之。今河北沿边沧瀛州等处所出甚多，徐州亦有，但不及河北者。小儿解颅，以螯并白及烂捣涂囟上，颅合。此物极动风，体有风疾人不可食，屡见其事。河北人取之，当八九月蟹浪之时，直于塘泺岸上，伺其出水而拾之。又夜则以灯火照捕始得之，时黄与白满壳，凡收藏十数日不死亦不食。此物每至夏末秋初，则知蝉蜕解，当日名蟹之意，必取此义。

原蚕蛾

有原复敏速之义，此则第二番蛾也，白僵蚕条中已具。屎饲牛代谷，又以三升醇酒拌蚕屎五斗，用甑蒸热，于暖室中铺于油单上，令患风冷气闭及近感瘫风人。就所患一边卧着，温热厚盖覆，汗出为度。若虚人须常在左右，防大热昏冒，仍令头面在外，不得壅覆，未全愈，间再作。

蚕退

治妇人血风，此则眠起时所蜕皮是也，其蚕退纸谓之蚕连，亦烧灰用之，治妇人血露。

鳗鲡鱼

生剖曬[1]干，取少许火上微炙，候油出涂白剥用，以指擦之，即时色转。凡如此五七次用，即愈。仍先于白处微微擦动。

鲛鱼

鲛鱼沙鱼皮，一等形稍异，今人取皮饰鞍剑。余如经。

河豘[2]

河豘，经言无毒。此鱼实有大毒，味虽珍，然豘治不如法，食之杀人，不可不谨也。厚

---

① 曬（shài）：同晒。
② 豘（tún）：同豚。

有原復敏速之義。此則第二番蛾也。白殭蠶條中已具。屎飼牛代穀。又以三升醇酒拌蠶屎五㪷。用甑蒸熱。於暖室中鋪於油單上。令患風冷氣閉及近感癱風人。就所患一邊卧着。溫熱厚蓋覆。汗出爲度。若虚人須常在左右。防大熱昏冒。仍令頭面在外。不得壅覆。未全愈。間再作。

蠶退

治婦人血風。此則眠起時所蛻皮是也。其蠶退紙謂之蠶連。亦燒灰用之。治婦人血露。

鰻鱺魚

生剖曬乾。取少許火上微炙。候油出塗白剝用。以指擦之。即時色轉。凡如此五七次用。即愈。仍先於白處微微擦動。

鮫魚

鮫魚沙魚皮。一等形稍異。今人取皮飾鞍劍。餘如經。

河㹠

河㹠、經言無毒。此魚實有大毒。味雖珍。然脩治不如法。食之殺人。不可不謹也。厚

生者不食亦好。蘇子美云。河豘於此時。貴不數魚蝦。此即詩家鄙諷之言。未足全信也。然此物多怒。觸之則怒氣滿腹。翻浮水上。漁人就以物撩之。遂爲人獲。橄欖并蘆根汁解其毒。

紫貝

紫貝大二三寸。背上深紫有點但黑。本經以此燒存性。入點眼藥。

鱸魚

鱸魚益肝腎。補五藏。和腸胃。食之宜人。不甚發病。宜乎張翰思之也。

蝦麻

多在人家渠塹下。大腹品類中最大者是。遇陰雨或昏夜卽出食。取眉間有白汁。謂之蟾酥。以油單裹眉裂之酥出。單上入藥用。有人病齒縫中血出。以紙紝子蘸乾蟾酥少許於血出處按之立止。世有人收三足枯蟾以罔衆。但以水沃半日。盡見其僞。蓋本無三足者。

鼃音蛙

鼃其色青。腹細紫尖。後脚長。故善躍。大其聲則曰蛙。小其聲則曰蛤。月令所謂雀

生者不食亦好。苏子美云：河豘于此时，贵不数鱼虾，此即诗家鄙讽之言，未足全信也。然此物多怒，触之则怒气满腹，翻浮水上。渔人就以物撩之，遂为人获。橄榄并芦根汁解其毒。

紫贝

紫贝大二三寸，背上深紫，有点但黑。本经以此烧存性，入点眼药。

鲈鱼

鲈鱼益肝肾，补五藏，和肠胃，食之宜人。不甚发病，宜乎张翰思之也。

虾麻

多在人家渠堑下，大腹品类中最大者是。遇阴雨或昏夜即出食，取眉间有白汁，谓之蟾酥。以油单裹眉裂之酥出，单上入药用，有人病齿缝中血出，以纸纴子蘸干蟾酥少许于血出处按之立止。世有人收三足枯蟾以罔众，但以水沃半日，尽见其伪。盖本无三足者。

鼃[1]音蛙

鼃其色青，腹细紫尖，后脚长，故善跃，大其声，则曰蛙。小其声，则曰蛤。月令所谓雀

① 鼃：蛙的异体子。

入大水化为蛤者也。唐韩退之诗，一夜青蛙啼到晓者是此，食之性平解劳热。

蛤蚧

补肺虚劳嗽有功，治久嗽不愈，肺间积虚热，久则成疮，故嗽出脓血。晓夕不止，喉中气塞，胸膈噎痛。蛤蚧、阿胶、生犀角、鹿角胶、羚羊角各一两，除胶外，皆为屑，次入胶，分四服。每服用河水三升，于银石器中慢火煮至半升，滤去滓，临卧微温细细呷，其滓候服尽再捶，都作一服，以水三升，煎至半升，如前服。若病人久虚，不喜水，当递减水。张刑部子皋病极，田枢密况送此方遂愈。

鲮鲤鱼

穴山而居，亦能水，烧一两存性，肉豆蔻仁三个同为末，米饮调二钱服，治气痔。脓血甚者，加猬皮一两烧入，中病即已。不必尽剂。

蜘蛛

蜘蛛品亦多，皆有毒。经不言用是何种，今人多用人家檐角篱头陋巷之间，空中作圆网，大腹深灰色者。遗尿着人作疮癣。

蜻蛉

入大水化爲蛤者也。唐韓退之詩。一夜青蛙啼到曉者是此。食之性平解勞熱。

蛤蚧

補肺虛勞嗽有功。治久嗽不愈。肺間積虛熱。久則成瘡。故嗽出膿血。曉夕不止。喉中氣塞。胸膈噎痛。蛤蚧、阿膠、生犀角、鹿角膠、羚羊角各一兩。除膠外。皆爲屑。次入膠。分四服。每服用河水三升。於銀石器中慢火煑至半升。濾去滓。臨卧微溫細細呷。其滓候服盡再捶。都作一服。以水三升。煎至半升。如前服。若病人久虛不喜水。當遞減水。張刑部子皋病極。田樞密況送此方遂愈。

鯪鯉甲

穴山而居。亦能水。燒一兩存性。肉荳蔻仁三箇同爲末。米飲調二錢服。治氣痔。膿血甚者。加蝟皮一兩燒入。中病即已。不必盡劑。

蜘蛛

蜘蛛品亦多。皆有毒。經不言用是何種。今人多用人家簷角籬頭陋巷之間。空中作圓網。大腹深灰色者。遺尿着人作瘡癬。

蜻蛉

其中一種最大。京師名爲馬大頭者是。身綠色。雌者腰間一遭碧色。用則當用雄者。陶隱居以謂青色大眼。一類之中。元無青者。眼一類皆大。此物生化於水中。故多飛水上。唐杜甫云。點水蜻蜓款款飛。

石蠶

謂之爲草則繆矣。經言肉解結氣注中。更辯不定。此物在處有。附生水中石上。作絲繭如釵股長寸許。以蔽其身。色如泥。蠶在其中。此所以謂之石蠶也。今方家用者絕稀。此亦水中蟲耳。山河中多。

蛇蛻

蛇蛻、從口飜退出。眼睛亦退。今合眼藥多用。取此義也。入藥洗淨。

蛇黃

椎破中間有如自然銅者佳。治心悸動火。燒赤酒焠至酥二兩。朱砂一兩。與蛇黃同研水飛。天麻二兩。别爲末。與前二味合均。每以半錢。少以薄荷湯調。食後夜臥服。殊效。

金蛇

其中一种最大，京师名为马大头者是。身绿色，雌者腰间一遭碧色，用则当用雄者。陶隐居以谓青色大眼，一类之中，元无青者，眼一类皆大，此物生化于水中，故多飞水上。唐杜甫云：点水蜻蜓款款飞。

石蚕

谓之为草则缪矣。经言肉解结气注中，更辩不定。此物在处有，附生水中石上，作丝如钗股长寸许，以蔽其身，色如泥，蚕在其中，此所以谓之石蚕也。今方家用者绝稀，此亦水中虫耳，山河中多。

蛇蜕

蛇蜕，从口翻退出，眼睛亦退，今合眼药多用，取此义也。入药洗净。

蛇黄

椎破中间有如自然铜者佳。治心悸动火，烧赤酒焠至酥二两，朱砂一两，与蛇黄同研水飞，天麻二两，别为末。与前二味合均，每以半钱，少以薄荷汤调。食后夜卧服殊效。

金蛇

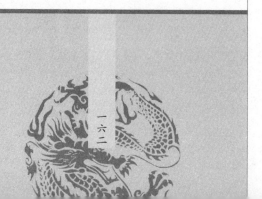

金蛇，今方书往往不见用。

乌蛇

尾细长，能穿小铜钱一百文者佳，有身长一丈余者，蛇类中此蛇入药最多。当于顺安军塘泺堤上，见一乌蛇一丈余，有鼠狼啮蛇头，曳之而去，是亦相畏伏尔。市者多伪，以佗蛇熏黑色货之，不可不察也。乌蛇脊高，世谓之剑脊乌梢。

白花蛇

诸蛇鼻向下，独此蛇鼻向上，背有方胜花纹，以此得名。用之去头尾，换酒浸三日，弃酒不用。火炙，仍尽去皮骨，此物毒甚，不可不防也。

蜈蚣

背光黑绿色，足赤，腹下黄，有中其毒者。以乌鸡屎水稠调涂咬处效，大蒜涂之亦效。复能治丹毒瘤，蜈蚣一条干者，白矾皂子大，雷丸一个，百步二钱，秤，同为末，醋调涂之。又畏蛞蝓，不敢过所行之路，触其身则蜈蚣死。人故取以治蜈蚣毒，桑汁白盐亦效。

马陆

金蛇、今方書往往不見用。

烏蛇

尾細長。能穿小銅錢一百文者佳。有身長一丈餘者。蛇類中此蛇入藥最多。嘗於順安軍塘濼堤上。見一烏蛇一丈餘。有鼠狼嚙蛇頭。曳之而去。是亦相畏伏爾。市者多僞。以佗蛇熏黑色貨之。不可不察也。烏蛇脊高。世謂之劍脊烏梢。

白花蛇

諸蛇鼻向下。獨此蛇鼻向上。背有方勝花紋。以此得名。用之去頭尾。換酒浸三日。棄酒不用。火炙。仍盡去皮骨。此物毒甚。不可不防也。

蜈蚣

背光黑綠色。足赤。腹下黃。有中其毒者。以烏雞屎水稠調塗咬處效。大蒜塗之亦效。復能治丹毒瘤。蜈蚣一條乾者。白礬皂子大。雷丸一箇。百步二錢。秤。同爲末。醋調塗之。又畏蛞蝓。不敢過所行之路。觸其身則蜈蚣死。人故取以治蜈蚣毒。桑汁白鹽亦效。

馬陸

馬陸、卽今百節蟲也。身如槎節。卽有細蹙紋起。紫黑色光潤。百足。死則側臥如環。長二三寸。尤者麁如小指。西京上陽宮及內城磚牆中甚多。入藥至鮮。

蠮噎螉烏紅

蠮螉、諸家所論備矣。然終不敢捨詩之意。嘗析窠而視之。果有子如半粟米大。其色白而微黃。所負蟲亦在其中。乃青菜蟲。却在子下。不與蟲相着。又非葉蟲及草上青蟲。應是諸蟲皆可也。陶隱居所說近之矣。人取此房。研細醋調。塗蜂蠆。

雀瓮

多在棘枝上。故又名棘剛子。研其間蟲汁。嚾小兒。治原缺

鼠婦

鼠婦、此溼生蟲也。多足。其色如蚓。背有橫紋蹙起。大者長三四分。在處有之。塼瓮及下溼處多。用處絕少。

螢

常在大暑前後飛出。是得大火之氣而化。故如此明照也。今人用者少。月令雖曰腐草所化。然非陰溼處終無。

马陆，即今百节虫也。身如槎节，即有细蹙绞起，紫黑色光润，百足，死则侧卧如环。长二三寸，尤者粗如小指，西京上阳宫及内城砖墙中甚多，入药至鲜。

蠮噎螉乌红

蠮螉，诸家所论备矣。然终不敢舍诗之意，尝析窠而视之，果有子如半粟米大。其色白而微黄，所负虫亦在其中，乃青菜虫，却在子下，不与虫相着，又非叶虫及草上青虫，应是诸虫皆可也，陶隐居所说近之矣。人取此房，研细醋调，涂蜂虿。

雀瓮

多在棘枝上，故又名棘刚子。研其间虫汁，嚾小儿治原缺。

鼠妇

鼠妇，此湿生虫也。多足，其色如蚓，背有横纹蹙起，大者长三四分，在处有之。砖瓷及下湿处多，用处绝少。

萤

常在大暑前后飞出，是得大火之气而化，故知如此明照也。今人用者少，月令虽曰腐草所化，然非阴湿处终无。

衣鱼

多在故书中，久不动，帛中或有之，不若故纸中多也。身有厚粉，手搐之则落，亦啮毳衣，用处亦少。其形稍似鱼，其尾又分二歧，世用以灭瘢痕。

白颈蚯蚓

自死者良，然亦应候而鸣。此物有毒，昔有病腹大，夜间蚯蚓鸣于身有人教用盐水浸之而愈。宗宁末年，陇州兵士暑月中在倅厅前跣立厅下，为蚯蚓所中，遂不救。后数日又有人被其毒，博识者教以先饮盐汤一杯，次以盐汤浸足乃愈。今入药，当去土了微炙，若治肾脏风下疰病，不可阙也，仍须盐汤送。王荆公所谓藁壤太牢俱有味，可能蚯蚓独清廉者也。

蝼蛄

此虫当立夏后至夜则鸣，月令谓之蝼蝈鸣者是矣。其声如蚯蚓，此乃是五伎而无一长者。

蜣螂

大小二种，一种大者为胡蜣螂，身黑光腹，翼下有小黄子，附母而飞行，昼不出，夜

衣魚

多在故書中久不動。帛中或有之。不若故紙中多也。身有厚粉。手搐之則落。亦嚙毳衣。用處亦少。其形稍似魚。其尾又分二歧。世用以滅瘢痕。

白頸蚯蚓

自死者良。然亦應候而鳴。此物有毒。昔有病腹大。夜間蚯蚓鳴於身。有人教用鹽水浸之而愈。崇寧末年。隴州兵士暑月中在倅廳前跣立廳下。爲蚯蚓所中。遂不救。後數日又有人被其毒。博識者教以先飲鹽湯一盃。次以鹽湯浸足乃愈。今入藥。當去土了微炙。若治腎臟風下疰病。不可闕也。仍須鹽湯送。王荆公所謂藁壤太牢俱有味。可能蚯蚓獨清廉者也。

螻蛄

此蟲當立夏後至夜則鳴。月令謂之螻蟈鳴者是矣。其聲如蚯蚓。此乃是五伎而無一長者。

蜣蜋

大小二種。一種大者爲胡蜣蜋。身黑光腹。翼下有小黃子。附母而飛行。晝不出夜

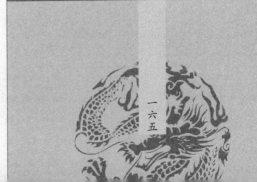

方飛出、至人家庭戶中見燈光則來。一種小者身黑暗。晝方飛出。夜不出。今當用胡蜣蜋。其小者研三十枚。以水嚾牛馬。治脹結絕佳。狐遇而必盡食之。

斑貓

須糯米中炒米黄爲度。姙身人不可服。爲能潰人肉。治淋藥多用。極苦。人尤宜斟酌。下條芫青其用與此不相遠。故附於此。

馬刀

京師謂之熇岸。春夏人多食。然發風痰。性微冷。又順安軍界河中亦出蛾。大底與馬刀相類。肉頗澹。人作鮓以寄隣左。又不能致遠。亦發風。此等皆不可多食。今蛤粉皆此等衆蛤灰也。

貝子

貝子、今謂之貝齒。亦如紫貝。但長寸餘。故曰貝子。色微白。有深紫黑者。治目中翳。燒用。北人用之氈帽上爲飾及綴衣。或作蝶蹀下垂。

甲香

甲香、善能管香煙。與沉檀龍麝用之甚佳。

方飞出，至人家庭户中见灯光则来。一种小者身黑暗，昼方飞出，夜不出，今当用胡蜣螂。其小者研三十枚，以水嚾牛马，治胀结绝佳，狐遇而必尽食之。

斑猫

须糯米中炒米黄为度，妊身人不可服，为能溃人肉，治淋药多用，极苦，人尤宜斟酌。下条芫青其用与此不相远，故附于此。

马刀

京师谓之熇岸，春夏人多食，然发风痰，性微冷。又顺安军界河中亦出蛾，大底与马刀相类，肉颇淡，人作鲊以寄邻左，又不能致远，亦发风，此等皆不可多食。今蛤粉皆此等众蛤灰也。

贝子

贝子，今谓之贝齿，亦如紫贝，但长寸余，故曰贝子。色微白，有深紫黑者，治目中翳，烧用。北人用之毡帽上为饰及缀衣，或作蝶躞下垂。

甲香

甲香，善能管香烟，与沉、檀、龙、麝用之甚佳。

蝎

大人小儿通用，治小儿惊风不可阙也。有用全者，有只用梢者，梢力尤功。今青州山中石上捕得，慢火逼，或烈日中�，蝎渴热时乃与青泥食之，既满，复以火逼杀之。故其色多赤，欲其体重而售之故也。医家用之，皆悉去土，如蛋人还能禁止之。自尝被其毒，兄长禁而止，及令故蜇终不痛，翰林禁科具矣。

五灵脂

行经血有功，不能生血。尝有人病眼中翳，往来不定，如此乃是血所病也。盖心生血，肝藏血，肝受血则能视，目病不治血为背理，此物入肝最速。一法五灵脂二两，没药一两，乳香半两，川乌头一两半，炮去皮，同为末。滴水丸如弹子大，每用一丸，生姜温酒磨服，治风冷气血闭，手足身体疼痛冷麻。又有人被毒蛇所伤，良久之间已昏困，有老僧以酒调药二钱嚾之遂苏，及以药滓涂咬处，良久复嚾二钱，其苦皆去。问之，乃五灵脂一两，雄黄半两，同为末，止此耳。后有中毒者用之，无不验。此药虽不甚贵，然亦多有伪者。

蝎

大人小兒通用。治小兒驚風不可闕也。有用全者。有只用梢者。梢力尤功。今青州山中石下捕得。慢火逼。或烈日中𤎓。蝎渴熱時乃與青泥食之。既滿。復以火逼殺之。故其色多赤。欲其體重而售之故也。醫家用之。皆悉去土。如蠆人還能禁止之。自嘗被其毒。兄長禁而止。及令故蜇終不痛。翰林禁科具矣。

五靈脂

行經血有功。不能生血。嘗有人病眼中翳。往來不定。如此乃是血所病也。蓋心生血。肝藏血。肝受血則能視。目病不治血爲背理。此物入肝最速。一法五靈脂二兩。沒藥一兩。乳香半兩。川烏頭一兩半。炮去皮。同爲末。滴水丸如彈子大。每用一丸。生薑溫酒磨服。治風冷氣血閉。手足身體疼痛冷麻。又有人被毒蛇所傷。良久之間已昏困。有老僧以酒調藥二錢。嚾之遂蘇。及以藥滓塗咬處。良久復嚾二錢。其苦皆去。問之。乃五靈脂一兩。雄黃半兩。同爲末。止此耳。後有中毒者用之。無不驗。此藥雖不甚貴。然亦多有僞者。

本草衍義

卷十八

豆蔻

草豆蔻也。氣味極辛微香。此是對肉豆蔻而名之。若作果則味不和。不知前人之意。編入果部。有何意義。性溫而調散冷氣力甚速。花性熱。淹置京師。然味不甚美。微苦。必爲能消酒毒。故爲果。花乾則色淡紫。

葡萄

先朝西夏持師子來獻。使人兼賫葡萄遺州郡。比中國者皆相似。最難乾。不乾不可收。仍酸澌不可食。李白所謂胡人歲獻葡萄酒者是此。瘡疱不出。食之盡出。多食皆昏人眼。波斯國所出。大者如雞卵。

蓬蘽

非覆盆也。自別是一種。雖枯敗而枝梗不散。今人不見用此。即賈山策中所言者

本草衍义

卷十八

豆蔻

草豆蔻也，气味极辛微香，此是对肉豆蔻而名之。若作果则味不和，不知前人之意，编入果部，有何意义。性温而调散冷气力甚速，花性热，淹置京师。然味不甚美，微苦，必为能消酒毒，故为果。花干则色淡紫。

葡萄

先朝西夏持师子来献，使人兼赍葡萄遗州郡。比中国者皆相似，最难干，不干不可收，仍酸澌不可食。李白所谓胡人岁献葡萄酒者是此。疮疱不出，食之尽出，多食皆昏人眼。波斯国所出，大者如鸡卵。

蓬蘽

非覆盆也，自别是一种。虽枯败而枝梗不散，今人不见用此。即贾山策中所言者

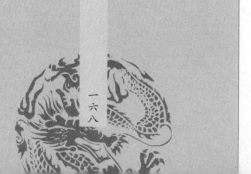

是此。

覆盆子

覆盆子长条，四五月红熟，秦州甚多，求兴华州亦有。及时山中人采来卖，其味酸甘，外如荔枝，樱桃许大，软红可爱，失采则就枝生蛆。益肾藏，缩小便，服之当覆其溺器。如此取名，食之多热，取时五六分，熟便可采。烈日曝，仍须薄绵蒙之。今人取汁作煎为果，仍少加蜜，或熬为稀汤点服，治肺虚寒。采时着水，则不堪煎。

大枣

今先青州，次晋州，此二等可噉曝入药，益脾胃为佳，余止可充食用。又云：御枣甘美，轻脆，后众枣熟，以其甘，故多生虫。今人所谓傑落酥者是，又有牙枣，先众枣熟，亦甘美。但微酸，尖长，此二等止堪啖，不堪收曝。今人将干枣去核于铛锅中微火缕逼干为末，量多少入生姜末为汤点服，调和胃气。又将煮枣肉和治脾胃丸药尤佳。又青州枣去皮核焙干为枣圈，达都下为奇果。

鸡头实

今天下皆有之，河北沿溏泺居人采得，舂去皮，捣仁为粉，蒸炸作饼，可以代粮。食

是此。

覆盆子

覆盆子長條。四五月紅熟。秦州甚多。求興華州亦有。及時山中人採來賣。其味酸甘。外如荔枝。櫻桃許大。軟紅可愛。失採則就枝生蛆。益腎藏。縮小便。服之當覆其溺器。如此取名。食之多熱。取時五六分。熟便可採。烈日曝。仍須薄綿蒙之。今人取汁作煎爲果。仍少加蜜。或熬爲稀湯點服。治肺虛寒。採時着水。則不堪煎。

大棗

今先青州。次晉州。此二等可噉曝入藥。益脾胃爲佳。餘止可充食用。又云御棗甘美。輕脆。後衆棗熟。以其甘故多生蟲。今人所謂傑落酥者是。又有牙棗。先衆棗熟。亦甘美。但微酸。尖長。此二等止堪啗。不堪收曝。今人將乾棗去核於鐺鍋中微火縷逼乾爲末。量多少入生薑末爲湯點服。調和胃氣。又將煮棗肉和治脾胃丸藥尤佳。又青州棗去皮核焙乾爲棗圈。達都下爲奇果。

雞頭實

今天下皆有之。河北沿溏濼居人採得。舂去皮。搗仁爲粉。蒸炸作餅。可以代糧。食

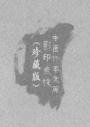

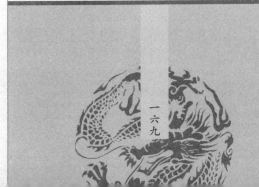

多不益脾胃氣。兼難消化。

藕實

就蓬中乾者爲石蓮子。取其肉於砂盆中。乾擦去浮上赤色。留青心爲末。少入龍腦爲湯點。寧心志清神。然亦有粉紅千葉。白千葉者。皆不實。如此是有四等也。其根惟白蓮爲佳。今禁中又生白蓮。亦一瑞也。

芰

今世俗謂之菱角。所在有。煑熟取仁食之。代糧。不益脾。又有水菱亦芰也。但大而脆。可生食。和合治療未聞其用。有人食生芰多則利及難化。是亦性冷。

栗

栗欲乾。莫如曝。欲生收。莫如潤。沙中藏至春末夏初。尚如初收摘。小兒不可多食。生者難化。熟即滯氣。隔食生蟲。往往致小兒病。人亦不知。所謂補腎氣者。以其味鹹。又滯其氣爾。湖北路有一種栗。頂圓末尖。謂之旋栗。圖經引詩言莘音秦栗者。謂其象形也。

櫻桃

多不益脾胃气，兼难消化。

藕实

就蓬中干者为石莲子，取其肉于砂盆中，干擦去浮上赤色，留青心为末，少入龙脑为汤点，宁心志清神。然亦有粉红千叶，白千叶者，皆不实。如此是有四等也。其根惟白莲为佳，今禁中又生白莲，亦一瑞也。

芰

今世俗谓之菱角，所在有，煮熟取仁食之，代粮不益脾。又有水菱亦芰也，但大而脆，可生食。和合治疗未闻其用，有人食生芰多则利及难化，是亦性冷。

栗

栗欲干，莫如曝，欲生收，莫如润，沙中藏至春末夏初，尚如初收摘。小儿不可多食，生者难化，熟即滞气，隔食生虫，往往致小儿病。人亦不知，所谓补肾气者。以其味咸，又滞其气尔。湖北路有一种栗，顶圆末尖谓之旋栗，图经引诗言莘音秦栗者，谓其象形也。

樱桃

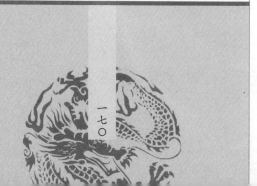

孟诜以为樱非桃类，然非桃类，盖其以形肖桃，故曰樱桃，又何疑焉。谓如木猴梨葫桃之类，亦取其形相似尔，古谓之唅[1]桃。可荐宗庙，礼云：先荐寝庙者，是此。唐王维诗云：才是寝园春荐早，非干御苑鸟衔残。小儿食之，才过多，无不作热。此果在三月末四月初间熟，得正阳之气，先诸果熟，性故热。今西洛一种紫樱，正熟时正紫色，皮里间有细碎黄点，此最珍也。今亦上供朝廷，药中不甚须。

橘柚

自是两种，故曰一名橘皮，是元无柚字也，岂有两等之物，而治疗无一字别者，即知柚子为误。后人不深求其意，谓柚字所惑，妄生分别，亦以过矣。且青橘与黄橘治疗尚别，矧柚为别种也。郭璞云：柚似橙而大于橘，此即是识橘柚者也。今若不如此言之，恐后世亦以柚皮为橘皮，是贻无穷之患矣。去古既远，后之贤者，亦可以意逆之耳，橘惟用皮与核，皮天下甚所须也，仍汤浸去穰，余如经与注。核皮二者，须自收为佳，有人患气嗽将期，或教以橘皮、生姜焙干，神曲等分为末，丸桐子大，食后，夜卧，米饮服三五十丸。兼旧患膀胱，缘服此偕愈。然亦取其陈皮入药，此六陈中一陈也，肾疰腰痛、膀胱气痛，微炒核去壳为末，酒调服愈。

① 唅（hān）：同含。

孟詵以爲櫻非桃類。然非桃類。蓋其以形肖桃。故曰櫻桃。又何疑焉。謂如木猴梨葫桃之類。亦取其形相似爾。古謂之唅桃。可薦宗廟。禮云先薦寢廟者。是此。唐王維詩云。纔是寢園春薦早。非干御苑鳥啣殘。小兒食之。纔過多。無不作熱。此果在三月末四月初間熟。得正陽之氣。先諸果熟。性故熱。今西洛一種紫櫻。正熟時正紫色。皮裏間有細碎黃點。此最珍也。今亦上供朝廷。藥中不甚須。

橘柚

自是兩種。故曰一名橘皮。是元無柚字也。豈有兩等之物。而治療無一字別者。即知柚字爲誤。後人不深求其意。謂柚字所惑。妄生分別。亦以過矣。且青橘與黃橘治療尚別。矧柚爲別種也。郭璞云。柚似橙而大於橘。此即是識橘柚者也。今若不如此言之。恐後世亦以柚皮爲橘皮。是貽無窮之患矣。去古既遠。後之賢者。亦可以意逆之耳。橘惟用皮與核。皮天下甚所須也。仍湯浸去穰。餘如經與注。核皮二者。須自收爲佳。有人患氣嗽將期。或教以橘皮、生薑焙乾、神麯等分爲末。丸桐子大。食後、夜臥米飲服三五十丸。兼舊患膀胱。緣服此偕愈。然亦取其陳皮入藥。此六陳中一陳也。腎疰腰痛。膀胱氣痛。微炒核去殼爲末。酒調服愈。

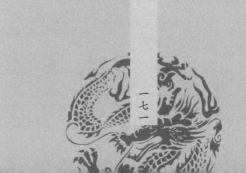

乳柑子

今人多作橘皮售於人。不可不擇也。柑皮不甚苦。橘皮極苦。至熟亦苦。若以皮緊慢分別橘與柑。又緣方宜各不同。亦互有緊慢者。脾腎冷人食其肉。多致藏寒或洩利。

橙子皮

今人止以爲果。或取皮合湯待賓。未見入藥。宿酒未醒。食之速醒。

梅實

食梅則津液泄。水生木也。津液泄故傷齒。腎屬水。外無齒故也。王叔和曰。膀胱腎合爲津慶。此語雖鄙。然理存焉。熏之爲烏梅。曝乾藏密器中爲白梅。

枇杷葉

江東西湖南北二川皆有之。以其形如琵琶故名之。治肺熱嗽有功。花白最先春也。子大如彈丸。四五月熟。色若黃杏。微有毛。肉薄性亦平。與葉不同。有婦人患肺熱久嗽。身如炙。肌瘦將成肺瘘。數以枇杷葉、木通、款冬花、紫苑、杏仁、桑白皮各等分。大黃減半。各如常製治訖。同爲末蜜丸。如櫻桃大。食後、夜臥各唅化一丸。未終

乳柑子

今人多作橘皮售于人，不可不择也。柑皮不甚苦，橘皮极苦，至熟亦苦。若以皮紧慢分别橘与柑，又缘方宜各不同，亦互有紧慢者，脾肾冷人食其肉，多致藏寒或泄利。

橙子皮

今人止以为果，或取皮合汤待宾，未见入药。宿酒未醒，食之速醒。

梅实

食梅则津液泄，水生木也，津液泄故伤齿。肾属水，外无齿故也。王叔和曰：膀胱肾合为津庆，此语虽鄙，然理存焉，熏之为乌梅，曝干藏蜜器中为白梅。

枇杷叶

江东西湖南北二川皆有之，以其形如琵琶故名之。治肺热嗽有功，花白，最先春也，子大如弹丸，四五月熟，色若黄杏，微有毛，肉薄性亦平，与叶不同。有妇人患肺热久嗽，身如炙，肌瘦将成肺痨，数以枇杷叶、木通、款冬花、紫苑（菀）、杏仁、桑白皮各等分，大黄减半，各如常制治讫。同为末蜜丸，如樱桃大，食后、夜卧各含化一丸，未终

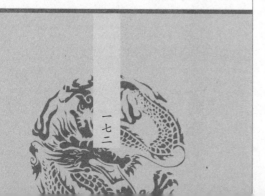

剂而愈。

柿

有着盖柿，于蒂下别生一重；又牛心柿如牛之心；蒸饼柿如今之市买蒸饼；华州有一等朱柿，比诸品中最小，深红色；又一种塔柿，亦大于诸柿，性皆凉，不至大寒。食之引痰，极甘。故如是去皮挂大木株上，使风日中自干，食之多动风，火干者味不佳。生则涩，以温水养之，需涩去可食，逮至自然红烂，涩亦自去。干则性平。

木瓜

得木之正，故入筋。以铅霜涂之，则失醋味，受金之制，故如是。今人多取西京大木瓜为佳，其味和美，至熟止青白色，入药绝有功，胜宣州者味淡。此物入肝，故益筋与血，病腰肾脚膝无力，此物不可阙也。

甘蔗

今川、广、湖南北、二浙、江东西皆有，自八九月已堪食，收至三四月方酸坏。石蜜沙糖糖霜皆自此出，惟川浙者为胜。

石蜜

劑而愈。

柿

有着蓋柿。於蔕下別生一重。又牛心柿如牛之心。蒸餅柿如今之市買蒸餅。華州有一等朱柿。比諸品中最小。深紅色。又一種塔柿。亦大於諸柿。性皆涼。不至大寒。食之引痰。極甘故如是去皮掛大木株上。使風日中自乾。食之多動風。火乾者味不佳。生則澁。以溫水養之。需澁去可食。逮至自然紅爛。澁亦自去。乾則性平。

木瓜

得木之正。故入筋。以鉛霜塗之。則失醋味。受金之制。故如是。今人多取西京大木瓜爲佳。其味和美。至熟止青白色。入藥絕有功。勝宣州者味淡。此物入肝。故益筋與血。病腰腎脚膝無力。此物不可闕也。

甘蔗

今川廣湖南北二浙江東西皆有。自八九月已堪食。收至三四月方酸壞。石蜜沙糖糖霜皆自此出。惟川浙者爲勝。

石蜜

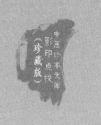

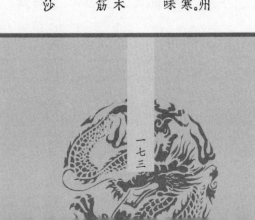

川浙最佳。其味厚。其他次之。煎煉成。以鍘象物達京都。至夏月及久陰雨多自消化。土人先以竹葉及紙裹。外用石灰埋之。仍不得見風遂免。今人謂乳糖。其作餅黄白色者。今人又謂之捻糖。易消化。入藥至少。

沙糖

又次石蜜。蔗汁清。故費煎煉。致紫黑色。治心肺大腸熱。兼啖駝馬。今醫家治暴熱多以此物爲先導。小兒多食則損齒。土制水也。及生蚘蟲。裸蟲屬土。故因甘遂生。

芋

所在有之。江浙二川者。最大而長。京洛者。差圓小。而惟東西京者佳。他處味不及也。當心出苗者爲芋頭。四邊附芋頭而生者爲芋子。八九月已後可食。至時掘出。置十數日。却以好土勻埋。至春猶好。生則辛而涎。多食滯氣困脾。唐杜甫詩曰。園收芋栗不全貧者是此。以梗擦蜂螫處愈。

烏芋

今人謂之葧薺。皮厚色黑。肉硬。白者謂之猪葧薺。皮薄。澤色淡紫。肉軟者謂之羊葧薺。正二月人採食之。此二等藥罕用。荒歲人多採以充糧。

川浙最佳，其味厚，其他次之，煎炼成，以铡象物达京都，至夏月及久阴雨多自消化。土人先以竹叶及纸裹，外用石灰埋之，仍不得见风遂免。今人谓乳糖，其作饼黄白色者，今人又谓之捻糖，易消化。入药至少。

沙糖

又次石蜜，蔗汁清，故费煎炼，致紫黑色。治心肺大肠热，兼啖驼马。今医家治暴热多以此物为先导，小儿多食则损齿，土制水也，及生蚘虫裸虫属土，故因甘遂生。

芋

所在有之，江浙二川者，最大而长；京洛者，差圆小，而惟东西京者佳，他处味不及也。当心出苗者为芋头，四边附芋头而生者为芋子，八九月已后可食。至时掘出，置十数日，却以好土匀埋，至春犹好，生则辛而涎，好食滞气困脾。唐杜甫诗曰：园收芋栗不全贫者是此，以梗擦蜂螫处愈。

乌芋

今人谓之葧荠，皮厚色黑，肉硬，白者谓之猪葧荠，皮薄，泽色淡紫，肉软者谓之羊葧荠。正二月人采食之，此二等药罕用，荒岁人多采以充粮。

荔枝

药品中今未见用，惟崔元亮方中收之。果实中为上品，多食亦令人发虚热。此物喜双，尤可爱。宋朝有蔡君谟荔枝谱，其说甚详。唐杜牧诗云：一骑红尘妃子笑，无人知是荔枝来。此是川蜀荔枝，亦可生置之长安也。以核煨火中烧存性，为末，新酒调一枚末服，治心痛及小肠气。

杏核仁

犬伤人，量所伤大小，烂嚼沃破处，以帛系定，至差无苦。又汤去皮研一升，以水一升半翻复绞取稠汁，入生蜜四两，甘草一茎约一钱，银石器中慢火熬成稀膏，磁器盛。食后、夜卧入少酥沸汤点一匙匕服。治肺燥喘热，大肠秘，润泽五藏。如无上证，更入盐点尤佳。

杏实

本经别无治疗，《日华子》言多食伤神，有数种皆热。小儿尤不可食，多致疮痈及上膈热。㬚蓄为干果，其深赭色，核大而褊者为金杏，此等须接，其他皆不逮也。如山杏辈，只可收仁。又有白杏至熟色青白或微黄，其味甘淡而不酸。

荔枝

藥品中今未見用。惟崔元亮方中收之。果實中爲上品。多食亦令人發虛熱。此物喜雙。實尤可愛。宋朝有蔡君謨荔枝譜。其說甚詳。唐杜牧詩云。一騎紅塵妃子笑。無人知是荔枝來。此是川蜀荔枝。亦可生置之長安也。以核煨火中燒存性。爲末。新酒調一枚末服。治心痛及小腸氣。

杏核仁

犬傷人。量所傷大小。爛嚼沃破處。以帛繫定。至差無苦。又湯去皮研一升。以水一升半翻復絞取稠汁。入生蜜四兩。甘草一莖約一錢。銀石器中慢火熬成稀膏。磁器盛。食後、夜臥。入少酥沸湯點一匙匕服。治肺燥喘熱。大腸秘。潤澤五藏。如無上證。更入鹽點尤佳。

杏實

本經別無治療。日華子言多食傷神。有數種皆熱。小兒尤不可食。多致瘡癰及上膈熱。㬚蓄爲乾果。其深赭色。核大而褊者爲金杏。此等須接。其他皆不逮也。如山杏輩。只可收仁。又有白杏至熟色青白或微黃。其味甘淡而不酸。

桃核仁

桃品亦多。京畿有白桃光。小於衆桃。不益脾。有赤點斑而光。如塗油。山中一種正是。月令中桃始華者。但花多子少。不堪啗。惟堪取仁。唐文選謂山桃發紅萼者是矣。又太原有金桃。色深黃。西京有崑崙桃。肉深紫紅色。此二種尤甘。又餅子桃。如今之香餅子。如此數種。入藥惟以山中自生者爲正。蓋取走泄爲用。不取肥好者。如傷寒八九日間。發熱如狂不解。小腹滿痛。有瘀血。用桃仁三十個。湯去皮尖。麩炒赤色。別研。蝱蟲三十枚去翅。水蛭二十枚。各炒。川大黃一兩。同爲末。再與桃仁同擣令勻。煉蜜丸如小豆大。每服二十丸。桃仁湯下。利下瘀血惡物便愈。未利再服。

獼猴桃

今永興軍南山甚多。食之解實熱。過多則令人藏寒洩。十月爛熟。色淡綠。生則極酸。子繁細。其色如芥子。枝條柔弱。高二三丈。多附木而生。淺山傍道則有存者。深山則多爲猴所食。

胡桃

桃核仁

桃品亦多，京畿有白桃光，小于众桃，不益脾。有赤点斑而光，如涂油，山中一种正是。月令中桃始华者，但花多子少，不堪啖。惟堪取仁。唐文选谓山桃发红萼者是矣。又太原有金桃，色深黄；西京有昆仑桃，肉深紫红色，此二种尤甘。又饼子桃如今之香饼子。如此数种，入药惟以山中自生者为正，盖取走泄为用，不取肥好者。如伤寒八九日间，发热如狂不解，小腹满痛，有瘀血，用桃仁三十个，汤去皮尖，麸炒赤色，别研，虻虫三十枚去翅，水蛭二十枚各炒，川大黄一两，同为末，再与桃仁同捣令匀，炼蜜丸如小豆大，每服二十丸，桃仁汤下。利下瘀血恶物便愈，未利再服。

猕猴桃

今永兴军南山甚多，食之解实热，过多则令人藏寒泄。十月烂熟，色淡绿，生则极酸，子繁细，其色如芥子，枝条柔弱，高二三丈，多附木而生。浅山傍道则有存者，深山则多为猴所食。

胡桃

胡桃发风，陕洛之间甚多，外有青皮包之，胡桃乃核也。核中穰为胡桃肉。虽如此说，用时须以汤剥去肉上薄皮，过夏至则不堪食。有人患酒瘡风鼻上赤，将橘子核微炒为末，每用一钱匕，研胡桃肉一个，同以温酒调服，以知为度。

李核仁

其窠大者高及丈，今医家少用实，合浆水食，令人霍乱，涩气而然。今畿内小窑镇一种最佳，堪入贡。又有御李子，如樱桃许大，红黄色，先诸李熟，此李品甚多。然天下皆有之，所以比贤士大夫盛德及天下者，如桃李无处不芬芳也。别本注云：有野李，味苦，名郁李子，取仁入药，此自是郁李仁，别是一种。在木部第十四卷，非野李也。

梨

多食则动脾，少则不及病。用梨之意，须当斟酌。惟病酒烦渴人食之甚佳，终不能却疾。

庵罗果

庵罗果西洛甚多，亦梨之类也，其状亦梨，先诸梨熟。七夕前后已堪啖，色黄如鹅梨，才熟

胡桃發風。陝洛之間甚多。外有青皮包之。胡桃乃核也。核中穰爲胡桃肉。雖如此說。用時須以湯剝去肉上薄皮。過夏至則不堪食。有人患酒瘡風鼻上赤。將橘子核微炒爲末。每用一錢匕。研胡桃肉一個。同以溫酒調服。以知爲度。

李核仁

其窠大者高及丈。今醫家少用實。合漿水食。令人霍亂。澀氣而然。今畿內小窯鎮一種最佳。堪入貢。又有御李子。如櫻桃許大。紅黃色。先諸李熟。此李品甚多。然天下皆有之。所以比賢士大夫盛德及天下者。如桃李無處不芬芳也。別本注云。有野李。味苦。名郁李子。取仁入藥。此自是郁李仁。別是一種。在木部第十四卷。非野李也。

梨

多食則動脾。少則不及病。用梨之意。須當斟酌。惟病酒煩渴人食之甚佳。終不能却疾。

菴羅果

西洛甚多。亦梨之類也。其狀亦梨。先諸梨熟。七夕前後已堪啗。色黃如鵝梨。纔熟

便鬆軟。入藥絕稀用。

安石榴

有酸淡兩種。旋開單葉花。旋結實。實中子紅。孫枝甚多。秋後經雨。則自坼列。道家謂之三尸酒云。三尸得此果則醉。河陰縣最多。又有一種。子白瑩徹如水晶者。味亦甘。謂之水晶石榴。惟酸石榴皮合斷下藥。仍須老木所結。及收之陳久者佳。微炙爲末。以燒粟米飯爲丸梧子大。食前熱米飲下三十至五十丸。以知爲度。如寒滑。加附子、赤石脂各一倍。

橄欖

橄欖味澀。食久則甘。嚼汁嚥。治魚鯁。

榅桲

食之須淨去上浮毛。不爾損人肺。花亦香白色。諸果中惟此多生蟲。少有不蛀者。圖經言欲臥。啜一兩枚而寢。如此恐太多痞塞胃脘。

便松软，入药绝稀用。

安石榴

有酸淡两种，旋开单叶花，旋结实，实中子红，孙枝甚多，秋后经雨，则自坼列。道家谓之三尸酒云，三尸得此果则醉，河阴县最多。又有一种，子白莹彻如水晶者，味亦甘，谓之水晶石榴。惟酸石榴皮合断下药，仍须老木所结，及收之陈久者佳。微炙为末，以烧粟米饭为丸梧子大，食前热米饮下三十至五十丸。以知为度，如寒滑，加附子、赤石脂各一倍。

橄榄

橄榄味涩，食久则甘，嚼汁咽，治鱼鲠。

榅桲

食之须净，去上浮毛，不尔损人肺。花亦香白色，诸果中惟此多生虫，少有不蛀者。图经言欲卧，啖一两枚而寝，如此恐太多痞塞胃脘。

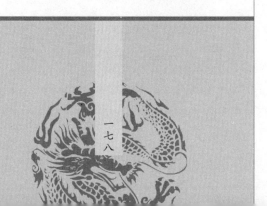

本草衍义

卷十九

白瓜子

实冬瓜仁也，服食中亦稀用。

白冬瓜

一二斗许大，冬月收为菜，压去汁，蜜煎代果。患发背及一切痈疽，削一大块置疮上。热则易之，分败热毒气甚良。

瓜蒂

此即甜瓜蒂也，去瓜皮用蒂，约半寸许，曝极干，不限多少为细末。量疾每用一二钱匕，腻粉一钱匕，以水半合，同调匀灌之，治风涎暴作，气塞倒卧。服之良久，涎自出，或觉有涎，用诸药行化不下。但如此服涎即出，或服药良久涎未出，含沙糖一块下咽即涎出。此物甚不损人，全胜石碌、硇砂辈。

本草衍義

卷十九

白瓜子

實冬瓜仁也。服食中亦稀用。

白冬瓜

一二斗許大。冬月收爲菜。壓去汁。蜜煎代果。患發背及一切癰疽。削一大塊置瘡上。熱則易之。分敗熱毒氣甚良。

瓜蔕

此卽甜瓜蔕也。去瓜皮用蔕。約半寸許。曝極乾。不限多少爲細末。量疾每用一二錢匕。膩粉一錢匕。以水半合。同調勻灌之。治風涎暴作。氣塞倒卧。服之良久。涎自出。或覺有涎。用諸藥行化不下。但如此服涎卽出。或服藥良久涎未出。含沙糖一塊下咽卽涎出。此物甚不損人。全勝石碌、硇砂輩。

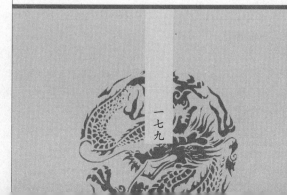

甜瓜

暑月服之。永不中暑氣。多食未有不下利者。貧下多食。至深秋作痢爲難治。爲其消損陽氣故也。亦可以如白冬瓜煎漬收。

冬葵子

葵菜子也。四方皆有。苗性滑利。不益人。患癰癤毒熱內攻未出膿者。水吞三五枚。遂作竅膿出。

蜀葵

四時取。紅單葉者根陰乾。治帶下排膿血惡物極有驗。

黃蜀葵花

與蜀葵別種。非爲蜀葵中黃者也。葉心下有紫檀色。摘之剔爲數處。就日乾之。不爾即浥爛。瘡家爲要藥。子臨產時取四十九粒研爛。用溫水調服。良久產。

莧實

入藥亦稀。苗又謂之人莧。人多食之。莖高而葉紅黃二色者。謂之紅人莧。可淹菜用。

甜瓜

暑月服之，永不中暑气，多食未有不下利者。贫下多食，至深秋作痢为难治。为其消损阳气故也，亦可以如白冬瓜煎渍收。

冬葵子

葵菜子也，四方皆有，苗性滑利，不益人。患痈疖毒热内攻未出脓者，水吞三五枚，遂作窍脓出。

蜀葵

四时取，红单叶者根阴干，治带下排脓血恶物极有验。

黄蜀葵花

与蜀葵别种，非为蜀葵中黄者也。叶心下有紫檀色，摘之剔为数处，就日干之，不尔即浥烂，疮家为要药。子临产时取四十九粒研烂，用温水调服，良久产。

苋实

入药亦稀，苗又谓之人苋，人多食之。茎高而叶红黄二色者，谓之红人苋，可淹菜用。

苦菜

四方皆有，在北道则冬方凋毙，生南方则冬夏常青，此月令小满节后，所谓苦菜秀者是此。叶如苦叶更狭，其绿色差淡，折之白乳汁出。常常点瘯子自落，味苦，花与野菊相似，春、夏、秋皆旋开花，去中热，安心神。

莴苣

今菜中，惟此有初生便堪生啖，四方皆有，多食昏人眼，蛇亦畏之。虫入耳，以汁滴耳中虫出，诸虫不敢食其叶，以其心置耳中，留虫出路虫亦出。有人自长立禁此一物不敢食，至老目不昏。苦苣捣汁傅丁疮殊验。青苗阴干，以备冬月，为末，水调傅亦可。

芜菁　芦菔

芜菁、芦菔二菜也，芦菔即萝蔔也。芜菁，今世俗谓之蔓菁，夏则枯。当此之时，蔬圃中复种之，谓之鸡毛菜。食心正在春时，诸菜之中，有益无损，于世有功。采撷之余，收子为油，根过食动气，河东太原所出极大，他处不及也。又出吐谷浑，后于莱菔条中。《尔雅》释但名芦菔，今谓之萝蔔是也，则芜菁条中，不合更言及芦菔两字，显

苦菜

四方皆有。在北道則冬方彫斃。生南方則冬夏常青。此月令小滿節後。所謂苦菜秀者是此。葉如苦葉更狹。其綠色差淡。折之白乳汁出。常常點瘯子自落。味苦。花與野菊相似。春夏秋皆旋開花。去中熱安心神。

萵苣

今菜中。惟此自初生便堪生啗。四方皆有。多食昏人眼。蛇亦畏之。蟲入耳。以汁滴耳中蟲出。諸蟲不敢食其葉。以其心置耳中。留蟲出路。蟲亦出。有人自長立禁此一物不敢食。至老目不昏。苦苣擣汁傅丁瘡殊驗。青苗陰乾。以備冬月。爲末。水調傅亦可。

蕪菁　蘆菔

蕪菁、蘆菔二菜也。蘆菔、即蘿蔔也。蕪菁、今世俗謂之蔓菁。夏則枯。當此之時。蔬圃中復種之。謂之鷄毛菜。食心正在春時。諸菜之中。有益無損。於世有功。採擷之餘。收子爲油。根過食動氣。河東太原所出極大。他處不及也。又出吐谷渾。後於萊菔條中。爾雅釋但名蘆菔。今謂之蘿蔔是也。則蕪菁條中不合更言及蘆菔兩字。顯

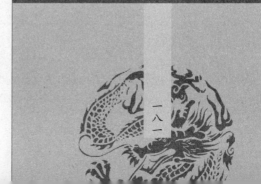

中医珍本文库影印点校（珍藏版）

見重複。從爾雅爲正。

萊菔根

即前條所謂蘆菔。今人止謂之蘿蔔。河北甚多。登萊亦好。服地黃、何首烏人食之。則令人髭髮白。世皆言草木中惟此下氣速者。爲其辛也。不然。如生薑、芥子又辛也。何止能散而已。萊菔辛而又甘。故能散緩而又下氣速也。散氣用生薑。下氣用萊菔。

菘菜

張仲景傷寒論。凡用甘草皆禁菘菜者是此。菘、菜也。葉如蕪菁。綠色差淡。其味微苦。葉嫩稍闊。不益中虛人。食之覺冷。

芥

似蕪菁。葉上紋皺起。色尤深綠爲異。子與苗皆辛。子元甚。多食動風。一品紫芥與此無異。紫色可愛。人多食之。然亦動風。又白芥子比諸芥稍大。其色白。入藥用。

苜蓿

唐李白詩云。天馬常啣苜蓿花是此。陝西甚多。飼牛馬。嫩時人兼食之。微甘淡。不

见重复。从《尔雅》为正。

莱菔根

即前条所谓莱菔，今人止谓之萝葡，河北甚多，登莱亦好。服地黄、何首乌人食之，则令人髭发白，世皆言草木中惟此下气速者，为其辛也。不然如生姜、芥子又辛也，何止能散而已。莱菔辛而又甘，故能散缓，而又下气速也。散气用生姜，下气用莱菔。

菘菜

张仲景《伤寒论》：凡用甘草皆禁菘菜者是此。菘，菜也，叶如芜菁，绿色差淡，其味微苦，叶嫩稍阔，不益中虚人，食之觉冷。

芥

似芜菁，叶上纹皱起，色尤深绿为异。子与苗皆辛，子元甚，多食动风。一品紫芥与此无异，紫色可爱，人多食之，然亦动风。又白芥子，比诸芥稍大，其色白，入药用。

苜蓿

唐李白诗云：天马常衔苜蓿花是此。陕西甚多，饲牛马，嫩时人兼食之，微甘淡，不

可多食。利大小肠，有宿根，刈讫又生。

蓼实

即《神农本经》第十一卷中水蓼之子也，彼言蓼则用茎，此言实即用子，故此复论子之功，故分为二条。春初以葫芦盛水浸湿，高挂于火上，昼夜使暖，遂生红芽。取以为蔬，以备五辛盘。又一种水红，与此相类，但苗茎高及丈，取子微炒，碾为细末，薄酒调二三钱服，治瘰疬，久则效，效则已。

葱实

葱初生名葱针，至夏则有花，于秋月植，作高沟垅，旋壅起，以备冬月用，曰冬葱，其实一也。又有龙角葱，每茎上出歧如角，皮赤者名楼葱，可煎汤溁下部。子皆辛，色黑，有皱纹，作三瓣。此物大底以发散为功，多食昏人神。

薤

叶如金灯叶，差狭而更光，故古人言薤露者，以其光滑难竚之义。《千金》治肺气喘急用薤白，亦取其滑泄也。与蜜同捣，涂汤火伤效甚速。

韭

可多食。利大小腸。有宿根。刈訖又生。

蓼實

即神農本經第十一卷中水蓼之子也。彼言蓼則用莖。此言實即用子。故此復論子之功。故分爲二條。春初以葫蘆盛水浸濕。高掛於火上。晝夜使煖。遂生紅芽。取以爲蔬。以備五辛盤。又一種水紅。與此相類。但苗莖高及丈。取子微炒。碾爲細末。薄酒調二三錢服。治瘰癧。久則效。效則已。

葱實

葱初生名葱針。至夏則有花。於秋月植。作高溝壠。旋壅起以備冬用。曰冬葱。其實一也。又有龍角葱。每莖上出歧如角。皮赤者名樓葱。可煎湯溁下部。子皆辛。色黑。有皺紋。作三瓣。此物大底以發散爲功。多食昏人神。

薤

葉如金燈葉。差狹而更光。故古人言薤露者。以其光滑難竚之義。千金治肺氣喘急用薤白。亦取其滑泄也。與蜜同搗。塗湯火傷效甚速。

韭

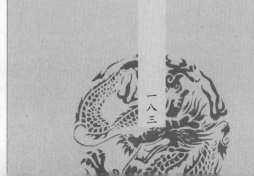

春食則香。夏食則臭。多食則昏神。子止精滑甚良。未出糞土爲韭黃。最不益人。食之即滯氣。蓋唅噎鬱未之氣故如是。孔子曰不時不食。正爲此輩。花食之動風。

白蘘荷

八九月間淹貯之。以備冬月作蔬果。治療只用生者。

蘇

此紫蘇也。背面皆紫者佳。其味微辛甘。能散。其氣香。今人朝暮湯其汁飲爲無益。醫家以謂芳草致豪貴之疾者。此有一焉。脾胃寒人飲之多泄滑。往往不覺。子治肺氣喘急。

水蘇

氣味與紫蘇不同。辛而不和。然一如蘇。但面不紫。及周圍槎牙如鴈齒。香少。

假蘇

荆芥也。只用穗。治產後血暈。及中風目帶上。四肢強直。爲末二三錢。童子小便一小盞調下嚥。良久即活。甚有驗。又治頭目風。荆芥穗、細辛、川芎等爲末。飯後湯點二錢。風搔遍身。濃煎湯淋渫。或坐湯中。

春食则香，夏食则臭，多食则昏神。子止精滑甚良，未出粪土为韭黄，最不益人，食之即滞气。盖唅噎郁未之气故如是。孔子曰：不时不食，正为此辈，花食之动风。

白蘘荷

八九月间淹贮之，以备冬月作蔬果。治疗只用生者。

苏

此紫苏也，背面皆紫者佳，其味微辛甘，能散，其气香，今人朝暮汤其汁饮为无益。医家以谓芳草，致豪贵之疾者，此有一焉。脾胃寒人饮之多泄滑，往往不觉。子治肺气喘急。

水苏

气味与紫苏不同，辛而不和，然一如苏。但面不紫，及周围槎牙如雁齿，香少。

假苏

荆芥也，只用穗，治产后血晕，及中风目带上，四肢强直。为末二三钱，童子小便一小盏调下咽，良久即活，甚有验。又治头目风，荆芥穗、细辛、川芎等为末，饭后汤点二钱，风搔遍身，浓煎汤淋渫，或坐汤中。

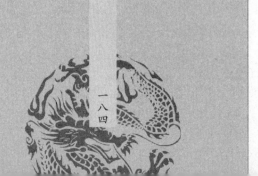

香薷

生山野，荆湖南北二川皆有，两京作圃种，暑月亦作蔬菜，治霍乱不可阙也，用之无不效。叶如茵陈，花茸紫，在一边成穗。凡四五十房为一穗，如荆芥穗，别是一种香。余如经。

薄荷

世谓之南薄荷，为有一种龙脑薄荷，故言南以别之。小儿惊风壮热，须此引药。猫食之即醉，物相感尔。治骨蒸热劳，用其汁与众药熬为膏。

蘩蒌

鸡肠草一物也，今虽分之为二，其鸡肠草条中独不言性味，故知一物也。鸡肠草春开小花，如绿豆大，茎叶如园荽，初生则直，长大即覆地。小户收之为齑食之，乌髭发。

葫

葫，大蒜也，其气极荤，然置臭肉中掩臭气，中暑毒人烂嚼三两瓣，以温水送之，下咽即知，仍禁饮冷水。又患暴下血，以葫五七枚去梗皮，量多少入豆豉捣为膏，可

香薷

生山野。荆湖南北二川皆有。兩京作圃種。暑月亦作蔬菜。治霍亂不可闕也。用之無不效。葉如茵蔯。花茸紫。在一邊成穗。凡四五十房爲一穗。如荆芥穗。别是一種香。餘如經。

薄荷

世謂之南薄荷。爲有一種龍腦薄荷。故言南以别之。小兒驚風壯熱。須此引藥。貓食之即醉。物相感爾。治骨蒸熱勞。用其汁與衆藥熬爲膏。

蘩蔞

雞腸草一物也。今雖分之爲二。其雞腸草條中獨不言性味。故知一物也。雞腸草春開小花。如菉豆大。莖葉如園荽。初生則直。長大即覆地。小戶收之爲齏食之。烏髭髮。

葫

葫大蒜也。其氣極葷。然置臭肉中掩臭氣。中暑毒人爛嚼三兩瓣。以溫水送之。下嚥即知。仍禁飲冷水。又患暴下血。以葫五七枚去梗皮。量多少入豆豉搗爲膏。可

丸。即丸梧子大。以米飲下五六十丸。無不愈者。人鼻衄。爛研一顆塗兩足心下。纔止便拭去。又將紫皮者橫切作片子厚一分。初患瘡發於背脇間。未辨癰疽者。若陽滯於陰即爲癰。陰滯於陽即爲疽。癰即皮光赤。疽即皮肉紋起不澤。並以葫片覆之。用艾灸。如已痛灸之不痛。如不痛灸至痛。初覺即便灸。無不效者。仍審度正於中心貼葫灸之。世人往往不晤此瘡。初見其瘡小不肯灸。惜哉。

蒜

蒜、小蒜也。又謂之蒚。苗如葱針。根白。木者如烏芋子。兼根煑食之。又謂之宅蒜。華佗用蒜齏是此物。

芸薹　不甚香。經冬根不死。辟蠹。於諸菜中亦不甚佳。

茄子

新羅國出一種淡光微紫色。形長味甘。今其子已遍中國蔬圃中。惟此無益。並無所治。止說損人。後人雖有處治之法。然終與本經相失。圃人又植於暖處。厚加糞壞。遂於小滿前後求貴價以售。既不以時。損人益多。不時不食。於可忽也。

馬齒莧　人多食之。然性寒滑。青黛條中已著。

丸，即丸梧子大，以米饮下五六十丸，无不愈者。人鼻衄，烂研一颗涂两足心下，才止便拭去。又将紫皮者横切作片子厚一分，初患疮发于背胁间，未辨痈疽者。若阳滞于阴即为痈，阴滞于阳即为疽。痈即皮光赤，疽即皮肉纹起不泽，并以葫片覆之，用艾灸。如已痛灸之不痛，如不痛灸至痛，初觉即便灸，无不效者。仍审度正于中心贴葫灸之，世人往往不晤此疮，初见其疮小不肯灸，惜哉！

蒜

蒜，小蒜也，又谓之蒚，苗如葱针，根白，木者如乌芋子，兼根煮食之。又谓之宅蒜，华佗用蒜齑是此物。

芸薹

不甚香，经冬根不死，辟蠹，于诸菜中亦不甚佳。

茄子

新罗国出一种淡光微紫色，形长味甘，今其子已遍中国蔬圃中，惟此无益，并无所治，止说损人。后人虽有处治之法，然终与本经相失。圃人又植于暖处，厚加粪坏，遂于小满前后求贵价以售，既不以时，损人益多。不时不食，于可忽也。

马齿苋

人多食之，然性寒滑，青黛条中已著。

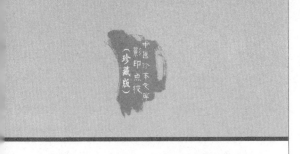

本草衍义

卷二十

胡麻

诸家之说，参差不一，止是今脂麻，更无他义。盖其种出于大宛，故言胡麻。今胡地所出者皆肥大，其纹鹊，其色紫黑，故如此区别，取油亦多，故诗云：松下饭胡麻，此乃是所食之谷无疑，与白油麻为一等。如川大黄、川当归、川升麻、上党人参、齐州半夏之类，不可与他土者更为一物。盖特以其地之所宜立名也。是知胡麻与白油麻为一物，尝官于顺安军雄霸州之间备见之。又二条皆言无毒，治疗大同。今之用白油麻，世不可一日阙也，然亦不至于大寒，宜两审之。

青蘘

即油麻叶也，陶隐居注亦曰胡麻叶也。胡地脂麻鹊色，子颇大。《日华子》云：叶作汤沐，润毛发，乃是今人所取胡麻叶，以汤浸之，良久涎出。汤遂稠黄色，妇人用之梳

本草衍義

卷二十

胡麻

諸家之說參差不一。止是今脂麻。更無他義。蓋其種出於大宛。故言胡麻。今胡地所出者皆肥大。其紋鵲。其色紫黑。故如此區別。取油亦多。故詩云。松下飰胡麻。此乃是所食之穀無疑。與白油麻爲一等。如川大黃、川當歸。川升麻。上黨人參。齊州半夏之類。不可與他土者更爲一物。蓋特以其地之所宜立名也。是知胡麻與白油麻爲一物。嘗官於順安軍雄霸州之間備見之。又二條皆言無毒。治療大同。今之用白油麻。世不可一日闕也。然亦不至於大寒。宜兩審之。

青蘘

即油麻葉也。陶隱居注亦曰胡麻葉也。胡地脂麻鵲色。子頗大。日華子云。葉作湯沐。潤毛髮。乃是今人所取胡麻葉。以湯浸之。良久涎出。湯遂稠黃色。婦人用之梳

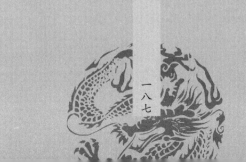

髮。由是言之。胡麻與白油麻。今之所謂脂麻者是矣。青蘘卽其葉無疑。

大麻子

海東來者最勝。大如蓮實。出毛羅島。其次出上郡北地。大如豆。南地者子小。去殼法。取麻子帛包之。沸湯中浸。湯冷出之。垂井中一夜。勿令着水。次日日中曝乾。就新瓦上挼去殼。簸揚取仁。粒粒皆完。張仲景麻仁丸。是用此大麻子。

白油麻

與胡麻一等。但以其色言之。比胡麻差淡。亦不全白。今人止謂之脂麻。前條已具。炒熟乘熱壓出油。而謂之生油。但可點照。須再煎煉。方謂之熟油。始可食。復不中點照。亦一異也。如鐵自火中出而謂之生鐵。亦此義耳。

飴糖

卽餳是也。多食動脾風。今醫家用以和藥。糯與粟米作者佳。餘不堪用。蜀黍米亦可造。不思食人少食之。亦使脾胃氣和。唐白樂天詩。一楪較牙餳者是此。

生大豆

有綠褐黑三種。亦有大小兩等。其大者出江浙湖南北。黑小者生他處。今用小者

发。由是言之，胡麻与白油麻，今之所谓脂麻者是矣。青蘘即其叶无疑。

大麻子

海东来者最胜，大如莲实，出毛罗岛。其次出上郡北地，大如豆。南地者子小。去壳法，取麻子帛包之，沸汤中浸，汤冷出之，垂井中一夜，勿令着水。次日日中曝干，就新瓦上挼去壳，簸扬取仁，粒粒皆完。张仲景麻仁丸，是用此大麻子。

白油麻

与胡麻一等，但以其色言之，比胡麻差淡，亦不全白。今人止谓之脂麻，前条已具，炒熟乘热压出油，而谓之生油。但可点照，须再煎炼，方谓之熟油，始可食，复不中点照，亦一异也。如铁自火中出而谓之生铁，亦此义耳。

饴糖

即餳是也，多食动脾风。今医家用以和药，糯与粟米作者佳，余不堪用。蜀黍米亦可造，不思食人少食之，亦使脾胃气和。唐白乐天诗：一楪较牙餳者是此。

生大豆

有绿、褐、黑三种，亦有大小两等，其大者出江浙湖南北，黑小者生他处，今用小者

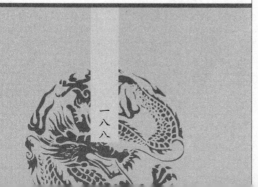

力更佳。炒熟以枣肉同捣之为面代粮。又治产后百病，血热，并中风疾痱，止痛，背强口噤。但烦热瘈疭若渴，身肿剧呕逆。大豆五升，急水淘净，无灰酒一斗，熬豆令微烟出，倾入酒瓶中沃之，经一日已上，服酒一升，取差为度。如素不饮酒，即量多少服。若口噤即加独活半斤，微微椎破同沃，仍增酒至一斗二升，暑月旋作恐酸坏，又可硙为腐食之。

赤小豆

食之行小便，久则虚人，令人黑瘦枯燥。关西河北京东西多食之，花治宿酒渴病。

大麦

性平凉，有人患缠喉风，食不能下，将此面作稀糊令咽之，既滑腻，容易下咽，以助胃气。三伏中朝廷作炒以赐臣下，作蘖造餳。

青、黄、白粱米

此三种食之不及黄粱，青白二种性皆微凉，独黄粱性甘平，岂非得土之中和气多耶。今黄白二种，西洛间农家多种，为饭尤佳，余用则不相宜。然其粒尖小于他谷，收实少，故能种者亦稀。白色者味淡。

力更佳。炒熟以棗肉同擣之爲麨代糧。又治產後百病。血熱。并中風疾痱。止痛。背強口噤。但煩熱瘈瘲若渴。身背腫劇嘔逆。大豆五升。急水淘淨。無灰酒一斗。熬豆令微煙出。傾入酒瓶中沃之。經一日已上。服酒一升。取差爲度。如素不飲酒。即量多少服。若口噤即加獨活半斤。微微椎破同沃。仍增酒至一斗二升。暑月旋作恐酸壞。又可硙爲腐食之。

赤小豆

食之行小便。久則虛人。令人黑瘦枯燥。關西河北京東西多食之。花治宿酒渴病。

大麥

性平涼。有人患纏喉風。食不能下。將此麪作稀糊令嚥之。既滑膩。容易下嚥。以助胃氣。三伏中朝廷作麨以賜臣下。作蘖造餳。

青黃白粱米

此三種食之不及黃粱。青白二種性皆微涼。獨黃粱性甘平。豈非得土之中和氣多耶。今黃白二種。西洛間農家多種。爲飰尤佳。餘用則不相宜。然其粒尖小於他穀。收實少。故能種者亦稀。白色者味淡。

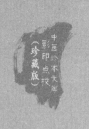

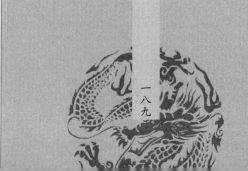

粟米

利小便。故益脾胃。

丹黍米

黍皮赤。其米黄。惟可爲糜。不堪爲飰。粘着難解。然亦動風。

蘖米

此則粟蘖也。今穀神散中用之。性又溫於大麥。

秫米

初擣出淡黄白色。經久色如糯。用作酒者是此米。亦不堪爲飰。最粘。故宜酒。

陳廩米

今經與諸家注說。皆不言是秔米。爲復是粟米。然秔粟二米。陳者性皆冷。頻食之。令人自利。與經所說稍戾。煎煑亦無膏膩。入藥者今人多用新粟米。至如舂杵頭細糠。又復不言新陳秔粟。然皆不及新。稻粟二糟。陳則氣味已腐敗。

酒

呂氏春秋曰。儀狄造酒。戰國策曰。帝女儀狄造酒進之於禹。然本草中已著酒名。

粟米

利小便，故益脾胃。

丹黍米

黍皮赤，其米黄，惟可为糜，不堪为饭，粘着难解。然亦动风。

蘖米

此则粟蘖也，今谷神散中用之，性又温于大麦。

秫米

初捣出淡黄白色，经久色如糯，用作酒者是此米。亦不堪为饭，最粘，故宜酒。

陈廪米

今经与诸家注说，皆不言是粳米，为复是粟米。然粳、粟二米，陈者性皆冷，频食之，令人自利，与经所说稍戾。煎煮亦膏腻，入药者今人多用新粟米，至如舂杵头细糠，又复不言新陈粳粟。然皆不及新，稻粟二糟，陈则气味已腐败。

酒

《吕氏春秋》曰：仪狄造酒。《战国策》曰：帝女仪狄造酒进之于禹，然本草中已著酒名。

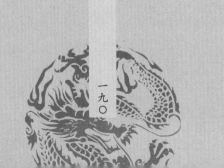

信非仪狄明矣。又读《素问》首言以妄为常，以酒为浆，如此则酒自黄帝始，非仪狄也。古方用酒有醇酒、春酒、社坛余胙酒、槽下酒、白酒、青酒、好酒、美酒、葡萄酒、秫黍酒、粳酒、蜜酒、有灰酒、新熟无灰酒、地黄酒，今有糯酒、煮酒、小豆麹酒、香药麹酒、鹿头酒、羔儿等酒。今江浙湖南北又以糯米粉入众药，和合为麹，曰饼子酒。至于官务中亦用四夷酒，更别中国，不可取以为法。今医家所用酒，正宜斟酌，但饮家惟取其味，不顾入药如何尔，然久之未见不作疾者。盖此物损益兼行，可不谨欤。汉赐丞相上樽酒，糯为上，稷为中，粟为下者。今入药佐使，专以糯米用清水白面麹所造为正。古人造麹，未见入诸药合和者，如此则功力和厚，皆胜余酒。今人又以麦蘖造者，盖止是醴尔，非酒也。书曰：若作酒醴，尔惟麹蘖，酒则须用麹，醴故用蘖。盖酒与醴其气味甚相辽，治疗岂不殊也。

藊豆

有黑、白、鹊三等，皆于豆脊有白路，白者治霍乱筋转。

粳米

白晚米为第一，早熟米不及也。平和五藏，补益胃气，其功莫逮。然稍生则复不益

信非儀狄明矣。又讀素問首言以妄爲常。以酒爲漿。如此則酒自黃帝始。非儀狄也。古方用酒有醇酒、春酒、社壇餘胙酒、槽下酒、白酒、青酒、好酒、美酒、葡萄酒、秫黍酒、秔酒、蜜酒、有灰酒、新熟無灰酒、地黃酒。今有糯酒、煮酒、小豆麴酒、香藥麴酒、鹿頭酒、羔兒等酒。今江浙湖南北又以糯米粉入衆藥和合爲麴。曰餅子酒。至於官務中亦用四夷酒。更別中國。不可取以爲法。今醫家所用酒。正宜斟酌。但飲家惟取其味。不顧入藥如何爾。然久之未見不作疾者。蓋此物損益兼行。可不謹歟。漢賜丞相上樽酒。糯爲上。稷爲中。粟爲下者。今入藥佐使。專以糯米用清水白麪麴所造爲正。古人造麴。未見入諸藥合和者。如此則功力和厚。皆勝餘酒。今人又以麥蘗造者。蓋止是醴爾。非酒也。書曰。若作酒醴。爾惟麴蘗。酒則須用麴。醴故用蘗。蓋酒與醴其氣味甚相遼。治療豈不殊也。

藊豆

有黑白鵲三等。皆於豆脊有白路。白者治霍亂筋轉。

粳米

白晚米爲第一。早熟米不及也。平和五藏。補益胃氣。其功莫逮。然稍生則復不益

脾。過熟則佳。

稻米

今造酒者是此。水田米皆謂之稻。前既言粳米即此。稻米乃糯稻無疑。温故可以為酒。酒為陽。故多熱。又令人大便堅。非糯稻孰能與於此。西域記天竺國土溽熱。稻歲四熟。亦可驗矣。

稷米

今謂之穄米。先諸米熟。又其香可愛。故取以供祭祀。然發故疾。只堪為飯。不粘着。其味淡。

罌子粟

其花亦有多葉者。其子一罌數千萬粒。大小如葶藶子。其色白。隔年種則佳。研子以水煎。仍加蜜為罌粟湯。服石人甚宜飲。

醋

酒糟為之。乞鄰者是此物。然有米醋、麥醋、棗醋。米醋最釅。入藥多用。穀氣全也。故勝糟醋。產婦房中常得醋氣則為佳。酸益血也。磨雄黃塗蜂蠆。亦取其收而不散

脾，过熟则佳。

稻米

今造酒者是此，水田米皆谓之稻，前既言粳米即此，稻米乃糯稻无疑。温故可以为酒，酒为阳，故多热，又令人大便坚，非糯稻孰能与于此。《西域记》天竺国土溽热，稻岁四熟，亦可验矣。

稷米

今谓之穄米，先诸米熟，又其香可爱，故取以供祭祀。然发故疾，只堪为饭，不粘着，其味淡。

罂子粟

其花亦有多叶者，其子一罂数千万粒，大小如葶苈子，其色白，隔年种则佳。研子以水煎。仍加蜜为罂粟汤，服石人甚宜饮。

醋

酒糟为之，乞邻者是此物，然有米醋、麦醋、枣醋。米醋最酽，入药多用，谷气全也，故胜糟醋。产妇房中常得醋气则为佳，酸，益血也。磨雄黄涂蜂虿，亦取其收而不散

也。今人食酸则齿软，谓其水生木，水气弱，木气盛，故如是。造靴皮须得此而纹皱，故知其性收敛，不负酸收之说。

酱

圣人以谓不得即不食，意欲五味和，五藏悦而受之。此亦安乐之一端。

小麦

暴淋煎汤饮，为面作糊，入药水调，治人中暑。马病肺卒热，亦以水调嚾愈，生嚼成筋，可以粘禽虫。

本草衍义终

也。今人食酸則齒軟。謂其水生木。水氣弱。木氣盛。故如是。造靴皮須得此而紋皺。故知其性收斂。不負酸收之說。

醬

聖人以謂不得即不食。意欲五味和。五藏悅而受之。此亦安樂之一端。

小麥

暴淋煎湯飲。爲麵作糊。入藥水調。治人中暑。馬病肺卒熱。亦以水調嚾愈。生嚼成筋。可以粘禽蟲。

本草衍義終

本草衍句

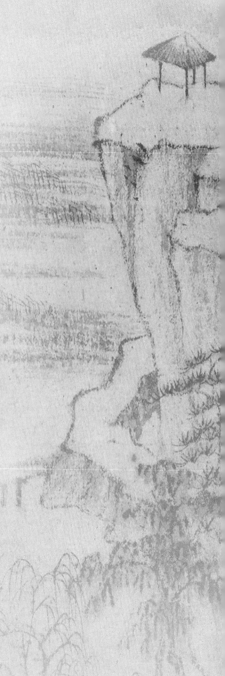

自序

本草家数最多，而烦减不一，其药味之减者，惟《神农本经》三百六十种。历代以来，踵事日增，至明之《纲目》多至千余，其烦极矣。然药味虽烦，而发明主治详悉源流集诸家之大成，汇众方之精义，诚医家之准绳也。但卷数烦多，难于识诵一经，掩卷则复茫然。况下愚之资何能识其万一，近开减易之门，如珍珠囊药性赋句，读无多，便于强识，减则减矣。而源委不清，证治不明，药不入于何经，治于何病也。凡药味各具一性情，各显数功效，治必多于数症，用不拘于一经，或在此则为专，或在彼而为使，其药味之相得寒温之各殊。苟不洞悉其性情，焉能尽识其功效哉。愚不揣固陋，因集本草而衍句之选诸注，以辅翼之。择古方之平易者，又从而附丽之朗若列眉明如指掌，药不求多寡，堪敌众辞。务明晰句不尚文，皆随其性情功效而敷衍成章，不敢妄增一字，因名之曰衍句。使吾

自序

本草家數最多而煩減不一其藥味之減者惟神農本經三百六十種歷代以來踵事日增至明之綱目多至千餘其煩極矣然藥味雖煩而發明主治詳悉源流集諸家之大成匯衆方之精義誠醫家之準繩也但卷數煩多難於識誦一經掩卷則復茫然況下愚之資何能識其萬一近開減易之門如珍珠囊藥性賦句讀無多便於強識減則減矣而源委不清證治不明藥不入於何經治於何病也凡藥味各具一性情各顯數功效治必多於數症用不拘於一經或在此則爲耑或在彼而爲使其藥味之相得寒溫之各殊苟不洞悉其性情焉能盡識其功效哉愚不揣固陋因集本草而衍句之選諸注以輔翼之擇古方之平易者又從而附麗之朗若列眉明如指掌藥不求多寡堪敵衆辭務明晰句不尚文皆隨其性情功效而敷衍成章不敢妄增一字因名之曰衍句使吾

孫有所持循易於誦讀爲入門之階梯較之藥性賦則覺其煩合之綱目未免太減然自此神而明之引而伸之則不拘於煩減間也著者識

孙有所持，循易于诵读为入门之阶梯，较之《药性赋》则觉其烦，合之纲目，未免太减。然自此神而明之，引而伸之，则不拘于烦减间也，著者识。

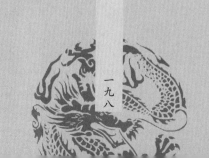

药性章部（共一百四十三味）

甘草　黄者　人参　沙参　齐苊　桔梗　玉竹　知母　肉苁蓉　琐阳　天麻　白术　苍术　巴戟天　狗脊　远志　淫羊藿　元参　地榆　丹参　紫草　白头翁　白芨　三七　黄连　胡黄连　黄芩　秦艽　柴胡　前胡　防风　独活　羌活　升麻　苦参　白藓皮　延胡索　贝母　白茅根　龙胆草　细辛　白薇　白前　当归　川芎　蛇床子　藁本　白芷　白芍药　赤芍　牡丹皮　木香　高良姜　红豆蔻　草果　白蔻仁　砂仁　益志仁　肉豆蔻　破故纸

藥性章部（共一百四十三味）

甘草　黃耆　人參　沙參　齊苊　桔梗
玉竹　知母　肉蓯蓉　瑣陽　天麻　白朮
蒼朮　巴戟天　狗脊　遠志　淫羊藿　元參
地榆　丹參　紫草　白頭翁　白芨　三七
黃連　胡黃連　黃芩　秦艽　柴胡　前胡
防風　獨活　羌活　升麻　苦參　白蘚皮
延胡索　貝母　白茅根　龍胆草　細辛　白薇
白前　當歸　川芎　蛇床子　藁本　白芷
白芍藥　赤芍　牡丹皮　木香　高良薑　紅豆蔻
草果　白蔻仁　砂仁　益志仁　肉豆蔻　破故紙

薑黃　鬱金　莪朮　荊三稜　香附　藿香
蘭草　澤蘭　香薷　荊芥　薄荷　紫蘇
蘇子　甘菊花　艾葉　茵陳蒿　青蒿　益母草
茺蔚子　夏枯草　旋覆花　紅花　續斷　牛蒡子
蘆根　豨薟草　麻黃　木賊　燈草　生地
熟地　懷牛膝　紫菀　麥冬　冬葵子　款冬花
地膚子　瞿麥　葶藶子　車前子　連翹　萹蓄
白蒺藜　沙苑蒺藜　海金砂　大黃　大戟　甘遂
常山　附子　白附子　南星　半夏　射干
芫花　兔絲子　五味子　覆盆子　使君子　馬兜鈴
牽牛　括蔞　天花粉　葛根　天門冬　何首烏

姜黄　郁金　莪术　荆三棱　香附　藿香　兰草　泽兰　香薷　荆芥　薄荷　紫苏　苏子　甘菊花　艾叶　茵陈蒿　青蒿　益母草　茺蔚子　夏枯草　旋覆花　红花　续断　牛蒡子　芦根　豨莶草　麻黄　木贼　灯草　生地　熟地　怀牛膝　紫菀　麦冬　冬葵子　款冬花　地肤子　瞿麦　葶苈子　车前子　连翘　萹蓄　白蒺藜　沙苑蒺藜　海金砂　大黄　大戟　甘遂　常山　附子　白附子　南星　半夏　射干　芫花　兔丝子　五味子　覆盆子　使君子　马兜铃　牵牛　栝蒌　天花粉　葛根　天门冬　何首乌

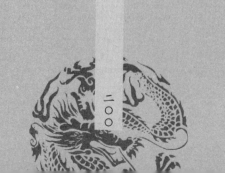

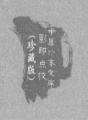

萆薢 土茯苓 山豆根 威灵仙 防己 木通 通草 钩藤 金银花 天仙藤 泽泻 石菖蒲 蒲黄 海藻 石斛 骨碎 补马勃

药性木部附果部（共六十九味）

柏子仁 侧柏叶 肉桂 桂枝 辛荑 沉香 丁香 降真香 乌药 黄柏 厚朴 杜仲 海桐皮 川楝子 槐实 槐花 秦皮 桑白皮 桑叶 桑枝 桑寄生 枳实 枳壳 栀子 酸枣仁 山茱萸 金樱子 郁李仁 女贞子 南烛子 五加皮 枸杞子 地骨皮 蔓荆子 白茯苓赤苓苓皮 茯神心中木 琥珀 猪苓 竹叶 竹茹 竹沥

萆薢 土茯苓 山豆根 威靈仙 防己 木通
通草 鈎藤 金銀花 天仙藤 澤瀉 石菖蒲
蒲黄 海藻 石斛 骨碎補 馬勃

藥性木部附果部（共六十九味）

柏子仁 側柏葉 肉桂 桂枝 辛荑 沉香
丁香 降眞香 烏藥 黄柏 厚樸 杜仲
海桐皮 川楝子 槐實 槐花 秦皮 桑白皮
桑葉 桑枝 桑寄生 枳實 枳壳 梔子
酸棗仁 山茱萸 金櫻子 郁李仁 女貞子 南燭子
五加皮 枸杞子 地骨皮 蔓荆子 白茯苓赤苓苓皮
茯神心中木 琥珀 猪苓 竹葉 竹茹 竹瀝

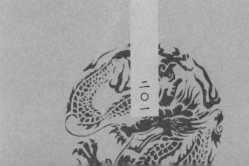

竹黃　杏仁　烏梅　大棗　梨　木瓜
山查　柿蒂霜　陳皮　青皮橘核附　枇杷葉　胡桃
荔枝核　龍眼肉　檳榔　大腹皮　川椒　椒目
吳茱萸　甘蔗　蓮心　蓮鬚　蓮房　蓮藕
荷葉　荷鼻　芡實　荸薺

藥性石部（共九味）

伏龍肝　紫石英　石羔　滑石　赤石脂　代赭石
禹餘糧　樸硝　元明粉

藥性各部（共十味）

火麻仁　苡仁　黑大豆　赤小豆　白扁豆　淡豆豉
神麯　紅麯　麥芽　穀芽

竹黄　杏仁　乌梅　大枣　梨　木瓜　山楂　柿蒂霜　陈皮　青皮橘核附　枇杷叶　胡桃　荔枝核　龙眼肉　槟榔　大腹皮　川椒　椒目　吴茱萸　甘蔗　莲心　莲须　莲房　莲藕　荷叶　荷鼻　芡实　荸荠

药性石部（共九味）

伏龙肝　紫石英　石羔　滑石　赤石脂　代赭石　禹余粮　朴硝　元明粉

药性各部（共十味）

火麻仁　苡仁　黑大豆　赤小豆　白扁豆　淡豆豉　神曲　红曲　麦芽　壳芽

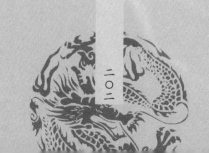

药性菜部附虫介部

(共二十四味)

韭菜　韭菜子　葱　薤白　白芥子　莱菔子　姜生干皮炮黑姜　茴香　山药　百合　桑螵蛸　僵蚕　蚕沙　蝉退　蚯蚓　龙骨　穿山甲　龟板　鳖甲　牡蛎　石决明　五灵脂　夜明砂　燕窝

药性兽部附人部

(共十一味)

阿胶　虎骨　犀角　羚羊角　鹿茸　发灰　鹿角胶霜　猳鼠矢　童便　秋石　人中黄　茜草　旱莲草　苍耳子　全蝎

藥性菜部附蟲介部(共二十四味)

韭菜　韭菜子　葱　薤白　白芥子　萊菔子

薑生乾皮炮黑薑　茴香　山藥　百合　桑螵蛸　殭蠶

蠶沙　蟬退　蚯蚓　龍骨　穿山甲　龜板

鱉甲　牡蠣　石决明　五靈脂　夜明砂　燕窩

藥性獸部附人部(共十一味)

阿膠　虎骨　犀角　羚羊角　鹿茸　髮灰

鹿角膠霜　猳鼠矢　童便　秋石　人中黃　茜草

旱蓮草　蒼耳子　全蠍

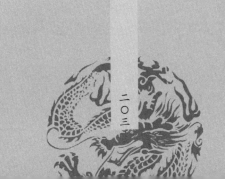

十八反

本草明言十八反逐一從頭說與君人參芍藥與沙參細辛元參及紫參苦參丹參幷前藥一見藜蘆便殺人白芨白斂幷半夏瓜蔞貝母五般眞莫見烏頭與烏啄逢之一反疾如神大戟芫花幷海藻甘遂已上反甘草若還吐蠱用翻腸尋恆犯之都不好蜜蠟莫與葱相覩石决明休見雲母藜蘆莫使酒來浸人若犯之都是苦

十九畏

硫黃原是火之精樸硝一見便烟消水銀莫與砒霜見狼毒最怕密陀僧巴豆性烈最爲上便與牽牛不順情丁香莫與鬱金見牙硝難合京三稜川烏草烏不順犀人參又忌五靈脂官桂善能調冷氣石脂相見便蹺蹊大抵修合看順逆炮爁炙煿要精微

十八反

本草明言十八反，逐一从头说与君。人参芍药与沙参，细辛元参及紫参。苦参丹参并前药，一见藜芦便杀人。白芨白敛并半夏，瓜蒌贝母五般真。莫见乌头与乌啄，逢之一反疾如神。大戟芫花并海藻，甘遂已上反甘草。若还吐蛊用翻肠，寻恒犯之都不好。蜜蜡莫与葱相睹，石决明休见云母。藜芦莫使酒来浸，入若犯之都是苦。

十九畏

硫黄原是火之精，朴硝一见便烟消。水银莫与砒霜见，狼毒最怕密陀僧。巴豆性烈最为上，便与牵牛不顺情。丁香莫与郁金见，牙硝难合京三棱。川乌草乌不顺犀，人参又忌五灵脂。官桂善能调冷气，石脂相见便跷蹊。大抵修合看顺逆，炮爁炙煿要精微。

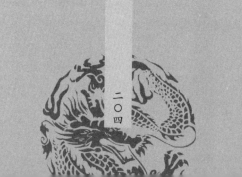

妊娠忌服

蚬斑水蛭及虻虫，乌头附子配天雄。葛根水银并巴豆，牛膝苡仁与蜈蚣。三棱代赭芫花射。大戟蛇蜕黄雌雄，牙硝芒硝牡丹桂。槐花牵牛皂角同。半夏南星与通草，瞿麦干姜桃仁通。硼砂干漆蟹甲爪，地胆茅根都不中。

引经报使

小肠膀胱属太阳，藁本羌活是本乡。三焦胆与肝胞络，少阳厥阴柴胡强。大肠阳明并足胃，葛根白芷升麻当。太阴肺脉中焦起，白芷升麻葱白乡。脾经少与肺部异，升麻兼之白芷详。少阴心经独活主，肾经独活加桂良。通经用此药为使，岂能有病到膏肓。

十二经

太阳小肠足膀胱，阳明大肠足胃当。少阳三焦足胆配，太阴手肺足脾乡。少阴

妊娠忌服

蜆斑水蛭及蝱蟲烏頭附子配天雄葛根水銀幷巴豆牛膝苡仁與蜈蚣三稜代赭芫花射大戟蛇蛻黃雌雄牙硝芒硝牡丹桂槐花牽牛皂角同半夏南星與通草瞿麥乾薑桃仁通硼砂乾漆蟹甲爪地胆茅根都不中

引經報使

小腸膀胱屬太陽藁本羌活是本鄉三焦胆與肝胞絡少陽厥陰柴胡強大腸陽明幷足胃葛根白芷升麻當太陰肺脈中焦起白芷升麻葱白鄉脾經少與肺部異升麻兼之白芷詳少陰心經獨活主腎經獨活加桂良通經用此藥爲使豈能有病到膏肓

十二經

太陽小腸足膀胱陽明大腸足胃當少陽三焦足胆配太陰手肺足脾鄉少陰

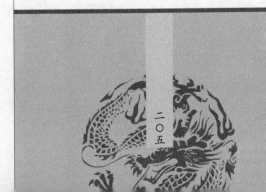

心經足爲腎厥陰包絡足肝方（心肝脾肺腎爲臟餘者皆爲腑）

十劑曰

宣可去壅薑橘之屬鬱而不散者用之如梔豉湯瓜蒂散

通可去滯通草防已之屬留而不行者用之如五苓散十棗湯

補可去弱人參羊肉之屬氣弱血弱者用之如附子湯理中湯

泄可去閉葶藶大黃之屬閉而有餘者用之如陷胸湯承氣湯抵當湯

重可去怯磁石鐵粉之屬氣浮神志不定者用之如龍骨牡蠣湯

輕可去實麻黃葛根之屬氣實腠理閉密者用之如麻黃湯葛根湯

滑可去著冬葵楡皮之屬氣著經澀二便澀者用之如猪胆導蜜煎導

澀可去脫龍骨牡蠣之屬氣脫遺溺遺精者用之如石脂丸桃花湯

燥可去濕桑白皮赤豆之屬分上中下表裏用之如麻黃連翹赤小豆湯

心经足为肾，厥阴包络足肝方（心、肝、脾、肺、肾为脏，余者皆为腑）。

十剂曰

宣可去壅，姜橘之属，郁而不散者用之，如栀豉汤、瓜蒂散。

通可去滞，通草、防已之属，留而不行者用之，如五苓散、十枣汤。

补可去弱，人参、羊肉之属，气弱血弱者用之，如附子汤、理中汤。

泄可去闭，葶苈大黄之属，闭而有余者用之，如陷胸汤、承气汤、抵当汤。

重可去怯，磁石、铁粉之属，气浮神志不定者用之，如龙骨牡蛎汤。

轻可去实，麻黄葛根之属，气实腠理闭密者用之，如麻黄汤、葛根汤。

滑可去著，冬葵、榆皮之属，气著经涩，二便涩者用之，如猪胆、导蜜煎导。

涩可去脱，龙骨、牡蛎之属，气脱、遗溺、遗精者用之，如石脂丸、桃花汤。

燥可去湿，桑白皮、赤豆之属，分上、中、下，表里用之，如麻黄连翘赤小豆汤。

濕可去枯紫石英白石英之屬氣枯血枯者用之如黃連阿膠湯

寒可去熱硝黃之屬如白虎湯

熱可去寒桂附之屬如白通湯四逆湯

湿可去枯，紫石英、白石英之属，气枯、血枯者用之，如黄连阿胶汤。

寒可去热，硝黄之属，如白虎汤。

热可去寒，桂附之属，如白通汤、四逆汤。

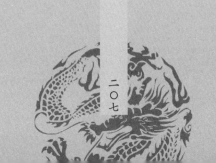

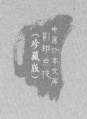

高士宗用藥大略

凡藥空通者轉氣機如升麻木通烏藥防已通草皆屬空通藤蔓者走經脈如銀花乾葛風藤續斷寄生皆屬藤蔓至於不必藤蔓而入血分之藥亦走經脈如紅花當歸丹皮秦艽白芍之類胸膈不和在兩乳之上則川貝茜草桔梗麥冬木通栝蔞仁主開胸痺凡胃絡與心包絡不相通貫致不能橫行旁達者此藥亦主之心氣不交於腎則桂枝茯苓棗仁枸杞可使心氣歸伏於下肝氣有餘而內逆則用元胡青皮靈脂香附白蒺藜之類以踈肝凡藥有刺而屬金者皆主伐肝蓋金能制風金能平木制風平木則所以伐肝也肝氣不足而內虛則用山萸五味熟地當歸白芍木瓜之類以補肝又水能生木補腎則補肝所謂虛則補其母也黃耆助三焦之氣從經脈以達肌腠若三焦內虛不能從經脈而達肌腠者必用之白朮補脾土脾土虛者必用之類如山藥石斛米仁乾

高士宗用药大略

凡药空通者，转气机，如升麻、木通、乌药、防己、通草，皆属空通。藤蔓者，走经脉，如银花、干葛、风藤、续断、寄生，皆属藤蔓。至于不必藤蔓而入血分之药，亦走经脉，如红花、当归、丹皮、秦艽、白芍之类。胸膈不和，在两乳之上，则川贝、茜草、桔梗、麦冬、木通、栝蒌仁主开胸痹。凡胃络与心包不相通贯，致不能横行旁达者，此药亦主之。心气不交于肾，则桂枝、茯苓、枣仁、枸杞可使心气归伏于下。肝气有余而内逆，则用元胡、青皮、灵脂、香附、白蒺藜之类，以疏肝。凡药有刺而属金者，皆主伐肝。盖金能制风，金能平木，制风平木，则所以伐肝也。肝气不足而内虚，则用山萸、五味、熟地、当归、白芍、木瓜之类以补肝。又水能生木，补肾则补肝，所谓虚则补其母也。黄耆助三焦之气，从经脉以达肌腠。若三焦内虚不能从经脉而达肌腠者，必用之。白术补脾土，虚者必用之类，如山药、石斛、米仁、干姜、炙草，皆脾土药也。五味、杜仲、故纸、巴戟、熟地，皆补肾药也。阳气立而阴精不足。凡此可补，然缓着也。若肾精竭而阳无所附，又宜桂附以补阳。五藏调和，六府无恙，或三焦火气有余，阳明燥气上炽，少阳相火妄动，则芩、连、栀、柏。凡泻火清凉，皆可用也。若脏腑内虚而燥火上炎者，又当和其脏府，或补泻兼施，不要专行凉泻矣。肺为五脏之长，受朝百脉，不宜有病。其咳嗽之症，虽关于肺而病根在于别藏别府。府藏之气不循经上行，各上逆于肺而为咳也。若咳果在于肺，久久便为不治之症，而肺经之药通变无穷，不可执一。如杏仁、桔梗、桑皮、芥子、麻黄、紫苏、葶苈，皆泻肺药也。百合、款冬、川贝、人参、五味，皆补肺药也。而补脾之药，亦所以补肺。盖足太阴属脾土，手太阴属肺金，土能生金，故补脾即所以补肺也。凡发散毛窍，解肌出汗之药，皆所以泻肺。盖肺主皮毛，金能生水，实则写（泻）其子，故皮毛汗出，所以泻肺也。其病在骨，当用肾藏之药，桂附可用。其病在

薑炙草皆脾土藥也五味杜仲故紙巴戟熟地皆補腎藥也陽氣立而陰精不足凡此可補然緩着也若腎精竭而陽無所附又宜桂附以補陽五臟調和六府無恙或三焦火氣有餘陽明燥氣上熾少陽相火妄動則芩連梔柏凡瀉火清凉皆可用也若臟腑內虛而燥火上炎者又當和其臟府或補瀉兼施不可耑行凉瀉矣肺爲五臟之長受朝百脈不宜有病其咳嗽之症雖關於肺而病根在於別藏別府府藏之氣不循經上行各上逆於肺而爲咳也若咳果在於肺久久便爲不治之症而肺經之藥通變無窮不可執一如杏仁桔梗桑皮芥子蔴黃紫蘇葶藶皆瀉肺藥也百合欵冬川貝人參五味皆補肺藥也而補脾之藥亦所以補肺蓋足太陰屬脾土手太陰屬肺金土能生金故補脾卽所以補肺也凡發散毛竅解肌出汗之藥皆所以瀉肺蓋肺主皮毛金能生水實則寫其子故皮毛汗出所以瀉肺也其病在骨當用腎藏之藥桂附可用其病在

筋當用肝臟之藥當歸芍藥可用及前補肝之藥皆可用也病在肌肉當用補脾助土之藥病在經脈當用心包絡之藥病在皮毛當用肺經之藥其藥已載於前意會而神明之可也

筋，当用肝脏之药，当归、芍药可用，及前补肝之药皆可用也。病在肌肉，当用补脾助土之药。病在经脉，当用心包络之药。病在皮毛，当用肺经之药。其药已载于前，意会而神明之可也。

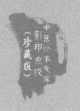

本草衍句

著者失名

休宁金山农履升录存

绍兴裘庆元吉生校刊

甘草　味甘，气平，三阴经药，炙则补中，生则泻火，补脾胃之不足，泻心火之有余。咽中疼痛可获升散之功，腹里急缩得收和缓之益。热药用之缓其热，庶无僭上之灾寒药，用之缓其寒，能免速下之害。协和诸药而不争，解除百毒而皆效。中满、呕吐，病非所宜，藻遂戟芫性实相反。然欲涌痰涎，十枣齐施损除，腹痛芍药并重（得桔梗清咽喉，得大豆解百毒），极除胸中积热，止茎中痛淋。

伤寒咽痛少阴症，甘草主之，用甘草二两，蜜水炙，水煎服。舌肿塞口，不治杀人，甘草煎浓汤，热漱频吐。

本草衍句

著者失名

休寧金山農履陞錄存

紹興裘慶元吉生校刊

甘草　味甘氣平三陰經藥炙則補中生則瀉火補脾胃之不足瀉心火之有餘咽中疼痛可獲升散之功腹裏急縮得收和緩之益熱藥用之緩其熱庶無僭上之災寒藥用之緩其寒能免速下之害協和諸藥而不爭解除百毒而皆效中滿嘔吐病非所宜藻遂戟芫性實相反然欲湧痰涎十棗齊施損除腹痛芍藥並重(得桔梗清咽喉得大豆解百毒)梢除胸中積熱止莖中痛淋

傷寒咽痛少陰症甘草主之用甘草二兩蜜水炙水煎服舌腫塞口不治殺人甘草煎濃湯熱漱頻吐

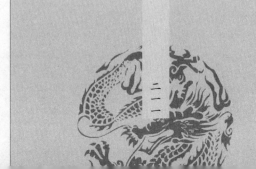

肺痿多涎肺痿吐涎汁頭眩小便數而不嗽者肺中冷也甘草乾薑湯溫之甘草炙肺熱喉痛有熱痰者甘草桔梗入阿膠

小兒尿血遺尿甘草一兩煎服

黃耆　甘益元氣溫補勞傷外行皮毛溫分肉而實腠理中壯脾胃去肌熱而充皮膚大風癩疾（去肌肉中之風毒）五痔鼠瘻（去肌肉中之濕毒）生則固表發汗止汗皆能熟則補中排膿止痛必用爲瘡家之聖藥有補表之兼長舉下陷之虛陽（帶下崩中之症）實不固之衛氣（盜汗自汗要藥）傷寒尺脈不至者相宜督脈陽維爲病者並濟（經云陽維爲病苦寒熱督脈爲病脊強而厥黃耆入手足太陰經得當歸能補血得白朮能補氣得防風相畏而相使其功愈大）但陽盛陰虛者上焦熱甚下焦虛寒者病人多怒肝氣不和及肺脈洪大者並戒之

肺痿多涎，肺痿吐涎汁，头眩，小便数而不嗽者，肺中冷也，甘草干姜汤温之。甘草炙，肺热、喉痛、有热痰者，甘草、桔梗入阿胶。

小儿尿血、遗尿，甘草一两煎服。

黄耆　甘益元气，温补劳伤，外行皮毛，温分肉而实腠理中，壮脾胃，去肌热而充皮肤。大风癞疾（去肌肉中之风毒），五痔鼠瘘（去肌肉中之湿毒）。生则固表、发汗、止汗皆能，熟则补中、排脓、止痛必用。为疮家之圣药，有补表之兼长，举下陷之虚阳（带下崩中之症），实不固之卫气（盗汗、自汗要药）。伤寒尺脉不至者，相宜督脉，阳维为病者并济（经云：阳维为病，苦寒热，督脉为病，脊强而厥。黄耆入手足太阴经，得当归能补血，得白术能补气，得防风相畏而相使，其功愈大）。但阳盛阴虚者，上焦热甚，下焦虚寒者，病人多怒。肝气不和及肺脉洪大者，并戒之。

胎动不安，腹痛下黄汁，黄耆、川芎各一两，糯米一合，煎服。脾胃伏火，劳役不足之症，胃虚而成慢脾者，当于心经中，以甘温补土之源，更于土中以甘寒泻火，以酸凉补金，使金旺火衰，风木自平矣。今立黄耆汤，泻火补金益土为神治之法。黄耆二钱，人参一钱，炙甘草五分，白芍五分，煎服。

人参 味甘，补阳，微苦，补阴，止渴，生津，专益肺中元气，安神定悸，用治多梦纷纭，虚喘虚咳兮，自汗（病不属虚，脉洪实，喘咳，自汗勿用），中暑中风兮，脉虚血弱必补其气。气生则血自濡（得羊肉则补形，得半夏，治食入即吐，得苏木，治产后发喘，乃血入肺窍危症也）。

离魂异疾，有人卧则觉身外有身一样无别，但不语。盖人卧即魂归于肝，此由肝虚邪袭，魂不归舍，名曰离魂。用人参、赤茯苓、龙齿各一钱，煎服，调飞过朱砂末，睡时服。一夜一服，三夜后真者气爽，假者即化矣。

胎動不安腹痛下黃汁黃耆川芎各一兩糯米一合煎服脾胃伏火勞役不足之症胃虛而成慢脾者當於心經中以甘溫補土之源更於土中以甘寒瀉火以酸凉補金使金旺火衰風木自平矣今立黃耆湯瀉火補金益土為神治之法黃耆二錢人參一錢炙甘草五分白芍五分煎服

人參　味甘補陽微苦補陰止渴生津專益肺中元氣安神定悸用治多夢紛紜虛喘虛咳兮自汗（病不屬虛脈洪實喘咳自汗勿用）中暑中風兮脈虛血弱必補其氣氣生則血自濡（得羊肉則補形得半夏治食入即吐得蘇木治產後發喘乃血入肺竅危症也）

離魂異疾有人臥則覺身外有身一樣無別但不語蓋人臥即魂歸於肝此由肝虛邪襲魂不歸舍名曰離魂用人參赤茯苓龍齒各一錢煎服調飛過朱砂末睡時服一夜一服三夜後眞者氣爽假者即化矣

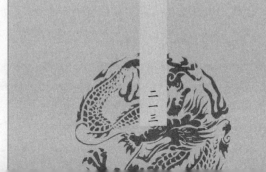

沙參　色白體輕耑補肺氣微寒味淡兼益腎脾肺痿久嗽消火尅以清金肌熱欲眠止驚煩而養木（心火犯肺）血阻於肺者非此不清（本經云主血積是肺氣逆上之血故能清之）寒客作嗽者不可早用療胸痺腹痛皮膚游風（瘡疥身痒）除寒熱血結（肺家失調之寒熱）卒疝下墜（葛洪云沙參主卒得之疝小腹及陰中相引痛如絞自汗出欲死細末酒調服肺家氣分中理血之藥）人參補五藏之陽沙參補五藏之陰（得麥冬清肺熱得糯米補脾陰）

薺苨　寒而利肺甘而解毒腎中之熱爲強中消渴之後發癰腫千金則有湯丸一藥兼解衆毒（千金方治強中爲病莖長興盛不交精出消渴之後發爲癰疽有薺苨丸猪腎薺苨湯方此皆本草之所未及也）

猪腎薺苨湯猪腎一具薺苨石羔各三兩人參茯苓磁石知母葛根黄芩花

沙参　色白，体轻，专补肺气，微寒，味淡，兼益肾脾。肺痿久嗽消，火克以清金，肌热欲眠，止惊烦，而养木（心火犯肺），血阻于肺者，非此不清（本经云：主血积是肺气逆上之血，故能清之）。寒客作嗽者，不可早用。疗胸痹、腹痛、皮肤游风（疮疥身痒），除寒热血结（肺家失调之寒热），卒疝下坠（葛洪云：沙参主卒得之疝，小腹及阴中相引痛如绞，自汗出欲死，细末酒调服，肺家气分中理血之药）。人参补五藏之阳，沙参补五藏之阴（得麦冬清肺热，得糯米补脾阴）。

荠苨　寒而利肺，甘而解毒，肾中之热为强中，消渴之后发痈肿，《千金》则有汤丸一药，兼解众毒（《千金方》：治强中为病，茎长兴盛不交，精出消渴之后，发为痈疽。有荠苨丸，猪肾荠苨汤方，此皆本草之所未及也）。

猪肾荠苨汤

猪肾一具　荠苨　石羔（膏）各三两　人参　茯苓　磁石　知母　葛根　黄芩花

粉　甘草各二两　黑大豆一升

荠苨丸

大豆　茯神　磁石　花粉　熟地骨皮　元参　石斛　鹿茸　人参　沉香　猪肚为丸。

桔梗　（辛微温）开提气血，表散寒邪，清利头目咽喉，能消胸膈滞气，通鼻中之窒塞，除胸胁之刺疼喉痹，咽痛为神，目赤，舌疮并效，疗干嗽而少痰涎（干咳嗽乃痰火之邪郁于肺中，宜苦梗以开之）。治肺痈以排脓血，下痢胀痛，腹满，肠鸣（痢疾腹痛乃肺金之气郁于大肠，亦宜桔梗以开之），能载诸药而上行，复通天气于地道（得甘草能载引上行入肺为舟楫之剂）。

胸满不痛，桔梗、枳壳煎服。

伤寒腹胀阴阳不和也，桔梗半夏汤主之。桔梗、半夏、陈皮各三钱，姜五片。

少阴咽痛，少阴症二三日，咽痛者，可与甘草汤。不瘥者，与桔梗汤主之。桔梗一两，甘草二两，煎服，口舌生疮，方同上。如圣汤通治咽喉，口舌诸病，桔梗、甘

粉甘草各二兩黑大豆一升
薺苨丸大豆茯神磁石花粉熟地骨皮元參石斛鹿茸人參沉香猪肚爲丸
桔梗（辛微温）開提氣血表散寒邪清利頭目咽喉能消胸膈滯氣通鼻中之窒塞除胸脅之刺疼喉痹咽痛爲神目赤舌瘡並效療乾嗽而少痰涎（乾咳嗽乃痰火之邪鬱於肺中宜苦梗以開之）治肺癰以排膿血下痢脹痛腹滿腸鳴（痢疾腹痛乃肺金之氣鬱於大腸亦宜桔梗以開之）能載諸藥而上行復通天氣於地道（得甘草能載引上行入肺爲舟楫之劑）
胸滿不痛桔梗枳殼煎服
傷寒腹脹陰陽不和也桔梗半夏湯主之桔梗半夏陳皮各三錢薑五片
少陰咽痛少陰症二三日咽痛者可與甘草湯不瘥者與桔梗湯主之桔梗一兩甘草二兩煎服口舌生瘡方同上如聖湯通治咽喉口舌諸病桔梗甘

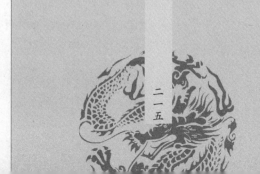

草荊芥防風連翹肺癰咳嗽胸滿振寒脈數咽乾不渴時出濁吐腥臭久則吐膿如粳米粥者桔梗湯桔梗一兩甘草二兩吐膿血即瘥

萎蕤（即玉竹味甘平）潤肺止嗽解渴除煩用治濕毒風淫可除莖寒腰痛目眥赤爛泣出中風暴熱身強（不能動搖）風温自汗痁瘧勞傷乃爲中和之品難比參耆之良（得石羔乾葛治風温自汗身重語言出難）

知母　寒滑入大腸苦辛走肺腎上清肺金而瀉火下潤腎燥而滋陰消痰定喘止渴安娠傷寒燥煩（煩出於肺燥出於腎）退陽明之實熱久瘧下痢療有汗之骨蒸肢體浮腫爲利便之使喉中腥臭滋化源之津胃弱者非宜陰虛者必愼（得麥冬清肺止渴得大黃則能滋腎潤燥得人參治妊娠子煩）知母本寒水之性而兼秋金之氣猶水之知有母也故名土炎燥而皮毛熱可内資中土之燥外清皮毛之熱若爲補藥即非

草、荆芥、防风、连翘。肺痈咳嗽，胸满振寒，脉数咽干，不渴时出浊吐腥臭，久则吐脓如粳米粥者，桔梗汤。桔梗一两，甘草二两，吐脓血即瘥。

萎蕤　（即玉竹，味甘平）润肺止嗽，解渴除烦，用治湿毒风淫，可除茎寒，腰痛，目眦赤烂泣出，中风暴热，身强（不能动摇），风温自汗，痁疟，劳伤，乃为中和之品。难比参耆之良（得石羔（膏）、干葛，治风温，自汗，身重，语言出难）。

知母　寒滑，入大肠，苦辛走肺肾，上清肺金而泻火，下润肾燥而滋阴，消痰定喘，止渴安娠，伤寒燥烦（烦出于肺，燥出于肾）。退阳明之实热，久疟下痢，疗有汗之骨蒸，肢体浮肿，为利便之。使喉中腥臭，滋化源之津，胃弱者，非宜阴虚者，必慎（得麦冬清肺止渴，得大黄则能滋肾润燥，得人参治妊娠子烦）。知母本寒水之性而兼秋金之气，犹水之知有母也，故名。土炎燥而皮毛热，可内资中土之燥，外清皮毛之热。若为补药，即非。

肉苁蓉　（甘微温），助相火补益劳伤，暖腰膝，坚强筋骨，除茎中寒热之痛（茎中者，精之道路也。精虚即有此痛，补精则痛自已。苁蓉象人之阴而滋润黏腻，故能治前阴俱病）。养五脏精血之伤（五藏各有精，精足则能多子），绝阳不兴，泄精尿血，遗沥绝阴，不产带下，阴痛血崩，诚滋肾补精之药，有苁蓉和缓之名。易动大便滑泻宜停（入足少阴经。周慎斋云：苁蓉补肾之阴，得兔丝补肾之阳，二者同用，能生精补阳）。

色欲过度，似淋非淋，溺短而数，茎中痛甚，与淋闭之治不同。宜肉苁蓉、淫羊藿、生杜仲为主，佐以白蜜、羊脂之类，效。

琐阳补阴益精、养筋润燥，治痿弱滑，大肠便闭者宜之，不燥者勿用（功与苁蓉相近）。

天麻　（辛温）入肝经之气分，通血脉以疏痰，治风虚头痛、眩运（头旋眼黑）。

肉蓯蓉（甘微温）助相火補益勞傷煖腰膝堅強筋骨除莖中寒熱之痛（莖中者精之道路也精虛即有此痛補精則痛自已蓯蓉象人之陰而滋潤黏膩故能治前陰俱病）養五臟精血之傷（五藏各有精精足則能多子）絕陽不興洩精尿血遺瀝絕陰不產帶下陰痛血崩誠滋腎補精之藥有蓯蓉和緩之名易動大便滑瀉宜停（入足少陰經周慎齋云蓯蓉補腎之陰得兔絲補腎之陽二者同用能生精補陽）

色慾過度似淋非淋溺短而數莖中痛甚與淋閉之治不同宜肉蓯蓉淫羊藿生杜仲爲主佐以白蜜羊脂之類效

瑣陽補陰益精養筋潤燥治痿弱滑大腸便閉者宜之不燥者勿用（功與蓯蓉相近）

天麻（辛温）入肝經之氣分通血脈以疏痰治風虛頭痛眩運（頭旋眼黑）

療小兒驚癇拘攣痲痹不仁語言蹇濇利腰膝以強筋毆濕痹而開竅有自內達外之功熄肝木諸風之疾（久服天麻遍身發出紅丹者是其祛風之驗）血液衰少類中則忌（得川芎則補肝得白朮則去濕）

天麻在土周環十二子如十二辰以輔皇極味甘氣平主補中土便從中土以通十二經今人認爲風藥但品味甚優悮用無害

白朮　苦能燥濕甘善和中健脾胃而進食止嘔吐而安胎逐水生津除腹中之脹滿冷痛消痰止瀉療女人之氣塊癥瘕目不能開是胃弱倦而嗜臥在脾虛利滯血於腰臍調逆氣於衝脈（衝脈爲病逆氣裏急臍腹痛）發汗止汗與黃耆同功補氣補血較人參無異（得枳實能滌飲消痞）

婦人肌熱血虛者吃力伽散用白朮白雲苓白芍藥各一兩甘草半兩爲散薑棗煎服牙齒日長難食名髓溢病白朮煎湯漱服取效卽愈也

疗小儿惊痫，拘挛，麻痹不仁，语言蹇涩，利腰膝以强筋，驱湿痹而开窍，有自内达外之功，熄肝木诸风之疾（久服天麻，遍身发出红丹者，是其祛风之验），血液衰少，类中则忌（得川芎则补肝，得白术则去湿）。

天麻在土周环十二子如十二辰，以辅皇极，味甘，气平，主补中土。便从中土以通十二经，今人认为，风药但品味甚优，误用无害。

白术　苦能燥湿，甘善和中，健脾胃而进食，止呕吐而安胎，逐水生津，除腹中之胀满冷痛，消痰止泻，疗女人之气块症瘕。目不能开，是胃弱倦而嗜卧，在脾虚利滞血于腰脐，调逆气于冲脉（冲脉为病，逆气里急，脐腹痛），发汗止汗。与黄耆同功。补气补血，较人参无异（得枳实，能涤饮消痞）。

妇人肌热，血虚者，吃力伽散，用白术、白云苓、白芍药各一两，甘草半两，为散，姜枣煎服。牙齿日长难食，名髓溢病，白术煎汤漱服取效，即愈也。

苍术　味辛而烈，健胃安脾，性温而燥，除痰去湿，散身面之大风，逐窠囊之痰饮，发汗除眩，宽胸中狭窄，消谷，治痿及滑泻肠风，避恶气而消水肿，解诸郁而升胃阳，脾湿下流。可止浊带，雄壮上行，能安太阴（东垣云：上能除湿，下安太阴，使邪气不传入脾也。得防风即发汗，得黄柏则胜湿，治湿热脚气。得香附快中上二焦之气，得山栀解本性之燥）。

食生米，因食生熟物，留滞肠胃，逐至生虫。久即好食生米，否则终日不乐。至憔悴痿黄，不思饮食，以害其生。用苍术为末，蒸饼为丸，米饮下，日三服。

脐虫怪疾，腹中如铁石，脐中水出，旋变作虫。行绕身匝，痒难忍，拔扫不尽，用苍术煎汤浴之，仍以苍术末入麝少许服。

巴戟天　（甘辛微温）入肾经之血分，去头面之游风，阴痿不起，强筋安藏，小腹引痛（小腹及阴中相引痛），梦泄遗精，补血海而疗脚气，去风湿而益劳

蒼朮　味辛而烈健胃安脾性温而燥除痰去濕散身面之大風逐窠囊之痰飲發汗除眩寬胸中狹窄消穀治痿及滑瀉腸風避惡氣而消水腫解諸鬱而升胃陽脾濕下流可止濁帶雄壯上行能安太陰（東垣云上能除濕下安太陰使邪氣不傳入脾也得防風即發汗得黃柏則勝濕治濕熱脚氣得香附快中下二焦之氣得山梔解本性之燥）

食生米因食生熟物留滯腸胃遂至生蟲久即好食生米否則終日不樂至憔悴痿黃不思飲食以害其生用蒼朮爲末蒸餅爲丸米飲下日三服

臍蟲怪疾腹中如鐵石臍中水出旋變作蟲行繞身匝癢難忍撥掃不盡用蒼朮煎湯浴之仍以蒼朮末入麝少許服

巴戟天（甘辛微温）入腎經之血分去頭面之游風陰痿不起強筋安藏小腹引痛（小腹及陰中相引痛）夢洩遺精補血海而療脚氣去風濕而益勞

傷腎藏虛寒要藥相火熾盛勿嘗（得純陰藥有旣濟之功）

狗脊　苦以堅腎（卽能健骨）甘以強肝（卽能續筋）除寒濕之周痹利俛仰之機關（凡邪氣之在骨節間者皆能治之）男子脚弱腰痛失溺不節女人傷中節重衝任虛寒（得鹿茸白蘞治白帶衝任虛寒得川烏萆薢治諸風凡獸之中惟狗狡捷而此藥似之故能入筋骨機關之際去其凝滯寒濕之氣強健利捷也）

固精強骨狗脊遠志肉茯神當歸身爲末和丸酒服

遠志　（苦溫）下通腎氣（爲腎經本藥）上達心經（又爲心家氣分之藥心火能生脾土心氣盛則脾亦和故又能補中焦之氣也）力能聰耳明目功專強志益精健忘驚悸安魂魄而不迷利竅奔豚（辛香疏達能辟穢通竅痹積腎曰奔豚）消癰腫之初生（從七情之鬱而得皆辛以散之苦以泄之也

伤肾藏，虚寒要药，相火炽盛勿尝（得纯阴药，有既济之功）。

狗脊　苦以坚肾（即能健骨），甘以强肝（即能续筋），除寒湿之周痹，利俛仰之机关（凡邪气之在骨节间者，皆能活之）。男子脚弱，腰痛，失溺不节；女人伤中节重，冲任虚寒（得鹿茸、白蔹治白带，冲任虚寒，得川乌、萆薢，治诸风。凡兽之中惟狗狡捷，而此药似之。故能入筋骨机关之际，去其凝滞寒湿之气，强健利捷也）。

固精强骨，狗脊、远志肉、茯神、当归身，末和丸，酒服。

远志　（苦温）下通肾气（为肾经本药），上达心经（又为心家气分之药，心火能生脾土，心气盛则脾亦和，故又能补中焦之气也）。力能聪耳明目，功专强志益精，健忘惊悸，安魂魄而不迷，利窍奔豚（辛香疏达能辟秽，通窍，痹积肾曰奔豚）。消痈肿之初生（从七情之郁而得，皆辛以散之，苦以泄之也，得茯苓入肾通阳，得枣仁通心安神）。

乳吹肿者痛，远志焙研，酒服二钱，以滓傅之。

一切痈疽，远志酒，治一切痈疽，发背疖毒，恶喉，熳大有死血，阴毒在中，则不痛，傅之即痛。有忧怒等，气积怒攻，痛可不傅，忍之即不痛，或蕴热在内，热迫，人手不可近，傅之则清凉，或气虚，冷溃而不敛，傅之则敛。

淫羊藿 （甘温）益精气，坚筋骨，入肝肾，补命门，阴痿茎痛，四肢不仁（真阳不足者宜之，得无灰酒浸，治偏风皮肤不仁）。

元参 色黑属肾，味苦，微寒，领胸中氤氲之气肃清，而不浊散无根浮游之火。壮水以制阳，明目益精，利咽通便。伤寒身热，狂邪，忽忽不知人。温疟寒热往来，洒洒时发颤，散项下结核痈瘤（皆火气凝结之疾）。疗女人产乳余疾（产后血亏，冲脉之火易动，清血中之火，诸疾平矣）。烦渴发斑之圣剂，喉痹

得茯苓入腎通陽得棗仁通心安神）
乳吹腫者痛遠志焙研酒服二錢以滓傅之
一切癰疽遠志酒治一切癰疽發背癤毒惡喉熳大有死血陰毒在中則不痛傅之卽痛有憂怒等氣積怒攻痛可不傅忍之卽不痛或蘊熱在內熱迫人手不可近傅之則清凉或氣虛冷潰而不斂傅之則斂
淫羊藿（甘温）益精氣堅筋骨入肝腎補命門陰痿莖痛四肢不仁（眞陽不足者宜之得無灰酒浸治偏風皮膚不仁）
元參 色黑屬腎味苦微寒領胸中氤氳之氣肅清而不濁散無根浮遊之火壯水以制陽明目益精利咽通便傷寒身熱狂邪忽忽不知人温瘧寒熱往來洒洒時發顫散項下結核癰瘤（皆火氣凝結之疾）療女人產乳餘疾（產後血虧冲脈之火易動清血中之火諸疾平矣）煩渴發斑之聖劑喉痹

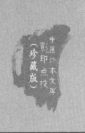

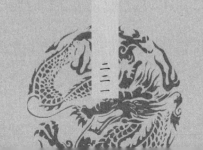

咽痛之良方（得甘草桔梗止咽痛得牡蠣貝母治瘰癧時珍云腎受傷眞陰失守孤陽無根發爲火病當以元參爲聖藥徐氏云產後血脫卽陰衰而火無所制又不可以寒凉藥折之氣血未靜又不能納峻補之劑惟元參靜火而帶微補用之最爲的當

赤眼貫瞳元參爲末以米泔煑猪肝食之發斑咽痛元參升麻湯主之元參升麻甘草煎服之急喉風痹不拘大人小兒元參牛蒡子炒半生半熟爲末新水煎服立愈

地榆　沉寒酸濇斷下多功除下焦之血熱止吐衄之崩中腸風血痢痔痢殊效（熱痢可用倘虛寒之人及水瀉白痢未可輕使）惡肉熱瘡金瘡可用（諸瘡痛者加地榆痒者加黃芩若止血取上截炒用其梢則能行血）

結陰下血腹痛不已地榆甘草入砂仁四枚煎服

咽痛之良方（得甘草、桔梗，止咽痛；得牡蛎、贝母，治瘰疬。时珍云：肾受伤，真阴失守，孤阳无根，发为火病，当以元参为圣药。徐氏云：产后血脱，即阴衰而火无所制，又不可以寒凉药折之。气血未静，又不能纳峻补之剂。惟元参静火而带微补，用之最为的当。

赤眼贯瞳，元参为末，以米泔煮猪肝食之。发斑咽痛，元参升麻汤主之。元参、升麻、甘草煎服之，急喉风痹。不拘大人小儿，元参、牛蒡子炒半生半熟为末，新水煎服立愈、

地榆　沉寒酸涩，断下多功，除下焦之血热，止吐衄之崩中，肠风血痢，痔痢，殊效（热痢可用，倘虚寒之人，及水泻白痢，未可轻使）。恶肉热疮金疮可用（诸疮痛者，加地榆；痒者加黄芩；若止血，取上截炒用，其梢则能行血）。

结阴下血，腹痛不已，地榆、甘草入砂仁四枚，煎服。

丹参　色赤味苦，气降和平，主妇人之血分，入包络与心经，安生胎兮，落死胎、癥瘕、积聚，去宿血兮。生新血，带下山崩，治足软与痛痹（治奭脚，可逐奔马，又名奔马草）。调经脉以匀，停心烦、目赤、腹满、肠鸣（能逐心腹之邪，心与脾不和，故肠鸣幽幽如走水）药，为女科之要。功兼四物之能（得山查（楂）炭、益母草，清产后恶血，发热。冯氏云：清心降热，宜用生；养心血，止心痛，宜猪心血拌炒，用和心阴，调心气，宜蜜酒拌炒用）。

寒疝腹痛，小腹阴中相引痛，自汗欲死，用丹参末二钱，酒服。

紫草　活血凉血，入厥阴之经（心包肝），利窍通便，解热毒之药气。实者能滑，大肠脾虚者，勿犯寒性（痘疮欲出未出，血热毒盛者，及已出而色紫，便闭，皆可用）。

白头翁　苦能坚肾，寒能凉血，入阳明二经（胃大肠），治热毒血痢（紫血鲜

丹參　色赤味苦氣降和平主婦人之血分入包絡與心經安生胎兮落死胎癥瘕積聚去宿血兮生新血帶下山崩治足軟與痛痹（治奭腳可逐奔馬又名奔馬草）調經脈以匀停心煩目赤腹滿腸鳴（能逐心腹之邪心與脾不和故腸鳴幽幽如走水）藥爲女科之要功兼四物之能（得山查炭益母草清產後惡血發熱馮氏云清心除熱宜用生養心血止心痛宜猪心血拌炒用和心陰調心氣宜蜜酒拌炒用）

寒疝腹痛小腹陰中相引痛自汗欲死用丹參末二錢酒服

紫草　活血凉血入厥陰之經（心包肝）利竅通便解熱毒之藥氣實者能滑大腸脾虛者勿犯寒性（痘瘡欲出未出血熱毒盛者及已出而色紫便閉皆可用）

白頭翁　苦能堅腎寒能凉血入陽明二經（胃大腸）治熱毒血痢（紫血鮮

血）温瘧陽狂齒痛可愈禿瘡陰疝（用根搗敷陰疝偏墜小兒禿瘡皆用）鼻衄齊施（得秦皮黃連黃柏治厥陰熱利皆清熱解毒之功產後利虛極者加甘草阿膠）

白芨 （苦平）性澀而收秋金主令善止肺經吐血能塡本藏損傷（主治金瘡癰毒得黃絹丹皮能補脬損）

三七 止血散血化瘀血於淋漓金傷杖傷消撲傷之青腫（味甘苦入足陽明厥陰經得生地阿膠治吐血捷效）

黃連 味多苦燥性大寒凉耑瀉心藏火邪（心屬火卽爲瀉心之藥而反能補心何也苦爲味之正瀉之所以補之也瀉邪火而眞火自安）痞滿消渴（仲景瀉心湯皆用之）能去中焦濕熱（濕熱乃水火相亂之病凡去濕者必增熱除熱者必不能去濕惟黃連一舉兩得）調胃厚腸鎭肝凉血陰戶腫

血），温疟，阳狂，齿痛可愈。秃疮阴疝（用根捣敷阴疝偏坠，小儿秃疮皆用），鼻衄齐施（得秦皮、黄连、黄柏治厥阴热利，皆清热解毒之功。产后利虚极者，加甘草、阿胶）。

白芨 （苦平）性涩而收，秋金主令，善止肺经吐血，能填本藏损伤（主治金疮痈毒，得黄绢、丹皮能补脬损）。

三七 止血散血，化瘀血，于淋漓，金伤，杖伤，消扑伤之青肿（味甘苦，入足阳明、厥阴经；得生地、阿胶，治吐血捷效）。

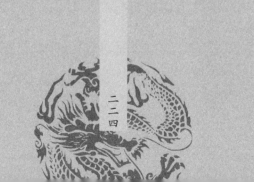

黄连 味多苦燥，性大寒凉，专泻心藏火邪（心属火，即为泻心之药，而反能补心，何也？苦为味之正，泻之所以补之也。泻邪火，而真火自安），痞满消渴（仲景泻心汤皆用之）。能去中焦湿热（湿热乃木火相乱之病。凡去湿者，必增热除热者，必不能去湿。惟黄连一举两得），调胃厚肠、镇肝凉血、阴户肿

痛要药（除湿热在下之药）。开郁、燥湿、肠澼、泻痢良方（除湿热在中之病）。恶心心积（恶心郁热在中焦，中焦兀兀欲吐，心积曰伏梁），目痛眦伤（除湿热在上之病）。定惊、止汗、消恶血于心窍。杀虫、解毒，止痛痒之疮疡（得枳实，泻痞满；得乌梅、川椒，则安蛔；得木香治滞下；得官桂少许，能交心肾于顷刻）。

小儿口疳，黄连、芦荟等分，为末，蜜汤入服五分；走马疳，入蟾灰等分，青黛减半，麝香少许，小儿食土，取好黄连汁，搜之晒干与食。

胡黄连 性味相似，同益肝胆，主妇人之胎，蒸骨，蒸劳热。治小儿之血痢，久利成疳，去果子之积，安腹中之蛔（得山栀、猪胆，治伤寒劳复；得川连、朱砂、猪胆，治肌热疳疾）。

小儿疳热，肚胀，潮热，发黑，不可用大黄、黄芩伤胃之药，恐生别症。以胡黄连

痛要藥（除濕熱在下之藥）開鬱燥濕腸澼瀉痢良方（除濕熱在中之病）惡心心積（惡心鬱熱在中焦中焦兀兀欲吐心積曰伏梁）目痛眥傷（除濕熱在上之病）定驚止汗消惡血於心竅殺蟲解毒止痛痒之瘡瘍（得枳實瀉痞滿得烏梅川椒則安蚘得木香治滯下得官桂少許能交心腎於頃刻）

小兒口疳黃連蘆薈等分爲末蜜湯入服五分走馬疳入蟾灰等分青黛減半麝香少許小兒食土取好黃連汁搜之晒乾與食

胡黃連 性味相似同益肝膽主婦人之胎蒸骨蒸勞熱治小兒之血痢久利成疳去果子之積安腹中之蚘（得山梔猪膽治傷寒勞復得川連硃砂猪膽治肌熱疳疾）

小兒疳熱肚脹潮熱髮黑不可用大黃黃芩傷胃之藥恐生別症以胡黃連

五錢五靈脂一兩爲末雄猪膽汁丸米飲下

黄芩　味苦氣寒可升可降瀉肺經實火（爲肺經氣分藥）利氣消痰除脾家濕熱（又爲手足陽明藥能瀉大腸火）血痢腹痛（腹痛而脉數者可用裏無熱症者不可用）寒熱往來解在肌之風熱頭疼嗽逆理目赤之腫疼善養陰以退陽能安胎而解渴去上部之積血黄瘴五淋滋膀胱之化源肺痿喉腥（得白朮砂仁能安胎得黄連白芍治上焦積熱得厚朴黄連治腹痛得芍藥治下痢得桑皮瀉肺火得柴胡退寒熱得豬膽汁除肝膽火）

崩中下血黄芩爲末霹靂酒下以秤錘燒赤焠酒中也許學士云崩中多用止血及補血藥此方乃治陽乘於陰所謂天暑地熱經水沸溢者也灸瘡血出一人灸至五壯血出不止遺尿手冷欲絶以酒炒黄芩二錢酒服即止

黄芩内空腐清腸胃之熱外肌皮清肌表之熱有徹内徹外之功必審其内

五钱，五灵脂一两，为末，雄猪胆汁丸，米饮下。

黄芩　味苦，气寒，可升可降，泻肺经实火（为肺经气分药）。利气消痰，除脾家湿热（又为手足阳明药，能泻大肠火）。血痢腹痛（腹痛而脉数者可用，里无热症者，不可用），寒热往来，解在肌之风热。头疼，嗽逆，理目赤之肿疼。善养阴以退阳，能安胎而解渴。去上部之积血，黄瘴，五淋，滋膀胱之化源，肺痿，喉腥（得白术、砂仁能安胎；得黄连、白芍，治上焦积热；得厚朴、黄连，治腹痛；得芍药治下痢；得桑皮，泻肺火；得柴胡，退寒热；得猪胆汁，除肝胆火）。

崩中下血，黄芩为末，霹雳酒下，以秤锤烧赤，焠酒中也。许学士云：崩中多用止血及补血药，此方乃治阳乘于阴，所谓天暑地热，经水沸溢者也。灸疮血出，一人灸至五壮，血出不止，遗尿，手冷欲绝。以酒炒黄芩二钱，酒服即止。

黄芩内空，寓清肠胃之热外肌皮，清肌表之热，有彻内彻外之功，必审其内外皆热。原本壮实，胃气不虚，外不涉于毫毛，内不涉于经脉。方用若泛用之，则种祸不知几许矣。

秦艽　辛善散风，苦能燥湿，去肠胃之热，益肝胆之气，养血荣筋。风、寒、湿痹，劳热骨蒸，通身挛急，酒毒肠风，黄疸并治。风药中之润品，散药中之补剂（得独活、桂心，治产后中风）。

急劳烦热，身体酸疼，用秦艽、柴胡一两，甘草为末，白汤下。

小儿骨蒸潮热，方用同上。

柴胡　味苦微寒，气薄而升举，清气之下陷，引胃气以上行，宣畅气血，散结调经（本经云：去肠胃中滞气，饮食积聚。徐注谓：气味轻清，能于顽土中疏理滞气，以其为肠胃之药。故能疏肠胃之滞气，滞物也）。退百病之邪热（伤寒心下烦热，痰热，结实往来，寒热，早晨潮热，胎前后俱热，伤寒余热，小儿骨

外皆熱原本壯實胃氣不虛外不涉於毫毛內不涉於經脈方用若泛用之
則種禍不知幾許矣
秦艽　辛善散風苦能燥濕去腸胃之熱益肝膽之氣養血榮筋風寒濕痺勞
熱骨蒸通身攣急酒毒腸風黃疸並治風藥中之潤品散藥中之補劑（得
獨活桂心治產後中風）
急勞煩熱身體痠疼用秦艽柴胡一兩甘草爲末白湯下
小兒骨蒸潮熱方用同上
柴胡　味苦微寒氣薄而升舉清氣之下陷引胃氣以上行宣暢氣血散結調
經（本經云去腸胃中滯氣飲食積聚徐註謂氣味輕清能於頑土中疏理
滯氣以其爲腸胃之藥故能疏腸胃之滯氣滯物也）退百病之邪熱（傷寒
心下煩熱痰熱結實往來寒熱早晨潮熱胎前產後俱熱傷寒餘熱小兒骨

熱虛勞發熱下痢積熱皆用）解表裏於和平胸痞脅痛口苦耳鳴若夫熱入血室邪客胸臍（胸痛膽痺痰實結胸）頭眩目赤氣聚血凝爲瘧疾之要藥理肥氣之未清（肝積曰肥氣入經達氣入絡和血升不止乎巔頂散不達乎皮毛故入膽而合其無出無入之性得益氣藥即能升陽得清氣藥則能散邪）

前胡 性陰而降長於下氣消痰味辛而甘功耑散風暢肺利胸膈之痞滿哮喘嗽頻清肺經之熱邪風寒頭痛（入手足太陰經陽明經得桔梗治痰熱咳逆）

防風 （甘溫）治風去濕瀉肺搜肝而主太陽之經（凡太陽頭痛項強背痛頭眩周身骨節痛皆用之）引行脾胃之藥（東垣云若補脾胃非此引用不能行用其於土中瀉木也）散頭目中滯氣除經絡間濕留驅周身之風邪

热虚劳，发热下痢，积热皆用），解表里于和平，胸痞胁痛，口苦，耳鸣。若夫热入血室，邪客胸膺（胸痛、胆痺、痰实结胸），头眩目赤、气聚血凝，为疟疾之要药。理肥气之未清（肝积曰肥气入经，达气入络和血，升不止乎巅顶，散不达乎皮毛。故入胆而合其无出无入之性。得益气药，即能升阳。得清气药，则能散邪）。

前胡 性阴而降，长于下气，消痰，味辛而苦，功专散风，畅肺，利胸膈之痞满，哮喘嗽频。清肺经之热邪，风寒头痛（入手足太阴经，阳明经。得桔梗，治痰热咳逆）。

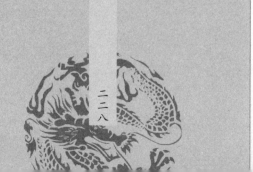

防风 （甘温）治风去湿，泻肺搜肝而主太阳之经（凡太阳头痛，项强背痛，头眩，周身骨节痛，皆用之）。引行脾胃之药（东垣云：若补脾胃，非此引用不能行，用其于土中泻木也），散头目中滞气，除经络间湿留，驱周身之风邪，

主上部之见血（防风为风药之润剂，又为风药统领也。其性柔淫无所不入，随主药而走经。得葱白，通行周身。得泽泻、藁术，疗风湿。得归、芍、阳起石、禹余粮，疗妇人子脏风冷）。

破伤中风，牙关紧闭，南星、防风、童便煎服。妇人崩中，独圣散用防风炙为末，以麦面糊丸，酒调下，更以面糊酒投之此药，累经效验。一方加黑蒲黄，等分服。

独活 （辛、苦、温）理肾间之伏风，目眩头痛，除两足之湿痹、痓痫奔豚（肾积曰奔豚，风湿客于肾经所致。得细辛，治少阴头痛、头晕目眩，非此不能除）。

羌活 性温气雄，行太阳贯督脉（肾脉为病，脊强而厥），透关利节，泄肝气，搜肝风，散肌表八风之邪，除周身百节之痛。风湿相搏，有却乱反正之功。头痛脊强，为善理游风之药（得川芎，治太阳、少阴头痛；得当归，能利劳伤，骨节

主上部之見血（防風爲風藥之潤劑又爲風藥統領也其性柔淫無所不入隨主藥而走經得葱白通行周身得澤瀉槀本療風濕得歸芍陽起石禹餘糧療婦人子臟風冷）

破傷中風牙關緊閉南星防風童便煎服婦人崩中獨聖散用防風炙爲末以麥麵糊丸酒調下更以麵糊酒投之此藥累經效驗一方加黑蒲黄等分服

獨活（辛苦温）理腎間之伏風目眩頭痛除兩足之濕痹痓癇奔豚（腎積曰奔豚風濕客於腎經所致得細辛治少陰頭痛頭暈目眩非此不能除）

羌活 性温氣雄行太陽貫督脈（腎脈爲病脊強而厥）透關利節泄肝氣搜肝風散肌表八風之邪除週身百節之痛風濕相搏有却亂反正之功頭痛脊強爲善理遊風之藥（得川芎治太陽少陰頭痛得當歸能利勞傷骨節

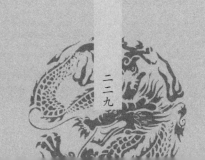

瘦痛）
產腸脫出羌活二兩酒煎服睛垂至鼻如黑角塞痛不可忍或時時大便血出病名肝脹用羌活煎汁服

升麻　發散陽明表邪升提胃中清氣引行脾胃之經（若補脾胃用此引經最要）助補甘溫之藥（能引甘溫上行以補胃氣之散而實其表）散火鬱於陰中（升陽發火鬱能升陽氣於至陰之下）緩帶脈之急縮去皮膚之風痘瘡斑疹解肌肉之熱瀉痢帶崩牙根浮爛蠱毒鬼精喉痛脫肛兼時氣之毒厲本經頭痛及小兒之癇驚虛陽下陷者相宜下元虛弱者切忌（味辛入手陽明手太陰足太陰經火在上非升不散氣下陷非升不舉惟東垣善用之得葱白散手陽明之風邪得石羔止陽明齒痛得柴胡引生氣上升得葛根發陽明之汗）

瘦痛）。

产肠脱出，羌活二两，酒煎服。睛垂至鼻，如黑角塞痛不可忍，或时时大便血出，病名肝胀，用羌活煎汁服。

升麻　发散阳明表邪，升提胃中清气，引行脾胃之经（若补脾胃，用此引经最要），助补甘温之药（能引甘温上行，以补胃之散而实其表），散火郁于阴中（升阳发火郁，能升阳气于至阴之下）。缓带脉之急缩，去肤之风，痘疮，斑疹，解肌肉之热。泻痢带崩，牙根浮烂，虫毒，鬼精，喉痛，脱肛，兼时气之毒厉。本经：头痛及小儿之痫惊，虚阳下陷者相宜。下元虚弱者，切忌（味辛入手阳明、手太阴，足太阴经，火在上，非升不散气，下陷。非升不举，惟东恒善用之。得葱白，散手阳明之风邪。得石羔（膏），止阳明齿痛。得柴胡，引生气上升。得葛根，发阳明之汗）。

豌豆斑疮，比岁病，天行发斑疮，头面及身须臾周匝，状如火烧疮，皆载白浆，随决随生，不治数日必死。瘥后瘢黯弥岁方减，此恶毒之气所为。云晋元帝时，此病自西北流起，名虏疮，以蜜煎升麻，时时食之，并以水煮升麻，棉沾拭洗之；胃热齿痛，升麻煎汤，热漱咽之，解毒，或加生地。口舌生疮，升麻一两，黄连三分，为末，棉裹含咽之。

高士宗云：升麻升提之药，今人遇元气虚脱之症，每用升麻欲提之使上。岂知升麻具升转周遍之功，补病发散可用。若里虚气陷，当补益其元，助之使上不可升提，升提则上下离脱，即便死矣。

苦参　沉阴大寒，杀虫去湿，治赤癞、眉脱之大风。主热毒肠澼之血痢，虽云有补肾益阴之功（为肾经君药），难施于火衰精冷之疾（得枳壳，治风癞毒热）。

豌豆斑瘡比歲病天行發斑瘡頭面及身須臾周匝狀如火燒瘡皆載白漿隨決隨生不治數日必死瘥後瘢黯彌歲方減此惡毒之氣所爲云晉元帝時此病自西北流起名虜瘡以蜜煎升麻時時食之并以水煑升麻棉沾拭洗之胃熱齒痛升麻煎湯熱漱咽之解毒或加生地口舌生瘡升麻一兩黃連三分爲末棉裹含嚥之

高士宗云升麻升提之藥今人遇元氣虛脫之症每用升麻欲提之使上豈知升麻具升轉週遍之功初病發散可用若裏虛氣陷當補益其元助之使上不可升提升提則上下離脫即便死矣

苦參　沉陰大寒殺蟲去濕治赤癩眉脫之大風主熱毒腸澼之血痢雖云有補腎益陰之功（爲腎經君藥）難施於火衰精冷之疾（得枳殼治風癩毒熱）

本草衍句　三七

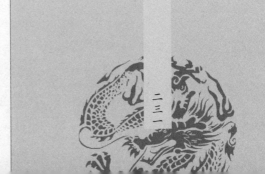

白蘚皮　味苦性燥氣寒善行除脾胃大腸濕熱療諸黃風痹疥瘡（主治風濕痛痹鼠瘻已破者服之最效本經云治女人陰中腫痛產後餘痛）

產後中風人虛不可服他藥者一物白蘚皮湯新汲水煎服

延胡索　味辛而苦性溫而行調婦人之經脈破腹內之癖癥或心痛而欲死或血暈而不醒能行血中氣滯氣中血凝通利小腸腎氣耑入太厥陰經（時珍曰入手足太陰厥陰四經蓋活血化氣第一品藥也一人遍身作痛不可忍是氣血凝滯所致用延胡索當歸肉桂而止得金鈴子治熱厥心痛得茴香治小兒盤腸）

貝母　辛解肺鬱（爲肺經氣分藥）苦瀉心煩散胸中結實之氣治虛勞嗽逆之痰潤心肺除煩熱下胞胎理產難癭瘤人面（人面瘡收口最效）金瘡乳巖咯血吐血而不止肺癰肺痿而難堪（本經用治傷寒煩熱淋瀝喉閉乳

白藓皮　味苦，性燥，气寒，善行，除脾胃大肠湿热，疗诸黄风痹疥疮（主治风湿痛痹。鼠瘘已破者，服之最效。本经云：治女人阴中肿痛，产后余痛）。

产后中风，人虚，不可服他药者，一物白藓皮汤，新汲水煎服。

延胡索　味辛而苦，性温而行，调妇人之经脉，破腹内之癖癥，或心痛而欲死，或血晕而不醒。能行血中气滞，气中血凝，通利小肠。肾气专入太厥阴经（时珍曰：入手足太阴、厥阴四经。盖活血化气，第一品药也。一人遍身作痛不可忍，是气血凝滞所致，用延胡索、当归、肉桂而止。得金铃子，治热厥心痛。得茴香，治小儿盘肠）。

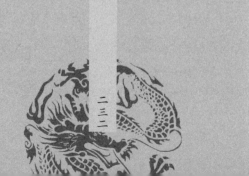

贝母　辛解肺郁（为肺经气分药），苦泻心烦，散胸中结实之气，治虚劳嗽逆之痰，润心肺，除烦热，下胞胎，理产难，瘿瘤人面（人面疮收口最效）。金疮、乳岩、咯血、吐血而不止，肺痈、肺痿而难堪（本经用治伤寒烦热，淋沥喉闭，乳

岩，大都散结除热之功。诸郁之症，功专润肺化痰。得桔梗，能下气。得白芷，消痈）。

忧郁不伸，胸膈不宽，贝母去心，姜炒研姜汁，面丸，征士锁甲煎汤下。

化痰降气，止咳解郁，消食除胀有奇效。用贝母去心一两，制厚朴五钱，蜜丸白汤下。

白茅根　益气补中，客热而逐恶，通淋利水（古方多用，疗淋沥，利小水，治水肿），疗吐衄之劳伤（吐血衄血。除恶血，血闭血崩，通经血），喘急哕逆（肺热则喘，急伏热在胃，即呃逆），消渴、黄疸，兼能解酒之毒。足征物之良（味甘，气寒，功专除热，止血。得猪肉，治黄汗；得枇杷叶，治呃逆）。

温病热哕，乃伏热在胃，令人胸满，即气逆即哕，或大下胃中虚冷，亦至哕也。茅根切，葛根切，各半斤，水煎服。

巖大都散結除熱之功諸鬱之症功耑潤肺化痰得桔梗能下氣得白芷消便癰）

憂鬱不伸胸膈不寬貝母去心薑炒研薑汁麵丸征士鎖甲煎湯下

化痰降氣止咳解鬱消食除脹有奇效用貝母去心一兩製厚樸五錢蜜丸白湯下

白茅根　益氣補中除客熱而逐惡通淋利水（古方多用療淋瀝利小水治水腫）療吐衄之勞傷（吐血衄血除惡血血閉血崩通經血）喘急噦逆（肺熱則喘急伏熱在胃即呃逆）消渴黃疸兼能解酒之毒足徵物之良（味甘氣寒功耑除熱止血得猪肉治黃汗得枇杷葉治呃逆）

溫病熱噦乃伏熱在胃令人胸滿即氣逆逆即噦或大下胃中虛冷亦至噦也茅根切葛根切各半斤水煎服

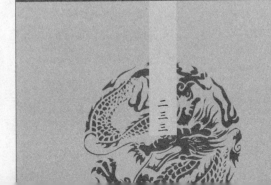

反胃上氣食入卽吐茅根蘆根煎服小便出血茅根煎湯飲之

鼻衄不止茅根爲末米泔水煎服二錢

龍膽草　味澁苦寒氣陰沉下能瀉肝膽火邪（益肝胆氣瀉卽所以益之也）蠲除下部風濕（臍下至足腫痛者宜用之）退骨間之伏熱溫熱時行去目中之發黃黃疸毒痢用療驚癇邪氣（肝火犯心之邪）可殺腸中小蟲寒濕脚氣下行與防已同功胬肉赤睛上佐以柴胡爲主（功耑清熱去濕得柴胡治目疾得蒼耳治耳中諸實症

穀疸勞疸穀疸因食而得勞疸因勞而得用膽草苦參各三兩爲末牛膽汁和丸勞疸加梔子三七枚以猪膽汁和丸

一切盜汗婦人小兒一切盜汗又治傷寒後盜汗不止膽草研末每服一錢猪膽汁數點入溫酒少許調服眼中漏膿膽草當歸爲末溫水服

反胃上气，食入即吐。茅根、芦根煎服。小便出血，茅根煎汤饮之。

鼻衄不止，茅根为末，米泔水煎服二钱。

龙胆草　味涩苦寒，气阴沉下，能泻肝胆火邪（益肝胆，气泻即所以益之也），蠲除下部风湿（脐下至足肿痛者，宜用之），退骨间之伏热，温热时行，去目中之发黄、黄疸、毒痢。用疗惊痫邪气（肝火犯心之邪），可杀肠中小虫，寒湿，脚气下行，与防己同功。胬肉，赤睛，上佐以柴胡为主（功专清热去湿。得柴胡，治目疾。得苍耳，治耳中诸实症）。

谷疸、劳疸、谷疸，因食而得。劳疸因劳而得，用胆草、苦参各三两，为末，牛胆汁和丸。劳疸加栀子三七枚，以猪胆汁和丸。

一切盗汗，妇人、小儿，一切盗汗。又治伤寒后盗汗不止，胆草研末，每服一钱，猪胆汁数点，入温酒少许，调服。眼中漏脓，胆草、当归为末，温水服。

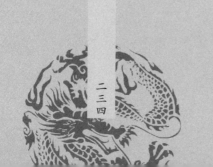

细辛　辛散浮热，温表邪寒，润肾燥以泻肺（肾苦燥，辛以润之，辛能泻肺），益胆气而补肝（辛以补之），止诸阳之头痛，除少阴之伤寒（能发少阴之汗）。九窍通利（散诸窍之风），百节拘挛（风湿痹痛），温阴经水气散（水停心下不行，辛能行水气）。止咳逆，痰饮安，兼治口臭，口疮，鼻渊，鼻息（不闻香臭，鼻中息肉），目泣，耳聋（眼风泣下），喉痹齿䘌，头面风痛。如神皮风湿痒亦妙。上引心经，下疗督脉（肾脉为病，脊强而厥）。少用则病除，多犯令气塞（若过一钱，则气塞闷不通而死。虽死无伤，得黄连，治口疮、齿䘌；得决明、鲤鱼胆、青羊肝，疗目病）。

口舌生疮，细辛、黄连为末，掺之漱涎，甚效。

鼻中息肉，细辛末，时时吹之。

白微　清热利阴，安中益气，入阳明之经，为冲任之使。中风身热，支满温疟，寒

細辛　辛散浮熱溫表邪寒潤腎燥以瀉肺（腎苦燥辛以潤之辛能瀉肺）益膽氣而補肝（辛以補之）止諸陽之頭痛除少陰之傷寒（能發少陰之汗）九竅通利（散諸竅之風）百節拘攣（風濕痹痛）溫陰經水氣散（水停心下不行辛能行水氣）止咳逆痰飲安兼治口臭口瘡鼻淵鼻息（不聞香臭鼻中息肉）目泣耳聾（眼風泣下）喉痹齒䘌頭面風痛如神皮風濕痒亦妙上引心經下療督脈（腎脈爲病脊強而厥）少用則病除多犯令氣塞（若過一錢則氣塞悶不通而死雖死無傷得黃連治口瘡齒䘌得決明鯉魚膽青羊肝療目病）

口舌生瘡細辛黃連爲末摻之漱涎甚效

鼻中息肉細辛末時時吹之

白微　清熱利陰安中益氣入陽明之經爲衝任之使中風身熱支滿溫瘧寒

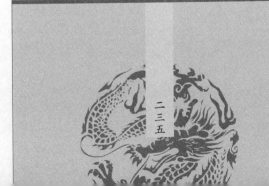

熱痠痹（痹痛也）療男子之痓症風温灼熱汗多（活人書治風温自汗身重煩熱語言不出萎蕤湯中用之）治婦人之傷中熱淋遺尿血厥（血厥症忽然如死默不知人目閉口噤移時方寤因失血產後得之者多此泄汗過多血氣併於陽獨上而不下氣塞而不行本事方治以白薇湯胎前產後遺尿千金方治以白微散河間所謂熱甚溺孔鬱結神無所依不能收禁之意也得桂枝石羔竹茹治胎前虛煩嘔逆得人參當歸甘草治產後血厥昏冒即白微湯）

婦人遺尿不拘胎前產後用白微芍藥各一兩爲末酒服

血淋熱淋方用同上

白前（辛微温）降氣下痰肺經壅實之症咳逆脹滿喉內水雞之聲（得桔梗桑皮治咳嗽吐血）

热痠痹（痹痛也）。疗男子之痓症，风温灼热，汗多（《活人书》治风温，自汗身重，烦热，语言不出，萎蕤汤中用之）。治妇人之伤中，热淋，遗尿，血厥（血厥症忽然如死，默不知人，目闭口噤，移时方寤。因失血，产后得之者多此。泄汗过多，血气并于阳，独上而不下，气塞而不行，《本事方》治以白微汤。胎前产后遗尿，《千金方》治以白微散。河间所谓热甚溺孔，郁结神无所依，不能收禁之意也。得桂枝、石羔（膏）、竹茹，治胎前虚烦、呕逆。得人参、当归、甘草，治产后血厥，昏冒，即白微汤）。

妇人遗尿，不拘胎前产后，用白微、芍药各一两，为末，酒服。

血淋、热淋，方用同上。

白前　（辛、微温）降气下痰，肺经壅实之症。咳逆胀满，喉内水鸡之声（得桔梗、桑皮，治咳嗽吐血）。

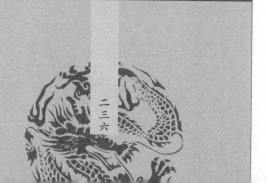

久欬上气，体肿短气，胀满，昼夜倚壁不得卧，恒作水鸡声者，白前汤主之。白前二两，紫苑（菀）、半夏各三两，大戟七合，煎一宿服，忌羊肉。

当归　和血补血，辛温，甘温，润泽肠胃，散寒助心，为血中之气药。入太少于厥阴（心、肝、脾三经血分药），止心腹之痛，养营疗肢节之疼。虚劳寒热，欬逆气贲，诚血家之要品。补不足于妇人，温疟热痢，止痛排脓，兼为冲带之脉病（冲脉为病，腹痛气逆，里急；带脉为病，腹痛，腰溶溶如坐水中），各使气血而归真（得人参、黄耆，则补气生血；同牵牛、大黄，则行气破血；得桂、附、茱萸，则热；得大黄、芒硝，即寒）。

血虚发热，当归补血汤。治肌热燥热，因渴引饮，目赤面红，昼夜不息，其脉洪大而虚，重按全无力，此血虚之候也。得于饥困劳役症，似白虎，但脉不长实为异耳。若误服白虎即死，宜此主之。当归酒洗二钱，绵黄耆炙一两，作一服，

久欬上氣體腫短氣脹滿晝夜倚壁不得臥恆作水雞聲者白前湯主之白前二兩紫苑半夏各三兩大戟七合煎一宿服忌羊肉

當歸　和血補血辛溫甘溫潤澤腸胃散寒助心爲血中之氣藥入太少於厥陰（心肝脾三經血分藥）溫中止心腹之痛養營療肢節之疼虛勞寒熱欬逆氣賁誠血家之要品補不足於婦人溫瘧熱痢止痛排膿兼爲衝帶之脈病（衝脈爲病腹痛氣逆裏急帶脈爲病腹痛腰溶溶如坐水中）各使氣血而歸眞（得人參黃耆則補氣生血同牽牛大黃則行氣破血得桂附茱萸則熱得大黃芒硝即寒）

血虛發熱當歸補血湯治肌熱燥熱因渴引飲目赤面紅晝夜不息其脈洪大而虛重按全無力此血虛之候也得於飢困勞役症似白虎但脈不長實爲異耳若誤服白虎即死宜此主之當歸酒洗二錢綿黃耆炙一兩作一服

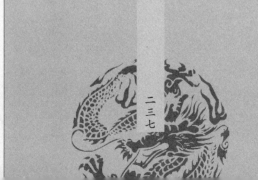

水煎温服日再服

川芎（辛温）上行頭目下通血海（衝爲血海）總解諸鬱直達三焦爲通血氣之使用助清陽之妙潤燥補肝通調經脈治濕瀉而爲良（時珍曰予治濕瀉每用川芎麥麴其應如響血痢已通不止者乃陰虧氣鬱用川芎爲佐氣行血調其病立止）諸頭痛之必要温中散寒主諸風之掉眩血閉無子破癥結之宿積非爲久服之藥常存暴亡之戒（得細辛療金瘡止痛得牡蠣療頭風得犀角去痰清目得臘茶治產後頭風得烏藥療氣厥頭痛得天麻治肝虛內風上淫東垣曰肝虛頭痛用川芎天麻以補之）

婦人產後乳懸婦人產後兩乳忽長細如腸垂過小肚痛不可忍危亡須臾名曰乳懸將川芎當歸各一斤以半斤剉散於瓦石器內用水濃煎不拘多少頻服仍以一斤半剉塊於病人床下燒烟令將口鼻吸烟用盡未愈再作

水煎温服，日再服

川芎　（辛温）上行头目，下通血海（冲为血海），冲解诸郁，直达三焦，为通血气之使，用助清阳之妙，润燥补肝，调经脉，治湿泻而为良（时珍曰：予治湿泻每用川芎、麦麴，其应如响。血痢已通不止者，乃阴亏气郁，用川芎为佐，气行血调，其病立止）。诸头痛之，必要温中散寒，主诸风之掉眩。血闭无子，破癥结之宿积，非为久服之药。常存暴亡之戒（得细辛，疗金疮，止痛；得牡蛎，疗头风；得犀角，去痰清目；得腊茶，治产后风；得乌药，疗气厥头痛；得天麻，治肝虚内风上淫。东垣曰：肝虚头痛，用川芎、天麻以补之）。

妇人产后乳悬，妇人产后两乳忽长细如肠，垂过小肚，痛不可忍，危亡须臾，名曰乳悬。将川芎、当归各一斤，以半斤剉散于瓦石器内，用水浓煎，不拘多少频服。仍以一斤半剉块于病人床下，烧烟令将口鼻吸烟，用尽未愈再作。

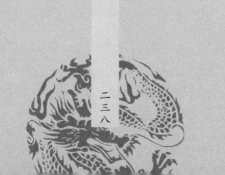

一料以蓖麻子一料，贴其顶心上即愈。

蛇床子 （苦平）祛风燥湿、强阳益阴、暖虚寒之子脏，补右肾于命门。阴痿湿痒，阴户肿痛（皆下体湿毒之病也）。产门不闭而下脱（产后阴脱，绢盛蛇床子蒸热熨之），大风作痒而浴身，腰痠膝痛，湿癣疮淫，不独补助男子。而又有益妇人（妇人无子，最宜久服，得五味、兔丝，疗阳痿；得乌梅，治产后阴脱；得苦参、吴萸，洗阴痒效）。

产后阴脱，绢盛蛇床子蒸热熨之。又法，蛇床子五两，乌梅十四个，煎水洗，日五六次。

妇人阴痛方用同上。

藁本 专主头风，辛温雄壮，止本经之头痛（乃太阳经风药，寒气郁于本经，头痛必用），疗督脉之脊强。大寒犯脑，痛连齿颊，雾露中人，邪在膈上，主妇

一料以蓖麻子一粒貼其頂心上卽愈

蛇床子（苦平）祛風燥濕強陽益陰煖虛寒之子臟補右腎於命門陰痿濕痒陰戶腫疼（皆下體濕毒之病也）產門不閉而下脫（產後陰脫絹盛蛇床子蒸熱熨之）大風作痒而浴身腰痠膝痛濕癬瘡淫不獨補助男子而又有益婦人（婦人無子最宜久服得五味兎絲療陽痿得烏梅治產後陰脫得苦參吳萸洗陰痒效）

產後陰脫絹盛蛇床子蒸熱熨之又法蛇床子五兩烏梅十四個煎水洗日五六次

婦人陰痛方用同上

藁本 耑主頭風辛溫雄壯止本經之頭痛（乃太陽經風藥寒氣鬱於本經頭痛必用）療督脈之脊強大寒犯腦痛連齒頰霧露中人邪在膈上主婦

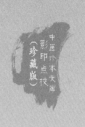

人之疝瘕陰寒急痛（陰中腫痛腹中急痛）引諸藥於巔頂胃風瀉恙（夏英公病瀉以虛治不效霍翁曰此風客於胃也飲以藁本湯而止能去風濕故耳得木香治霧露之邪中於上焦得白芷療風濕可作面脂）

白芷　辛散陽明之風溫除腸胃之濕芳香通竅色白入肺頭痛及於眉稜眼昏同於目淚皮膚燥痒面皯瘢疵排膿止痛療帶漏兮癰疽（帶下漏胎崩漏）活血生肌治腸風兮疥痔齒痛鼻淵蛇傷斧斫藥不離乎三經（頭目眉齒諸病三經之風熱也漏帶癰疽諸病三經之濕熱也）方用選於百一（王璆百一選方用白芷一味為丸茶清荆芥湯下名都梁丸治頭風眩暈女人胎前產後傷風頭痛血風頭痛皆效戴氏云頭痛挾熱頭生磊塊者服之甚宜得土貝瓜蔞治乳癰得辛荑細辛治鼻病得桑葉紅蜀葵根排膿得椿根皮黃柏治婦人濕熱帶下）

人之疝瘕，阴寒急痛（阴中肿痛，腹中急痛），引诸药于巅顶。胃风泻恙（夏英公病，泻以虚治不效，霍翁曰：此风客于胃也。饮以藁本汤而止，能去风湿故耳。得木香，治雾露之邪中于上焦；得白芷，疗风湿，可作面脂）。

白芷　辛散阳明之风，温除肠胃之湿。芳香通窍，色白入肺，头痛及于眉棱眼昏，同于目泪，皮肤燥痒，面皯瘢疵，排脓止痛，疗带漏兮痈疽（带下漏胎崩漏），活血生肌。治肠风兮疥痔，齿痛鼻渊，蛇伤，斧斫，药不离乎三经（头、目、眉、齿诸病，三经之风热也。漏带痈疽诸病，三经之湿热也）。方用选于百一（王璆百一选方，用白芷一味，为丸，茶清荆芥汤下。都梁丸治头风眩晕，女人胎前产后，伤风头痛，血风头痛皆效。戴氏云：头痛挟热，头生磊块者，服之甚宜。得土贝、瓜蒌，治乳痈；得辛夷、细辛，治鼻病；得桑叶、红蜀葵根，排脓；得椿根皮、黄柏，治妇人湿热带下）。

眉棱骨痛，属风热，热与痰，白芷、黄芩为末，清茶调下。

毒蛇伤螫，以新汲水调白芷末灌之。又白芷末入胆草、白矾、麝香少许，搽之，恶水涌出，一月平复。

白芍药 酸能敛肝，甘善缓中，固腠理而益营，泻肝安肺，敛阴气而退热，收胃扶脾，止腹中之急痛（肝气乘脾，即痛敛，肝气则痛除）。散恶安胎，治泻痢于后重，鼻衄目涩、心痞胁痛，兼疗带脉与阳维（带脉为病，腹痛满腰，溶溶如坐水中，阳维病，苦寒热）。血闭疝瘕（皆肝邪凝滞结聚之病），通用胎前同产后（白芍乃养肝之圣药。又益脾阴，能土中泻木；得人参，益脾气；得当归，补血；得白术，补脾；得川芎，补肝）。

腹中虚痛，白芍三钱，炙甘草一钱，夏月加黄芩五分，恶寒加肉桂一钱。冬月大寒再加桂一钱，水煎服。崩中下血，小腹痛甚者，炒白芍、炒柏叶，酒服。经水

眉稜骨痛屬風熱與痰白芷黃芩爲末清茶調下
毒蛇傷螫以新汲水調白芷末灌之又白芷末入膽草白礬麝香少許搽之
惡水湧出一月平復
白芍藥 酸能斂肝甘善緩中固腠理而益營瀉肝安肺斂陰氣而退熱收胃
扶脾止腹中之急痛（肝氣乘脾卽痛斂肝氣則痛除）散惡安胎治瀉痢於
後重鼻衄目澀心痞脅痛兼療帶脈與陽維（帶脈爲病苦腹痛滿腰溶溶
如坐水中陽維病苦寒熱）血閉疝瘕（皆肝邪凝滯結聚之病）通用胎前
同產後（白芍乃養肝之聖藥又益脾陰能土中瀉木得人參益脾氣得當
歸補血得白朮補脾得川芎補肝）
腹中虛痛白芍三錢炙甘草一錢夏月加黃芩五分惡寒加肉桂一錢冬月
大寒再加桂一錢水煎服崩中下血小腹痛甚者炒白芍炒柏葉酒服經水

不止白芍香附熟艾葉煎服血崩帶下赤芍香附爲末鹽水少許煎服

赤芍　主治略同補瀉則異耑於散邪行血尤善利水平肝

牡丹皮　寒瀉陰中伏火苦入肝腎心胞（四經血分伏熱）和血凉血而生新驚癇瘈瘲（皆肝氣所發之疾）吐血衄血而散瘀勞氣中風退無汗之骨蒸（地骨皮退有汗之骨蒸）通經脈之滯痛下胞胎治神志不足（神不足者屬心志不足者屬腎）除煩熱逐相火有餘（李東垣云心虛腸胃積熱心火熾甚心氣不足者以之爲君後人耑以黃柏治相火又不知丹皮之功更勝得四物湯治無汗之骨蒸四物湯熟地黃當歸白芍川芎）

木香　（辛溫）通行三焦升降氣鬱和胃實腸疏肝瀉肺降九種之心疼療積年之冷氣嘔逆痃癖霍亂瀉痢大腸氣滯而後重膀胱不化而淋閉（謂氣滯而不運化也又能通其氣於小腸也）消癰腫之毒决壅安胎禦霧露之

不止，白芍、香附、熟艾叶，煎服；血崩带下，赤芍、香附为末，盐水少许调服。

赤芍　主治略同补泻，则异，专于散邪行血，尤善利水平肝。

牡丹皮　寒泻，阴中伏火，苦入肝肾心胞（四经血分伏热），和血凉血而生新，惊痫瘈疭（皆肝气所发之疾），吐血衄血而散瘀，劳气中风，退无汗之骨蒸（地骨皮退有汗之骨蒸）。通经脉之滞痛，下胞胎，治神志不足（神不足者，属心志不足者，属肾），除烦热，逐相火有余（李东垣云：心虚，肠胃积热，心火炽甚，心气不足者，以之为君。后人专以黄柏治相火，又不知丹皮之功更胜。得四物汤，治无汗之骨蒸，四物汤，熟地黄、当归、白芍、川芎）。

木香　（辛温）通行三焦，升降气郁，和胃实肠，疏肝泻肺，降九种之心疼，疗积年之冷气，呕逆痃癖，霍乱泻痢，大肠气滞而后重。膀胱不化而淋闭（谓气滞而不运化也，又能通其气于小肠也）。消痈肿之毒，决壅安胎，御雾露之邪。健脾化食，治冲脉之为病苦，逆气于里急（功专调气散滞；得黄连，治滞下；得槟榔，治下焦气滞；得橘皮、肉果、生姜，治腹间滞塞冷气，功捷速，煨熟者，实大肠）。

小儿阴肿，小儿阳明经风热，湿气相抟，阴茎无故肿，或痛缩，宜宽此一经，自愈。木香、枳壳麸炒钱半，炙甘草二钱，水煎服。

高良姜　辛散，腹内寒，邪热除胃中冷痛，下气温中，健脾消食，治瘴疟，反胃恶心，除霍乱转筋，泻痢，胃寒噫逆者相宜（杨氏云：噫逆胃寒者，良姜为要药，人参、茯苓佐之，为其温胃，散解胃中风邪也）。实热腹痛者切忌（得茯苓，治胃寒噫逆；得粳米，治霍乱腹痛）。

心口痛方，凡男女心口一点痛者，乃胃脘有滞，或有虫也。多因怒及受寒而起，遂至终身。俗言：心气痛者非也，用高良姜酒洗，焙研，香附子醋浸，焙，各研

邪健脾化食治衝脈之爲病苦逆氣於裏急（功耑調氣散滯得黃連治滯下得檳榔治下焦氣滯得橘皮肉果生薑治腹間滯塞冷氣功効捷速煨熟者實大腸）

小兒陰腫小兒陽明經風熱濕氣相搏陰莖無故腫或痛縮宜寬此一經自愈木香枳殼麩炒錢半炙甘草二錢水煎服

高良薑　辛散腹內寒邪熱除胃中冷痛下氣溫中健脾消食治瘴瘧反胃惡心除霍亂轉筋瀉痢胃寒噫逆者相宜（楊氏云噫逆胃寒者良薑爲要藥人參茯苓佐之爲其溫胃散解胃中風邪也）實熱腹痛者切忌（得茯苓治胃寒噫逆得粳米治霍亂腹痛）

心口痛方凡男女心口一點痛者乃胃脘有滯或有蟲也多因怒及受寒而起遂至終身俗言心氣痛者非也用高良薑酒洗焙研香附子醋浸焙各研

收之病因寒得用薑末二錢附末一錢因怒得附末二錢薑末一錢寒怒兼有各錢半以米飲加入生薑汁一匙鹽一捻服之立止

紅荳蔻 醒脾溫肺燥濕散寒腸虛水瀉腹痛霍亂反胃嘔酸（東垣云脾胃藥中常用之取其消食之功耳）

草菓 燥濕祛寒下氣開鬱入太陰與陽明煖脾胃而化食寒邪客於胃口冷痛吐酸痰飲結於膈間寒瘧瀉痢止霍亂痞滿解酒毒口氣（口中臭氣）性熱反能動脾辛香多致傷肺（時珍曰過多能助脾熱傷肺損目與知母同用治瘴瘧寒熱取其一陰一陽無偏勝之害蓋草菓治太陰獨勝之寒知母治陽明獨勝之熱也主治寒熱鬱滯得知母治瘴瘧得烏梅截瘧得木瓜麴療中虛惡穀

白蔻仁 （辛溫）流行三焦溫煖脾胃能消能磨除寒燥濕散肺中之滯氣（

收之。病因寒得用姜末二钱，附末一钱。因怒得附末二钱，姜末一钱。寒怒兼有，各钱半，以米饮加入生姜汁一匙，盐一捻，服之立止。

红豆蔻 醒脾温肺，燥湿散寒，肠虚水泻，腹痛霍乱，反胃呕酸（东垣云：脾胃药中常用之，取其消食之功耳）。

草果 燥湿祛寒，下气开郁，入太阴与阳明，暖脾胃而化食。寒邪客于胃口，冷痛吐酸。痰饮结于膈间，寒疟泻痢，止霍乱，痞满，解酒毒口气（口中臭气）。性热反能动脾，辛香多致伤肺（时珍曰：过多能助脾热，伤肺损目。与知母同用，治瘴疟，寒热，取其一阴一阳无偏胜之害。盖草果治太阴独胜之寒，知母治阳明独胜之热也，主治寒热郁滞。得知母，治瘴疟；得乌梅截疟；得木瓜麴，疗中虚恶谷）。

白蔻仁 （辛温）流行三焦，温暖脾胃，能消能磨，除寒燥湿，散肺中之滞气

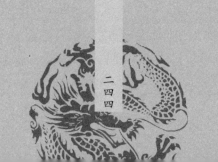

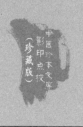

（入肺经别有清高之气）。进食宽胸，去腹痛之感寒呕吐反胃，赤眼暴发，退目中之红筋，酒积可除，治脾虚之疟疾（得砂仁、甘草，治小儿；得砂仁、丁香、猬皮，治反胃）。

产后呃逆，白豆蔻、丁香各五钱，研细末，桃仁汤服一钱，少顷再服。

砂仁　辛温润肾，快气调中，香窜醒脾，和胃补肺，引诸药归宿丹田（地黄用之拌蒸，取其能下达也。经疏云：肾虚，气不归元，用为向导。殆胜桂附热药为害）。行一切腹中滞气、霍乱奔豚、呕吐泻痢，治腹痛。除痞满，醒酒安胎，疗噎膈，止带崩，祛痰化食。消骨哽之铜铁，散浮热于喉齿（功专消食散滞。得白术、条芩，能安胎）。

遍身肿满，阴亦肿者，用缩砂仁、土狗一个，等分，研和，老酒服。

子痫昏冒，砂仁和皮炒黑，热酒调下二钱。不饮酒者，米饮下此方，安胎止痛。

入肺經別有淸高之氣）進食寬胸去腹痛之感寒嘔吐反胃赤眼暴發退目中之紅筋酒積可除治脾虛之瘧疾（得砂仁甘草治小兒吐乳得砂仁丁香猬皮治反胃）

產後呃逆白豆蔻丁香各五錢研細末桃仁湯服一錢少頃再服

砂仁　辛溫潤腎快氣調中香竄醒脾和胃補肺引諸藥歸宿丹田（地黃用之拌蒸取其能下達也經疏云腎虛氣不歸元用爲向導殆勝桂附熱藥爲害）行一切腹中滞氣霍亂奔豚嘔吐瀉痢治腹痛除痞滿醒酒安胎療噎膈止帶崩袪痰化食消骨哽之銅鐵散浮熱於喉齒（功耑消食散滞得白朮條芩能安胎）

徧身腫滿陰亦腫者用縮砂仁土狗一個等分研和老酒服

子癇昏冒砂仁和皮炒黑熱酒調下二錢不飲酒者米飲下此方安胎止痛

皆效不可盡述

妊娠胎動偶因所觸或跌墜傷損致胎不安痛不可忍者砂仁炒去皮用仁搗研服二錢熱酒下須臾覺腹中胎動極熱卽安矣神效

益智仁　(辛溫)本爲脾藥兼入腎經開發鬱結固氣澁精能補命門三焦陽行陰退專主君相二火母益子生(心爲脾母土中益火火能生土也故進食藥中多用之也)斂攝脾腎滑瀝帶崩大寒犯胃而多吐(脾主統攝痰涎腎主吐)小便餘溺而頻行(功耑遺濁縮小便得烏藥治小便頻數)

肉豆蔻　調中下氣煖胃濇腸袪痰消食性溫味香治積冷心腹之脹痛療小兒吐瀉之乳傷脾虛滑痢(初起忌用)解酒爲良(功耑煖脾胃固大腸得木香附子治久瀉不止者)

破故紙　(又名補骨脂)辛入心包溫補命門能使二火相通用與陽事善煖

皆效，不可尽述。

妊娠胎动，偶因所触，或跌坠伤损，致胎不安，痛不可忍者，砂仁炒去皮，用仁捣研，服二钱，热酒下，须臾觉腹中胎动，极热，即安矣，神效。

益智仁　（辛温）本为脾药，兼入肾经，开发郁结，固气涩精，能补命门、三焦。阳行阴退，专主君相二火，母益子生（心为脾母，土中益火，火能生土也。故进食药中多用之也）。敛摄脾肾，滑沥带崩，大寒犯胃而多吐（脾主统摄痰涎，肾主吐）。小便余溺而频行（功专遗浊，缩小便，得乌药，治小便频数）。

肉豆蔻　调中下气，暖胃涩肠，祛痰消食，性温味香，治积冷心腹之胀痛，疗小儿吐泻之乳伤脾虚，滑痢（初起忌用），解酒为良（功专暖脾胃，固大肠；得木香、附子，治久泻不止者）。

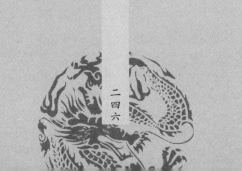

破故纸　（又名补骨脂）辛入心包，温补命门，能使二火相通，用与阳事善暖

丹田。元气收敛精神，精流肾冷，囊湿尿频（能缩小便，治遗尿也）。止肾虚之泄泻，疗腰膝之冷疼，劳伤男子（五劳七伤，骨髓伤败）。血气妇人（妇人之血脱气陷，亦犹男子之肾冷精流；得兔丝子，治下元虚惫；得杜仲、胡桃，治肾虚腰痛。得茯苓、没药，能安心补肾。得茴香，治小便无度，茎举；得肉果，治脾肾虚泄；得粟壳，治洞泻久利）。

玉茎不痿，精滑无歇时，如铁刺捏之则脆，此名肾漏，用破故纸、韭菜子各一两，为末，每用五钱煎服。

姜黄 （辛、苦、温）入肝脾之经，理血中之气，破血除风，消肿治痹（风、寒、温三气合而为痹，蠲痹汤、五痹汤皆用之）。产后败血而攻心，三气作痛于手臂（得肉桂，治寒厥，胃痛，产后癥瘕）。

郁金 纯阴气寒，轻阳，苦辛凉心，热散肝郁，入包络与太阴（兼入肺经），心腹

丹田元氣收斂精神精流腎冷囊濕尿頻（能縮小便治遺尿也）止腎虛之泄瀉療腰膝之冷疼勞傷男子（五勞七傷骨髓傷敗）血氣婦人（婦人之血脫氣陷亦猶男子之腎冷精流得兎絲子治下元虛憊得杜仲胡桃治腎虛腰痛得茯苓沒藥能安心補腎得茴香治小便無度莖舉得肉果治脾腎虛泄得粟殼治洞瀉久利）

玉莖不痿精滑無歇時如鐵刺捏之則脆此名腎漏用破故紙韭菜子各一兩爲末每用五錢煎服

薑黃（辛苦溫）入肝脾之經理血中之氣破血除風消腫治痹（風寒濕三氣合而爲痹蠲痹湯五痹湯皆用之）產後敗血而攻心三氣作痛於手臂（得肉桂治寒厥胃痛產後癥瘕）

鬱金 純陰氣寒輕陽苦辛涼心熱散肝鬱入包絡與太陰（兼入肺經）心腹

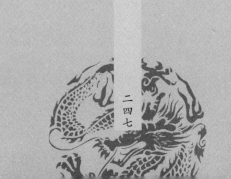

氣痛吐衂血淋(爲吐血之聖藥)婦人經脈逆行產後敗血上侵生肌下氣(行滯氣而不損正氣)破血生新陽毒入胃癲狂失心去心竅之惡血發斑痘於深沉(功耑去惡血破結聚得明礬治失心癲狂得甘草片腦治痘毒入心)

莪茱(苦辛温)通血分於肝破氣中之血消瘀通經開胃化滯止腹痛之吐酸奔豚療女人之血積氣結(得木香療冷氣攻心得阿魏治小兒盤腸)

荆三稜(苦平)通肝經積血破血中諸氣主老癖之癥瘕除積聚之結塊消腫削堅止痛化食通月水下胞胎散瘀血行乳汁(功耑療癥瘕破血結得蓬朮治渾身燎泡得大黃治痃癖)

香附　性燥而香味辛而苦耑入肝膽三焦通行經絡八脈爲血中之氣藥引氣分而生血力能推陳致新功耑止痛開鬱(時珍曰止心腹肢體頭目齒

气痛，吐衄血淋（为吐血之圣药）。妇人经脉逆行，产后败血，上侵生肌下气（行滞气而不损正气），破血生新。阳毒入胃，癫狂失心，去心窍之恶血，发斑痘于深沉（功专去恶血，破结聚；得明矾，治失心癫狂；得甘草、片脑，治痘毒入心）。

莪术　（苦、辛、温）通血分于肝，破气中之血，消瘀通经，开胃化滞，止腹痛之吐酸，奔豚，疗女人之血积气结（得木香，疗冷气攻心；得阿魏，治小儿盘肠）。

荆三棱　（苦平）通肝经积血，破血中诸气，主老癖之癥瘕，除积聚之结块，消肿削坚，止痛化食，通月水，下胞胎，散瘀血，行乳汁（功专疗癥瘕，破血结；得蓬术，治浑身燎泡；得大黄，治痃癖）。

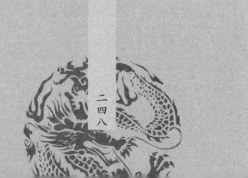

香附　性燥而香，味辛而苦，专入肝胆、三焦，通行经络、八脉，为血中之气药，引气分而生血。力能推陈致新，功专止痛开郁（时珍曰：止心腹、肢体、头目、齿

耳诸痛，解六郁，痰食，气血，湿火诸郁）。痰饮积聚。除客热于胸中，腹胀痞满。散寒疫之时疾，肾气，脚气，膀胱，两胁气妨，吐血，便血，崩带不调血症。治痈疽于独胜，散交心肾于降气汤。生则上行胸膈，外达皮肤。熟则下走肝肾，旁彻腰膝，诚气病之总司，女科之主帅（得参术，则补气；得归芐，则补血；得木香，则疏滞和中；得檀香，则理气醒脾；得沉香，则升降诸气；得川芎、苍术，则总解诸郁；得栀子、黄连，则能降火热；得茯神，则交济心肾；得茴香、破故纸，则引气归元；得厚朴、半夏，则决壅消胀；得紫苏、葱白，则解邪气；得三棱、莪术，则消磨积块；得艾叶，则治血气、暖子宫；得高良姜，治心脾冷痛；得乌药、紫苏，安胎顺气；得黄连，名黄鹤丹；得乌药，名青囊丸，二者皆治百病）。

一切气疾，心腹胀满，嗳气吞酸，痰逆呕恶及宿酒不解，香附子五斤，砂仁八两，炙草四两，为末，白汤入盐煎服，名快气汤。妇人气盛血衰，变生诸症，头晕

耳諸痛解六鬱痰食氣血濕火諸鬱）痰飲積聚除客熱於胸中腹脹痞滿散寒疫之時疾腎氣脚氣膀胱兩脅氣妨吐血便血崩帶不調血症治癰疽於獨勝散交心腎於降氣湯生則上行胸膈外達皮膚熟則下走肝腎旁徹腰膝誠氣病之總司女科之主帥（得參朮則補氣得歸芐則補血得木香則疎滯和中得檀香則理氣醒脾得沉香則升降諸氣得川芎蒼朮則總解諸鬱得梔子黃連則能降火熱得茯神則交濟心腎得茴香破故紙則引氣歸元得厚樸半夏則決壅消脹得紫蘇葱白則解邪氣得三稜莪茱則消磨積塊得艾葉則治血氣煖子宮得高良薑治心脾冷痛得烏藥紫蘇安胎順氣得黃連名黃鶴丹得烏藥名青囊丸二者皆治百病）

一切氣疾心腹脹滿噫氣呑酸痰逆嘔惡及宿酒不解香附子一斤砂仁八兩炙草四兩爲末白湯入鹽煎服名快氣湯婦人氣盛血衰變生諸症頭暈

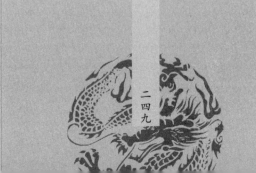

腹痛皆宜抑氣散主之香附子四兩茯苓炙草各一兩橘紅二兩爲服妊娠惡阻胎不安氣不升降嘔吐酸水起坐不便飲食不進二香散用香附子一兩藿香葉甘草各二錢爲末服二錢沸湯入鹽調下

藿香　芳香助脾開胃辛甘快氣溫中止吐逆霍亂腹痛去惡氣風水毒腫（一得滑石治暑月泄瀉）

霍亂吐瀉垂死者服之回生用藿香葉陳皮各半兩煎服胎氣不安氣不升降嘔吐酸水香附藿香甘草二錢爲末每服二錢入鹽少許沸湯調服

蘭草　辛平開胃芬芳清肺利水除痰（本經利水道除痰癖辟惡氣）生津益氣爲消渴之聖藥散久積之陳鬱口膽甘痺津液凝滯（內經云口甘膽痺津液在脾令人口甘此肥美之所發也其氣上溢轉爲消渴治之以蘭除陳氣也）

腹痛皆宜，抑气散主之。香附子四两，茯苓、炙草各一两，橘红二两，为服。妊娠恶阻，胎不安，气不升降，呕吐酸水，起坐不便，饮食不进，二香散。用香附子一两，藿香叶、甘草各二钱，为末，服二钱，沸汤入盐调下。

藿香　芳香，助脾开胃，辛甘快气，温中止吐逆，霍乱腹痛，去恶气，风水，毒肿（得滑石，治暑月泄泻）。

霍乱吐泻，垂死者，服之回生。用藿者叶、陈皮各半两，煎服。胎气不安，气不升降，呕吐酸水，香附、藿香、甘草二钱，为末，每服二钱，入盐少许，沸汤调服。

兰草　辛平开胃，芬芳清肺，利水除痰（本经利水道，除痰癖，辟恶气），生津益气，为消渴之圣药。散久积之陈郁，口胆甘痺，津液凝滞（《内经》云：口甘胆痺，津液在脾，令人口甘，此肥美之所发也。其气上溢，转为消渴，治之以兰，除陈气也）。

泽兰　（辛温）散郁舒脾，和肝泄热，长肉生肌，调经养血，破宿瘀兮。消癥瘕通九窍兮，利关节血沥腰疼（产后腹痛、腰痛）。阴户燥热，致周身之水肿（本经云：大腹水肿，身面四肢浮肿，骨节中水。徐云统治一切水病也）。涂金疮之挛，急行而不峻补，而不滞。得当归能通经，得防已，治产后水肿。

产后阴翻，产后阴户燥热，遂成翻花。泽兰四两，煎汤薰洗二三次，再入枯矾，煎洗即安。

香薷　温解心腹之凝结，辛散皮肤之热风，发越阳气（中暑之病，因乘凉，饮冷，致阳气为阴邪所遏，宜用此。药发越阳气，散水和脾也）。温胃调中，清肺气而下降（肺得之清化，行而热自降）。去浊气之上冲（凡口臭者，是脾郁。火溢于肺中，失其清和之气，而浊气上干，故治口气甚捷之也）。霍乱吐泻，为夏月解表之药。水肿脚气，有清彻上下之功（功专散暑利水，得厚朴，治

澤蘭　（辛溫）散鬱舒脾和肝泄熱長肉生肌調經養血破宿瘀兮消癥瘕通九竅兮利關節血瀝腰疼（產後腹痛腰痛）陰戶燥熱致週身之水腫（本經云大腹水腫身面四肢浮腫骨節中水徐云統治一切水病也）塗金瘡之攣急行而不峻補而不滯得當歸能通經得防已治產後水腫）

產後陰翻產後陰戶燥熱遂成翻花澤蘭四兩煎湯薰洗二三次再入枯礬煎洗即安

香薷　溫解心腹之凝結辛散皮膚之熱風發越陽氣（中暑之病因乘涼飲冷致陽氣爲陰邪所遏宜用此藥發越陽氣散水和脾也）溫胃調中清肺氣而下降（肺得之清化行而熱自降）去濁氣之上沖（凡口臭者是脾鬱火溢於肺中失其清和之氣而濁氣上干故治口氣甚捷之也）霍亂吐瀉爲夏月解表之藥水腫脚氣有清徹上下之功（功耑散暑利水得厚樸治

傷暑寒症得白朮治水濕水腫）

通身水腫深師薷朮丸治暴水風水氣水通身皆腫服至小便利爲效用香薷葉一斤熬爛去滓再熬成膏加白朮末七兩和丸米飲夜服

舌上出血如鑽乳香香薷煎汁服口中臭氣香薷煎水含之

荊芥　辛温發汗散風芳香助脾消食能利咽喉用清頭目搜肝氣而入肝通血脈而散惡暴中之頭痛頭眩口眼喎斜新産之血運血風身項強直皮膚作痒週身瘰痺爲瘡家之要藥兼血病之佐使吐衄崩中腸風血痢（得石羔治風熱頭痛得甘草治洗瘰癧神效）

產後中風華佗愈風散治婦人産後中風口噤手足瘈瘲如角弓或産後血暈不省人事四肢強直或心眼倒築吐瀉不止欲死用荊芥穗子微焙爲末每服三錢淋豆酒調服或童便服口噤卽挑齒灌之

伤暑寒症。得白术，治水湿水肿）。

通身水肿，深师薷术丸，治暴水、风水、气水，通身皆肿，服至小便利为效。用香薷叶一斤，熬烂去滓，再熬成膏，加白术末七两，和丸，米饮夜服。

舌上出血，如钻乳香、香薷煎汁服。口中臭气，香薷煎水含之。

荆芥　辛温发汗，散风，芳香助脾消食，能利咽喉，用清头目，搜肝气而入肝，通血脉而散恶暴中之头痛，头眩，口眼㖞斜，新产之血运，血风，身项强直，皮肤作痒，周身瘰痹，为疮家之要药，兼血病之佐使。吐衄崩中，肠风，血痢（得石羔（膏），治风热头痛；得甘草，治洗瘰疬神效）。

产后中风，华佗愈风散。治妇人产后中风，口噤，手足瘈疭，如角弓，或产后血晕不省人事，四肢强直，或心眼倒筑，吐泻不止欲死。用荆芥穗子微焙为末，每服三钱，淋豆酒调服，或童便服，口噤即挑齿灌之。

产后鼻衄，荆芥研末，童便服二钱。

薄荷　辛能发散，凉能清利，专于散热消风，用以搜肝抑肺，去风热之在皮肤，引诸药而入荣卫，头痛脑风，舌胎语涩，为小儿之痰壅壮热惊狂，及男子之中风失音口气。故治瘰疬瘾疹、疥疮，并利咽喉口齿、目疾（得花粉，能清上化痰）。

风气瘙痒，用大薄荷、蝉退等分，为末，每温酒调下一钱。

衄血不止，薄荷汁滴之，或以干者水煮，绵裹塞鼻。

紫苏　味辛入肺，色紫入血，解肌表之风邪，散寒发汗，下胸膈之浮气，利肺通心，消痰定喘，和血、温中，益脾胃而通肠（通大小肠），心腹胀满，能安胎而止痛，脚气肿疼（得橘皮、砂仁，则行气安胎；得藿香、乌药，则温中止痛；得香附、麻黄，则发汗解肌；得川芎、当归，则和血散血；得木瓜、厚朴，则散湿解暑，治霍

產後鼻衄荆芥研末童便服二錢

薄荷　辛能發散凉能淸利耑於散熱消風用以搜肝抑肺去風熱之在皮膚引諸藥而入榮衛頭痛腦風舌胎語澁爲小兒之痰壅壯熱驚狂及男子之中風失音口氣故治瘰癧癮疹疥瘡并利咽喉口齒目疾（得花粉能淸上化痰）

風氣瘙痒用大薄荷蟬退等分爲末每温酒調下一錢

衂血不止薄荷汁滴之或以乾者水煑綿裹塞鼻

紫蘇　味辛入肺色紫入血解肌表之風邪散寒發汗下胸膈之浮氣利肺通心消痰定喘和血温中益脾胃而通腸（通大小腸）心腹脹滿能安胎而止痛脚氣腫疼（得橘皮砂仁則行氣安胎得藿香烏藥則温中止痛得香附麻黄則發汗解肌得川芎當歸則和血散血得木瓜厚樸則散濕解暑治霍

亂脚氣得桔梗枳殼則利膈寬腸得杏仁萊菔子則消痰定喘

金瘡出血不止以嫩蘇葉桑葉同搗貼之顛撲傷損紫蘇搗敷之瘡口自合

蘇子　消痰降氣利膈寬腸潤心肺而定喘開鬱溫中止咳逆之吐嘔袪風順氣

甘菊花　味兼甘苦性稟和平受四時之氣得金水之精益金平木木平則風息補水降火火降則熱清散頭痛之遊風頭眩濕痺退目中之翳膜目明血生用敷疔毒久服延齡(功耑治頭目風火得枸杞便能下行悅腎)

風熱頭痛菊花石羔川芎各三錢爲末服一錢半茶調下斑痘入目生翳障用白菊花穀精草綠豆皮爲末用一錢以乾柿餅一枚粟米泔同煎候米泔盡食柿日食三枚淺者五七日遠者半月見效女人陰腫菊花苗搗爛煎湯先薰後洗

乱、脚气；得桔梗、枳壳，则利膈宽肠；得杏仁、莱菔子，则消痰定喘）。

苏子　消痰降气，利膈宽肠，润心肺而定喘，开郁温中，止咳逆之吐呕，祛风顺气。

甘菊花　味兼甘苦，性禀和平，受四时之气，得金水之精，益金平木，木平则风息，补水降火，火降则热清，散头痛之游风，头眩湿痹。退目中之翳膜，目明血生。用敷疔毒，久服延龄（功专治头目风火，得枸杞，便能下行悦肾）。

风热头痛，菊花、石羔（膏）、川芎各三钱，为末，服一钱半，茶调下。斑痘入目生翳障，用白菊花、谷精草、绿豆皮，为末，用一钱，以干柿饮一枚，粟米泔同煎，候米泔尽，食柿，日食三枚。浅者五七日，远者半月见效。女人阴肿，菊花苗捣烂，煎汤，先薰后洗。

艾叶　熟热生温，苦辛气味，能回垂绝之元阳，可转肃杀为和气，理血气而走三阴，透诸经而灸。百疾开郁，调经温中，逐湿暖子宫而安胎（阴虚血燥者非宜），止腹痛之冷痢。带脉为病（带脉为病，腹胀满，腰溶溶如坐水中），下部虫食（入奇经，功专暖子宫，杀虫䘌得香附，治少腹痛；得阿胶，治产后下血；得雄黄，治狐惑虫䘌）。

狐惑虫䘌，病人齿无色，舌上白或喜睡，不知痛痒处，或下痢，宜急治下部，不知此者，但攻其上而下部生虫，食肛烂，见五脏便死也。烧艾于管中，薰下部，令烟入，或少加雄黄更妙，罂粟烧烟亦可。

茵陈蒿　苦、燥、湿、寒胜热，泄脾胃之湿热，利水化痰，入太阳之膀胱，通关散滞，时疾热狂，胆黄，热结发黄，分别阴阳，此药各随寒热（主治风、湿、寒热；得山栀，疗阳黄；得附子，治阴黄；得车前，治湿热，眼目赤肿）。

艾葉　熱熱生温苦辛氣味能回垂絕之元陽可轉肅殺爲和氣理血氣而走三陰透諸經而灸百疾開鬱調經温中逐濕煖子宮而安胎（陰虛血燥者非宜）止腹痛之冷痢帶脈爲病（帶脈爲病腹脹滿腰溶溶如坐水中）下部蟲食（入奇經功耑煖子宮殺蟲䘌得香附治少腹痛得阿膠治產後下血得雄黃治狐惑蟲䘌）

狐惑蟲䘌病人齒無色舌上白或喜睡不知痛痒處或下痢宜急治下部不知此者但攻其上而下部生蟲食肛爛見五臟便死也燒艾於管中薰下部令烟入或少加雄黃更妙罌粟燒烟亦可

茵陳蒿　苦燥濕寒勝熱泄脾胃之濕熱利水化痰入太陽之膀胱通關散滯時疾熱狂膽黃熱結發黃分別陰陽此藥各隨寒熱（主治風濕寒熱得山梔療陽黃得附子治陰黃得車前治濕熱眼目赤腫）

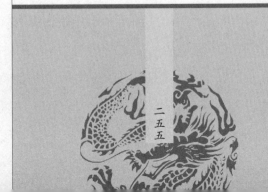

一僧因傷寒後發汗不徹有留熱面身皆黃多熱期年不愈予用山茵陳山梔子各三錢秦艽升麻各四錢爲散煎服三錢二十日病愈

青蒿　得春木之陽氣入肝膽於血經(所主皆少陽厥陰血分之病也)理血虛而有熱除骨蒸之勞形苦能殺蟲風毒疥瘡息肉寒可泄熱身黃瘧疾鬼驚(凡苦寒傷胃惟青蒿芬芳入脾不犯胃氣但寒而泄者非宜主治骨蒸勞熱得鱉甲治溫瘧)

益母草　辛可活血散風苦能消瘀除結入手足厥陰之經調女人經脈之滯無妊而血淋血秘去惡生新產難而血暈血風消水行血通爲經產之需便有調氣之別(活絡調經功效甚捷得黑山查治產後惡露不行)

茺蔚子　活血補陰益精明目順氣調經行中有補(瞳子散大者忌用)

夏枯草　(苦辛寒)性稟純陽散結氣鬱熱之品(能解內熱散肝經之鬱火

一僧因伤寒后，发汗不彻，有留热，面身皆黄，多热，期年不愈，予用山茵陈、山栀子各三钱，秦艽、升麻各四钱，为散，煎服三钱，二十日病愈。

青蒿　得春木之阳气，入肝胆于血经（所主皆少阳、厥阴血分之病也），理血虚而有热，除骨蒸之劳形。苦能杀虫，风毒芥疮、息肉，寒可泄热身黄、疟疾、鬼惊（凡苦寒伤胃，惟青蒿芬芳入脾，不犯胃气。但寒而泄者非，宜主治骨蒸劳热；得鳖甲，治温疟）。

益母草　辛可活血、散风，苦能消瘀除结，入手足厥阴之经，调女人经脉之滞，无妊而血淋血秘，去恶生新，产难而血晕，血风。消水行血，通为经产之需，便有调气之别（活络调经，功效甚捷。得黑山查（楂），治产后恶露不行）。

茺蔚子　活血补阴，益精明目，顺气调经，行中有补（瞳子散大者忌用）。

夏枯草　（苦、辛、寒）性禀纯阳，散结气郁热之品（能解内热，散肝经之郁火，力缓肝火，补厥阴血脉之功，疗目珠于夜痛，治瘰疬，乳岩痈）（主治头疮瘰疬。得香附、甘草，治目珠疼痛；得香附、贝母，治马刀）。

瘰疬马刀，不问已溃未溃，或日久成漏，用夏枯草六两，煎服。虚甚者即煎熬膏服，并涂患处，兼以十全大补汤加香附、贝母、远志，尤善此物，生血乃瘰疬之圣药也。其草易得，其功甚多。

旋覆花 咸以软坚，苦能下气，逐水通脉（大腹水肿，通血脉），行肠入肺，去膀胱之留饮，通利大肠，消胸胁之结痰，吐如胶漆，开胃止呕，痞坚噫气冷利，大肠虚人当避（丹溪曰：走散之药冷利，大肠虚寒者戒之。主治结气呕逆，得代赭石、半夏，治噫气；得葱白、新紫绛，治半产漏下）。

红花 （辛温）入心肝二经，活血润燥，主血晕，口噤，胎死腹中，肿消兮，痛止瘀散兮，经通（凡血分作肿作痛），多则破血殊验，少则养血有功（功专活血，

力緩肝火補厥陰血脈之功療目珠於夜痛治瘰癧乳巖癰（主治頭瘡瘰癧得香附甘草治目珠疼痛得香附貝母治馬刀）

瘰癧馬刀不問已潰未潰或日久成漏用夏枯草六兩煎服虛甚者即煎熬膏服并塗患處兼以十全大補湯加香附貝母遠志尤善此物生血乃瘰癧之聖藥也其草易得其功甚多

旋覆花 鹹以軟堅苦能下氣逐水通脈（大腹水腫通血脈）行腸入肺去膀胱之留飲通利大腸消胸脅之結痰吐如膠漆開胃止嘔痞堅噫氣冷利大腸虛人當避（丹溪曰走散之藥冷利大腸虛寒者戒之主治結氣嘔逆得代赭石半夏治噫氣得葱白新紫絳治半產漏下）

紅花 （辛温）入心肝二經活血潤燥主血暈口噤胎死腹中腫消兮痛止瘀散兮經通（凡血分作腫作痛）多則破血殊驗少則養血有功（功耑活血

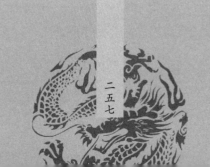

消腫得去風藥治六十二種風）

續斷　辛溫入肝以補筋苦溫入腎以補骨通血脈理勞傷主崩中補不足跌撲金瘡筋斷復續縮小便而固精煖子宮與胎漏血痢腰痛所必需關節緩急之要藥（得當歸治勞傷腰痛得平胃散治血痢）

妊娠胎動兩三月墮預宜服此續斷酒浸杜仲薑汁炒爲末棗肉丸米飲下產後諸疾血暈心悶煩躁厭厭氣欲絕心頭硬乍寒乍熱續斷一握煎服此藥救產後垂死

牛蒡子　（又名大力子又名鼠黏子）辛能散結除風苦堪洩熱潤肺風濕瘾疹牙痛喉痺消頭面之浮腫咳嗽生痰去皮膚之熱風咽膈不利散諸腫瘡瘍之毒利凝滯腰膝之氣（功耑消肺風利咽膈得荆芥治咽喉不利得生甘草治懸癰喉痛得甘桔治咽喉痘疹得薄荷治風熱瘾疹）

消肿，得去风药，治六十二种风）。

续断　辛温入肝，以补筋。苦温入肾，以补骨，通血脉，理劳伤，主崩中，补不足，跌扑金疮、筋断复续。缩小便而固精，暖子宫与胎漏、血痢、腰痛所必需，关节缓急之要药（得当归，治劳伤腰痛；得平胃散，治血痢）。

妊娠胎动，两三月堕，预宜服此。续断酒浸杜仲，姜汁炒，为末，枣肉丸，米饮下。产后诸疾，血晕心闷，烦躁，厌厌气欲绝，心头硬，乍寒乍热，续断一握，煎服此药，救产后垂死。

牛蒡子　（又名大力子，又名鼠黏子）辛能散结除风，苦堪泄热，润肺、风湿瘾疹、牙痛喉痹。消头面之浮肿，咳嗽生痰，去皮肤之热风，咽膈不利。散诸肿疮疡之毒，利凝滞腰膝之气（功专消肺风，利咽膈。得荆芥，治咽喉不利；得生甘草，治悬痈、喉痛；得甘桔，治咽喉、痘疹；得薄荷，治风热瘾疹）。

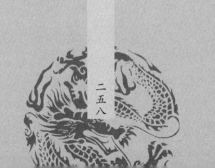

历节肿痛，风热攻，手指赤肿麻木，甚即攻肩背、两膝。遇暑热则大便闭，牛蒡子三两，新豆豉炒羌活各一两，为末服，白汤下。

芦根 甘能益胃，寒能降火，治呕哕而食不下，退热除烦。疗时疾而清热邪，安胎止渴（孕妇心热，主治消渴呕逆。得麦冬，治霍乱烦闷；得麦冬、骨皮、茯苓、橘红、生姜，治骨蒸肺痿）。

呕哕不止，厥逆者，芦根三斤，煎浓汁，饮之必效。若以童便煎服，不过三斤愈。反胃上气，芦根各二两，水煎服。

豨莶草 熟热生寒，追风逐湿，治麻痹于四肢，主肝肾之风气，腰脚痠软，骨筋痛痹。

麻黄 （苦、辛、温）上达轻扬，最清气味，发太阳、少阴之汗，入肺藏大肠之司，去营中之寒邪，泄卫中之表实，能深入积痰凝血之中（本经破癥坚、积聚）。血

歷節腫痛風熱攻手指赤腫麻木甚即攻肩背兩膝遇暑熱則大便閉牛蒡子三兩新豆豉炒羌活各一兩爲末服白湯下

蘆根 甘能益胃寒能降火治嘔噦而食不下退熱除煩療時疾而清熱邪安胎止渴（孕婦心熱主治消渴嘔逆得麥冬治霍亂煩悶得麥冬骨皮茯苓橘紅生薑治骨蒸肺痿）

嘔噦不止厥逆者蘆根三斤煎濃汁飲之必效若以童便煎服不過三斤愈

反胃上氣蘆根各二兩水煎服

豨薟草 熟熱生寒追風逐濕治痲痹於四肢主肝腎之風氣腰腳痠軟骨筋痛痹

麻黃（苦辛溫）上達輕揚最清氣味發太陽少陰之汗入肺藏大腸之司去營中之寒邪泄衛中之表實能深入積痰凝血之中（本經破癥堅積聚）血

脈兼調故透出皮膚毛孔之外（本經主發表出汗去邪熱氣）孔竅通利傷寒中風咳逆上氣皮膚不仁毒風疹痺風腫水腫皆宜發汗解表第一若遇汗多之症須知亡陽所忌（功耑散邪通陽得射干治肺痿上氣得桂心治風濕之冷痛）根節止汗效如影響有善行肌表之性能引諸藥直固腠理凡盜汗自汗俱可加之

水腫脈沉屬少陰其脈浮者爲氣脹者爲氣皆非水也麻黃附子湯汗之麻黃三兩水七升煑入甘草二兩附子炮一枚煎服取汗卽効

心下悸病半夏麻黃丸用半夏麻黃末蜜丸日三服

盜汗不止麻黃根椒目爲末無灰酒下外以麻黃根故蒲扇爲末撲之諸虛自汗夜臥則甚久卽枯瘦黃耆麻黃根各一兩牡蠣泔洗煆過爲散服五錢水二盞小麥百粒煎服

脉兼调，故透出皮肤毛孔之外（本经主发表出汗，去邪热气）。孔窍通利，伤寒中风，咳逆上气，皮肤不仁，毒风疹痹，风肿水肿，皆宜发汗解表第一。若遇汗多之症，须知亡阳所忌（功专散邪，通阳，得射干，治肺痿上气；得桂心，治风湿之冷痛）。根节止汗，效如影响，有善行肌表之性能，引诸药直固腠理。凡盗汗、自汗，俱可加之。

水肿脉沉，属少阴；其脉浮者，为气胀者，为气，皆非水也，麻黄附子汤汗之。麻黄三两，水七升，煮入甘草二两，附子，炮，一枚，煎服取汗，即效。

心下悸病，半夏麻黄丸，用半夏、麻黄末，蜜丸，日三服。

盗汗不止，麻黄根，椒目，为末，无灰酒下。外以麻黄根，故蒲扇为末，扑之，诸虚自汗，夜卧则甚，久即枯瘦，黄耆、麻黄根各一两，牡蛎泔洗煅过，为散，服五钱，水二盏，小麦百粒，煎服。

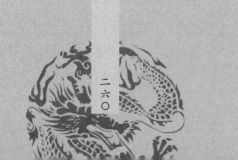

木贼草 （甘苦）发汗解肌，升散火郁，益肝胆而理肠风，退翳膜而止目泣（得牛角鰓、麝香，治休息利；得禹粮、当归、川芎，治崩中赤白；得槐子、枳实，治痔中出血）。

灯草 （甘寒）降心火，清肺热，利小肠，五淋水肿，开阴窍，通气止血（得辰砂，治小儿夜啼；得红花，治喉风痹塞）。

夜不合眼，难睡，灯草煎汤代茶饮得睡。

生地 寒凉心脏，苦泻小肠，凉血润燥，滋阴退阳（戴原礼曰：阴微阳盛，相火来乘，阴位为虚火之症）。平血逆之吐衄，利伤寒之阳强，或血热经枯，崩中溺血，或伤中烦热，咳嗽劳伤。二便通利，诸热皆凉，脉洪者多服（好古曰：生地治心热，手足心热，能益肾水，凉心血，其脉洪实者宜之。若脉虚者，则宜熟地补肾元气也）。胃弱者少尝（主治劳伤血症。得麦冬，复脉内之阴；得木通，

木賊草 （甘苦）發汗解肌升散火鬱益肝膽而理腸風退翳膜而止目泣（得牛角鰓麝香治休息利得禹餘粮當歸川芎治崩中赤白得槐子枳實治痔中出血）

燈草 （甘寒）降心火清肺熱利小腸五淋水腫開陰竅通氣止血（得辰砂治小兒夜啼得紅花治喉風痹塞）

夜不合眼難睡燈草煎湯代茶飲得睡

生地 寒凉心臟苦瀉小腸凉血潤燥滋陰退陽（戴原禮曰陰微陽盛相火來乘陰位爲虛火之症）平血逆之吐衄利傷寒之陽強或血熱經枯崩中溺血或傷中煩熱咳嗽勞傷二便通利諸熱皆凉脈洪者多服（好古曰生地治心熱手足心熱能益腎水凉心血其脈洪實者宜之若脈虛者則宜熟地補腎元氣也）胃弱者少嘗（主治勞傷血症得麥冬復脈内之陰得木通

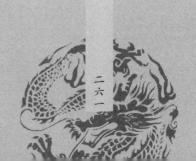

導小腸之熱)

溫毒發斑黑羔治溫毒嘔逆生地二兩六錢二字半好豆豉一兩六錢二字半以猪膏十兩合之露一宿絞去渣入雄黃麝香少許如豆大攪勻分三服毒從虛中出即愈忌蕪荑睡起目赤腫起良久如常者血熱也臥即血歸於肝故熱則目赤腫良久血散故如恆也用生地汁浸粳米曬乾每夜以米煮粥食之即愈有人病此用之得效

熟地　耑補腎中元氣兼入厥陰肝經滋腎水補眞陰鬚烏髮黑塡骨髓生精血耳聰目明退虛熱而潤燥補五臟而調經坐起目睆無所見病後股痛而難行(病後脛股痠痛)臍腹急痛胞漏血崩（男子多陰虛宜用熟地女子多血熱宜用生地又云生地能生精血用天冬引入所生之處熟地能補精血用麥冬引入所補之處得砂仁行氣煑酒和血復得久曬太陽眞火能使

导小肠之热)。

温毒发斑，黑羔治温毒，呕逆，生地二两六钱二字半，好豆豉一两六钱二字半，以猪膏十两合之，露一宿，绞去渣，入雄黄、麝香少许，如豆大，搅匀分三服，毒从虚中出，即愈，忌芜荑。睡起目赤肿起，良久如常者，血热也。卧即血归于肝，故热则目赤肿。良久血散，故如恒也。用生地汁浸粳米，晒干，每夜以米煮粥食之，即愈。有人病此，用之得效。

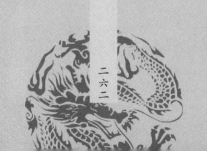

熟地　专补肾中元气，兼入厥阴肝经，滋肾水，补真阴，须乌发黑，填骨髓，生精血，耳聪目明。退虚热而润燥，补五脏而调经，坐起目睆无所见，病后股痛而难行（病后胫股痠痛），脐腹急痛，胞漏，血崩（男子多阴虚，宜用熟地；女子多血热，宜用生地。又云：生地能生精血；用天冬引入所生之处；熟地能补精血；用麦冬引入所补之处；得砂仁行气。煮酒和血，复得久晒，太阳真火能使

虚阳归宿丹田）。

怀牛膝 （苦、酸、平）补肝益肾，能引诸药下行，健骨强筋。可助十二经脉，除两膝之痠痛，续绝补中，疗四肢之拘挛。痛连腰脊，久疟寒热，阴痿失溺。至于堕胞胎而止产后之疼，逐瘀血而破心腹之积。喉闭齿痛，虚火上浮，茎痛，五淋，小水短少，降浊澄清，直奔下极（生用逐瘀，熟用强筋。得肉苁蓉，则益肾；得杜仲，则补肝）。

小便淋痛，茎中痛欲死，或尿血，或砂石胀痛，用川牛膝一两，煎服。喉痹、乳蛾，用鲜牛膝根一握，艾叶七片，捣和人乳取汁，灌入鼻中，须臾痰涎从口鼻出即愈，无艾亦可。

胞衣不下，用牛膝八两，葵子一合，煎服。

紫苑（菀） 苦能下气，辛可益金，不滞而补，不寒而润，补虚调中。虽入至高之脏，消

虛陽歸宿丹田）

懷牛膝（苦酸平）補肝益腎能引諸藥下行健骨強筋可助十二經脈除兩膝之痠痛續絕補中療四肢之拘攣痛連腰脊久瘧寒熱陰痿失溺至於墮胞胎而止產後之疼逐瘀血而破心腹之積喉閉齒痛虛火上浮莖痛五淋小水短少降濁澄清直奔下極（生用逐瘀熟用強筋得肉蓯蓉則益腎得杜仲則補肝）

小便淋痛莖中痛欲死或尿血或砂石脹痛用川牛膝一兩煎服喉痹乳蛾用鮮牛膝根一握艾葉七片搗和人乳取汁灌入鼻中須臾痰涎從口鼻出即愈無艾亦可

胞衣不下用牛膝八兩葵子一合煎服

紫菀　苦能下氣辛可益金不滯而補不寒而潤補虛調中雖入至高之臟消

痰止渴兼有下趨之分咳逆上氣肺痿吐膿能使水道通調溺濇尿血可除久嗽吐衄痿躄息賁（爲肺經血分耑治血痰血勞聖藥得欵冬花百部烏梅治久嗽得白前半夏大戟治水氣喘逆）

婦人小便卒不得出者紫苑爲末井華水服三撮卽通小便血者服五撮立止

麥冬　甘平滋潤強陰益精淸心潤肺滋燥金以壯水源除煩解渴養胃陰能令金生（徐云爲純補胃陰之藥肺氣全恃胃陰以生）治肺中伏火肺痿吐膿燥嗽補心臟虛損心血錯經妄行下水消痰（治熱毒大水面目肢節浮腫）心腹結氣能散（解枯燥之結氣）傷中傷飽胃絡脈絕可平（補續胃中之陰氣）去心下之支滿嘔吐痿厥退虛勞之客熱下乳潤經（經水枯少本經用治脾胃後人用治心肺得地黃阿膠麻仁同爲潤經復脈之劑得五味

痰止渴，兼有下趋之分，咳逆上气，肺痿吐脓，能使水道通调，溺涩尿血可除。久嗽吐衄，痿躄息贲（为肺经血分，专治血痰、血劳圣药。得款冬花、百部、乌梅，治久嗽；得白前、半夏、大戟，治水气喘逆）。

妇人小便卒不得出者，紫苑（菀）为末，井华水服三撮即通。小便血者，服五撮立止。

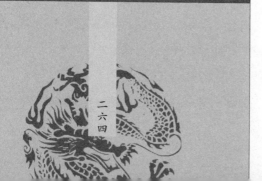

麦冬　甘平滋润，强阴益精，清心润肺，滋燥金以壮水源，除烦解渴，养胃，阴能令金生（徐云为纯补胃阴之药，肺气全恃胃阴以生）。治肺中伏火，肺痿吐脓，燥嗽，补心脏虚损，心血错经，妄行下水，消痰（治热毒大水，面目肢节浮肿）。心腹结气能散（解枯燥之结气），伤中，伤饱，胃络脉绝可平（补续胃中之阴气）。去心下之支满，呕吐，痿厥，退虚劳之客热，下乳润经（经水枯少，本经用治脾胃，后人用治心肺。得地黄、阿胶、麻仁，同为润经复脉之剂。得五味

子，能都摄肺肾之津液）。

麦冬横生土中，有十二余粒，其中即一心相贯，能横通胃络而补中，故治伤中能横通胃络而散结，故治伤饱，后人用必去心，大非。

冬葵子 甘寒淡滑，润燥利窍。行津液得二便，通营卫滋气脉，消肿滑胎，妇人乳闭肿痛，通淋利水，产后小便淋沥（性主滑利，能通精，下胎；得砂仁，治乳汁蓄痈；得牛膝，下胞衣）。

妊娠水肿，身重，小便不利沥淅，恶寒起即头眩。用葵子、茯苓各一二两，糁饮，小便利愈。

乳妇气脉壅滞，乳汁不行，及经络凝滞，奶房胀痛，留蓄作痈毒，葵子炒香，砂仁为末，热酒服二钱。

款冬花 辛、甘、微温，泻热润肺，定喘消痰，咳逆上气。治肺痿而吐脓血，邪热痛

子能都攝肺腎之津液）

麥冬橫生土中有十二餘粒其中卽一心相貫能橫通胃絡而補中故治傷中能橫通胃絡而散結故治傷飽後人用必去心大非

冬葵子　甘寒淡滑潤燥利竅行津液利二便通營衛滋氣脈消腫滑胎婦人乳閉腫痛通淋利水產後小便淋瀝（性主滑利能通精下胎得砂仁治乳汁蓄癰得牛膝下胞衣）

妊娠水腫身重小便不利瀝淅惡寒起卽頭眩用葵子茯苓各一二兩糝飲小便利愈

乳婦氣脈壅滯乳汁不行及經絡凝滯奶房脹痛留蓄作癰毒葵子炒香砂仁爲末熱酒服二錢

款冬花　辛甘微温瀉熱潤肺定喘消痰咳逆上氣治肺痿而吐膿血邪熱痛

驚能明目而洗肝邪中風喉痹爲治嗽之總司不論寒熱虛實（功耑開痰止嗽得白薇貝母百部治肺實鼻塞得黃連治口中瘖得百合治痰嗽帶血有效）

地膚子　味苦氣寒益精強陰入膀胱而除虛熱利小便而通妊淋散皮膚瘙痒丹腫治惡瘡陰痿疝疼

瞿麥　苦寒性滑耑利小腸膀胱熱邪決癰墮胎爲通溺便五淋要藥下焦濕熱疼痛可加胎前產後虛人大礙（功耑利水破血得栝蔞茯苓山藥附子治小便不利得山梔甘草葱白燈草治溺血）

葶藶子　辛散苦瀉性寒急利破堅逐邪癥瘕積聚（水飲所結之疾）除胸中痰飲伏留咳嗽喘促（亦皆水氣之疾）散肺中水氣賁急（非此不能除也）壅塞氣秘（大洩陽分肺中氣閉）面目浮腫膀胱水氣實症能除虛人切忌

惊，能明目而洗肝邪。中风喉痹，为治嗽之总司，不论寒热虚实（功专开痰止嗽；得白薇、贝母、百部，治肺实鼻塞；得黄连，治口中瘖；得百合，治痰嗽带血有效）。

地肤子　味苦气寒，益精强阴，入膀胱而除虚热，利小便，而通妊淋，散皮肤瘙痒。丹肿治恶疮、阴痿、疝疼。

瞿麦　苦寒性滑，专利小肠膀胱热邪，决痈堕胎，为通溺便五淋要药。下焦湿热疼痛可加，胎前产后虚人大碍（功专利水，破血；得栝蒌、茯苓、山药、附子，治小便不利；得山栀、甘草、葱白、灯草，治溺血）。

葶苈子　辛散苦泻，性寒，急利，破坚逐邪，癥瘕积聚（水饮所结之疾）。降胸中痰饮伏留，咳嗽喘促（亦皆水气之疾）。散肺中水气贲急（非此不能除也），壅塞气秘（大泄阳分肺中气闭），面目浮肿，膀胱水气，实症能除，虚人切忌

（葶苈、大黄皆大苦寒，一泄血闭，一泄气秘。大黄之泻从中焦始，葶苈之泻从上焦始，专泻肺气，肺为水源，故能泻肺，即能泻水。凡积聚寒热从水气来者，此药主之，主治上气水蓄。得汉防己，治阳水暴肿；得枣治肺壅喘）。

车前子　甘寒冷利，利水通淋，养肝明目，益精强阴（令人有子）。清肺肝之风，热渗膀胱之湿淫，利水窍而固精，尿管涩痛，止泻痢而清暑，目赤肿疼（去翳膜，脑痛泣出）。收难产，催生滑胎，除湿痹止痛、气癃（湿必由膀胱而出，下焦利则湿气除。得牛膝，疏肝之性导引利水；得兔（菟）丝子，升清降浊，能补虚明目）。

孕妇热淋，车前子五两，葵根切一升，煎服。滑胎易产，车前子为末，酒服，水亦可。阴下痒痛，车前子煮汁频洗。

连翘　味苦而辛，泻心经之客热，气薄而凉，除脾胃之湿热，气分郁火，肝家留

（葶藶大黃皆大苦寒一洩血閉一洩氣秘大黃之瀉從中焦始葶藶之瀉從上焦始耑瀉肺氣肺爲水源故能瀉肺卽能瀉水凡積聚寒熱從水氣來者此藥主之主治上氣水蓄得漢防己治陽水暴腫得棗治肺壅喘）

車前子　甘寒冷利利水通淋養肝明目益精強陰（令人有子）淸肺肝之風熱滲膀胱之濕淫利水竅而固精尿管濇痛止瀉痢而淸暑目赤腫疼（去翳膜腦痛泣出）收難產催生滑胎除濕痹止痛氣癃（濕必由膀胱而出下焦利則濕氣除得牛膝疏肝之性導引利水得兎絲子升淸降濁能補虛明目）

孕婦熱淋車前子五兩葵根切一升煎服滑胎易產車前子爲末酒服水亦可陰下痒痛車前子煮汁頻洗

連翹　味苦而辛瀉心經之客熱氣薄而凉除脾胃之濕熱氣分鬱火肝家留

滯利水通經治瘡瘍癭瘤結核（皆肝經熱結之症爲十二經瘡家之聖藥）殺蟲消腫散諸經血凝氣結（功耑瀉心與小腸之熱得瞿麥大黃甘草治項邊馬刀得脂麻治瘰癧結核）

萹蓄　殺三蟲利小便黃疸熱淋瘵陰蝕蚘咬痛疥瘙浸淫（得醋治蚘咬心痛）

白蒺藜　辛散苦泄疾於通利宣行惡血破癥積聚散肝經之風目赤翳疼除身體之痒乳癰喉痹頭瘡陰潰奔豚腎氣催生墮胎明目消痔（得鷄子油治偏枯神效得貝母下死胎得當歸通月事）

治聾用白蒺藜炒去刺爲末蜜丸空心服三錢

沙苑蒺藜　質細色綠耑入腎經強陰補腎腰痛遺精（得魚鰾能聚精氣）

海金沙　甘寒淡滲通利小腸膀胱濕熱傷寒熱狂五淋莖痛腫脾疢（得

滞，利水通经。治疮疡、瘿瘤、结核（皆肝经热结之症，为十二经疮家之圣药）。杀虫消肿，散诸经血凝、气结（功专泻心与小肠之热。得瞿麦、大黄、甘草，治项边马刀；得脂麻，治瘰疬结核）。

萹蓄　杀三虫，利小便、黄疸热淋，疠阴蚀蛔咬痛，疥瘙浸淫（得醋治蛔咬心痛）。

白蒺藜　辛散苦泄，疾于通利，宣行恶血，破癥积聚。散肝经之风目赤翳疼，除身体之痒，乳痈，喉痹，头疮，阴溃，奔豚，肾气，催生堕胎，明目，消痔（得鸡子油，治偏枯神效；得贝母，下胎；得当归，通月事）。

治聋用白蒺藜，炒去刺，为末，蜜丸，空心服三钱。

沙苑蒺藜　质细，色绿，专入肾经，强阴补肾，腰痛遗精（得鱼鳔能聚精气）。

海金砂　甘、寒、淡渗，通利小肠，膀胱湿热，伤寒热狂、五淋茎痛，肿满脾疢（得腊茶，治小便不通；得滑石，治膏淋如油；得白术、黑牵牛，治脾湿肿满）。

大黄　性味苦寒，能伤元气，直走不守，峻烈猛利，泻血中之伏火，吐衄，通经，夺土郁以宣通留饮宿食，心腹痞满，癥瘕积聚，荡涤肠胃。专除燥结结痰，推陈致新（腹中饮食之积无不除之）。能下瘀血血闭（除血中热结之滞），温热谵狂，疸黄疟痢，二便不通，腹痛里急，有形之滞可投，无形之气宜避（大黄极滋润，达下得土之正色，故能入肠胃之中，攻涤其凝结之邪，而使之下降，乃驱逐停滞之良药也。得紫石英、桃仁，疗女人血闭；得黄连，治伤寒痞满；得杏仁，疗伤损恶血）。

吐血、衄血，治心气不足，吐血衄血者，泻心汤主之。大黄二两，黄连、黄芩各一两，煎服。

妇人嫁痛，小户肿痛也，大黄一两，酒煮一沸，顿服之。

臈茶治小便不通得滑石治膏淋如油得白朮黑牽牛治脾濕腫滿）

大黃　性味苦寒能傷元氣直走不守峻烈猛利瀉血中之伏火吐衂通經奪土鬱以宣通留飲宿食心腹痞滿癥瘕積聚蕩滌腸胃耑除燥結結痰推陳致新（腹中飲食之積無不除之）能下瘀血血閉（除血中熱結之滯）溫熱譫狂疸黃瘧痢二便不通腹痛裏急有形之滯可投無形之氣宜避（大黃極滋潤達下得土之正色故能入腸胃之中攻滌其凝結之邪而使之下降乃驅逐停滯之良藥也得紫石英桃仁療女人血閉得黃連治傷寒痞滿得杏仁療傷損惡血）

吐血衄血治心氣不足吐血衄血者瀉心湯主之大黃二兩黃連黃芩各一兩煎服

婦人嫁痛小戶腫痛也大黃一兩酒煮一沸頓服之

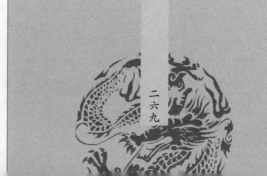

濕熱眩暈不可當者酒炒大黃爲末茶淸服風牙蟲痛齦恒出血漸至崩落口臭大黃米泔浸軟生地黃各切一片合定貼上一夜卽愈

湯火傷灼大黃研蜜調塗之

大戟　苦寒下走肝腎小毒損泄肺眞利便行瘀通經墮孕耑逐十二種水腹滿急痛能瀉臟腑濕熱風毒癮疹（煑水日飲熱淋取愈得甘遂白芥子療水氣脹滿得乾薑治水腫喘急）

甘遂　苦寒有毒攻决爲能瀉腎經隧道水濕直透達所結水飲（水結胸中非此不除）爲下水之要藥從穀道以通行囊腫脚氣痰飲疝瘕大實大水暫用脾虛氣虛急停（得大麵治膜外之水氣）

心下留飲堅滿脈伏其人欲自利反快甘遂半夏芍藥甘草煎服

婦人血結婦人少腹滿如墩狀小便微艱而不渴此爲水與血俱結在血室

湿热眩晕不可当者，酒炒大黄为末，茶清服。风牙虫痛，龈恒出血，渐至崩落，口臭，大黄米泔浸软，生地黄各切一片，合定贴上一夜即愈。

汤火伤灼，大黄研蜜调涂之。

大戟　苦寒下走肝肾，小毒损泄肺真，利便行瘀，通经堕孕，专逐十二种水腹满急痛。能泻脏腑湿热风毒，瘾疹（煮水日饮，热淋取愈。得甘遂、白芥子，疗水气胀满；得干姜，治水肿喘息）。

甘遂　苦寒有毒，攻决为能，泻肾经隧道水湿，直透达所结水饮（水结胸中，非此不除），为下水之要药。从谷道以通行，囊肿，脚气，痰饮，疝瘕，大实大水，暂用脾虚气虚急停（得大面，治膜外之水气）。

心下留饮，坚满，脉伏，其人欲自利反快，甘遂、半夏、芍药、甘草，煎服。

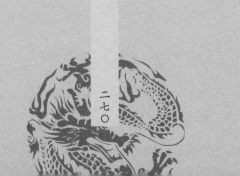

妇人血结，妇人少腹满，如墩状，小便微艰而不渴，此为水与血俱结在血室，

大黄二两，甘遂、阿胶各一两，水煎服。

常山　辛散苦泄，故善逐饮，劫痰，阴毒暴悍，乃能破瘴截疟，易损真气，引吐行水有功，用得其宜（治疟，须在发散表邪及提出阳分之后也）。黄涎结聚亦效（得知、贝母，治诸疟；得丹砂，能劫疟；得槟榔、草果，治瘴疟；得甘草，治肺疟；得豆豉、乌梅、竹叶，治肾疟；得小麦、淡竹叶，治温疟；得黄连，治三十年疟）。

今人治疟不用常山，以为截疟药截之早，恐成臌胀。岂知常山乃治疟之要药，三阳轻浅之疟，不必用也。若太阴脾土虚寒，而为脾寒之疟，及间二日发而为三阴之疟，必须温补之剂佐以常山，方能从阴出阳，散寒止疟。

附子　辛温有毒，大热纯阳，浮中有沉，走而不守，补下焦之阳虚，温脾暖胃，除脏腑之寒冷（一切沉寒痼冷之症）。坚骨强阴，用壮元阳、元火，能散阴湿阴寒，风寒咳逆，邪气（寒邪逆在上焦），腰膝痿躄、拘挛（寒邪之在下焦筋骨

大黃二兩甘遂阿膠各一兩水煎服
常山　辛散苦泄故善逐飲刼痰陰毒暴悍乃能破瘴截瘧易損眞氣引吐行水有功用得其宜（治瘧須在發散表邪及提出陽分之後也）黃涎結聚亦效（得知貝母治諸瘧得丹砂能刼瘧得檳榔草菓治瘴瘧得甘草治肺瘧得豆豉烏梅竹葉治腎瘧得小麥淡竹葉治溫瘧得黃連治三十年瘧）
今人治瘧不用常山以爲截瘧藥截之早恐成臌脹豈知常山乃治瘧之要藥三陽輕淺之瘧不必用也若太陰脾土虛寒而爲脾寒之瘧及間二日發而爲三陰之瘧必須溫補之劑佐以常山方能從陰出陽散寒止瘧
附子　辛溫有毒大熱純陽浮中有沉走而不守補下焦之陽虛溫脾煖胃除臟腑之寒冷（一切沉寒痼冷之症）堅骨強陰用壯元陽元火能散陰濕陰寒風寒咳逆邪氣（寒邪逆在上焦）腰膝痿躄拘攣（寒邪之在下焦筋骨

間者）陰毒腹痛冷痢疝疼三陰中寒四肢逆冷墮胎最速孕婦莫嘗督脈爲病脊強而厥入三焦溫補命門引諸藥通行經絡能引補氣藥以復散失之元陽引補血藥以滋不足之眞陰引發散藥開腠理以逐在表之風寒引溫煖藥達下焦以祛在裏之寒濕用之於火盛水虧須防水涸用之於陰盛陽微可賴陽回要知熟則峻補熟附配麻黃發中有補生則發散生附配乾薑補中有散（得人參能留虛陽得熟地能固元陽）

陰盛格陽傷寒陰盛格陽其人必燥熱而不飲水脈沉手足厥逆者是此症也霹靂散用大附子一枚燒存性爲末蜜水調服迫散寒氣然後熱氣上行而汗出乃愈

陰毒傷寒房後傷寒少腹疼痛頭疼腰重手足厥逆脈息沉細或作呃逆並宜退陰散用川烏頭乾薑炒研爲散服一錢水一盞鹽一撮煎服得汗解

间者），阴毒腹痛，冷痢疝疼，三阴中寒，四肢逆冷。堕胎最速，孕妇莫尝。督脉为病，脊强而厥入三焦，温补命门。引诸药通行经络，能引补气药以复散失之元阳，引补血药以滋不足之真阴。引发散药开腠理，以逐在表之风寒，引温暖药达下焦，以祛在里之寒湿。用之于火盛水亏，须防水涸。用之于阴盛阳微，可赖阳回。要知熟则峻补，熟附配麻黄，发中有补；生则发散，生附配干姜，补中有散（得人参，能留虚阳；得熟地，能固元阳）。

阴盛格阳伤寒，阴盛格阳，其人必燥热而不饮水，脉沉，手足厥逆者，是此症也。霹雳散用大附子一枚，烧存性，为末，蜜水调服，迫散寒气，然后热气上行而汗出乃愈。

阴毒伤寒，房后伤寒，少腹疼痛，头疼，腰重，手足厥逆，脉息沉细，或作呃逆，并宜退阴散。用川乌头、干姜炒研为散，服一钱，水一盏，盐一撮，煎服得汗解。

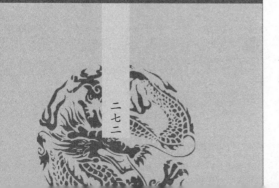

白附子　辛温有毒，性燥而升，能引药势上行，祛治面上百病（此阳明经药，阳明之脉营于面，故能去头面之游风，面皯瘢疵）。诸风冷气，中风失音，消痰燥湿，阴下湿淫（痒也阴虚类中，慢脾惊风勿用）。

中风口喎，半身不遂，用牵正散。白附子、僵蚕、全蝎，生研为末，服二钱，酒调服。小儿暑风暑毒入心，痰塞心孔，昏迷搐搦，此乃危急之症，用三生丸。白附子、天南星、半夏等分，研猪胆汁，丸粟米大，薄荷汤下。

南星　味辛而苦，治风，散血，气温而燥，胜湿，除痰。性紧而毒，攻积，拔肿，补肝之虚，惊痫，风眩，太阴手肺经药。专主经络，风痰，筋脉，拘挛，牙关紧闭，利水，堕胎，破结，下气。金疮折伤，捣敷。蛇虫咬毒调治，用牛胆制，则不燥，且有益肝胆之功（得生姜、天麻，治吐泻、慢惊；得防风，治跌扑金刃；得琥珀、硃砂，治痰迷心窍）。

白附子　辛温有毒性燥而升能引藥勢上行祛治面上百病（此陽明經藥陽明之脈營於面故能去頭面之遊風面皯瘢疵）諸風冷氣中風失音消痰燥濕陰下濕淫（痒也陰虛類中慢脾驚風勿用）

中風口喎半身不遂用牽正散白附子殭蠶全蝎生研爲末服二錢酒調服

小兒暑風暑毒入心痰塞心孔昏迷搐搦此乃危急之症用三生丸白附子天南星半夏等分研猪膽汁丸粟米大薄荷湯下

南星　味辛而苦治風散血氣溫而燥勝濕除痰性緊而毒攻積拔腫補肝之虛驚癇風眩太陰脾肺經藥耑主經絡風痰筋脈拘攣牙關緊閉利水墮胎破結下氣金瘡折傷搗敷蛇蟲咬毒調治用牛膽製則不燥且有益肝膽之功（得生薑天麻治吐瀉慢驚得防風治跌撲金刃得琥珀硃砂治痰迷心竅）

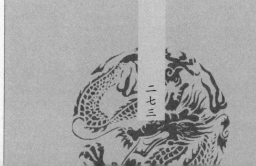

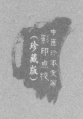

風痰頭暈目眩吐逆煩懣飲食不下玉壺丸南星半夏天麻白麵糊丸薑湯下

解頤脫臼不能收上用南星末薑汁調塗兩頰一夜即上

半夏　辛温有毒能走能散體滑性燥能燥能潤和胃健脾補肝潤腎入手少陰少陽兼足陽明太陰傷寒寒熱（寒熱之在肺胃間也）心下急痛痞堅（辛能開肺降逆）咽痛喉疼痰厥頭痛眩暈（開降上焦之火）止吐嘔下逆氣利水道發聲音又能除濕化痰發表開鬱目不得瞑反胃瘧疾血家渴家汗家常禁陰虛痰症妊婦宜忌（得醋製再得茯苓甘草治伏暑引飲得黃連瓜蔞實治結胸得硫黃治老人虛秘得牡蠣猪苓治無管攝之遺濁）

胃氣行於陽陽氣滿不得入於陰陰氣虛故目不得瞑治法飲以半夏湯一劑陰陽既通其臥立至半夏秫米煎服

风痰头晕，目眩吐逆烦懑，饮食不下，玉壶丸。南星、半夏、天麻，白面糊丸，姜汤下。

角颐脱臼，不能收上，用南星末，姜汁调涂两颊，一夜即上。

半夏　辛温有毒，能走能散，体滑性燥，能燥能润，和胃健脾，补肝润肾，入手少阴、少阳，兼足阳明、太阴。伤寒寒热（寒热之在肺胃间也），心下急痛痞坚（辛能开肺降逆），咽痛、喉疼、痰厥、头痛、眩晕（开降上焦之火）。止吐呕，下逆气，利水道，发声音。又能除湿化痰，发表开郁，止不得瞑，反胃，疟疾。血家、渴家、汗家常禁，阴虚、痰症、妊妇宜忌（得醋制，再得茯苓、甘草，治伏暑引饮；得黄连、瓜蒌实，治结胸；得硫黄，治老人虚秘；得牡蛎、猪苓，治无管摄之遗浊）。

胃气行于阳，阳气满不得入于阴。阴气虚，故目不得瞑。治法饮以半夏汤一剂，阴阳既通，其卧立至，半夏秫米煎服。

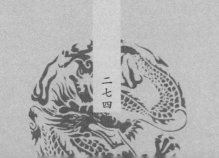

射干　苦能降火，火降则血散，肿消。寒能胜热，热除则消痰破结（消结核、瘕疝、便毒），行太厥之积痰，清心脾之老血。喉痹咽痛为上药，咳逆上气能下泄。治疟母，利大肠，除气臭（咳吐言语气臭），通不月（通女人月秘；得麻黄、五味、甘草、杏仁，治喉中水鸡声）。

喉痹不通，用射干一钱，黄芩、生甘草、桔梗各五分，为末，水调顿服，名夺命散。

芫花　味辛而苦，气温有毒。能达水饮，巢囊隐僻，疗五水在五脏、皮肤，咳喘两胁痛满，胸膈痰沫，善吐。误用招殃，取效亦速。

兔丝子　禀中和之，性温而不燥凝。正阳之气，补而不滞，培补肾中元阳，不助相火。能令脾虚，食进如汤沃雪至。若补髓，添精益气，强力，茎中寒，精自出，小便溺，有余沥，鬼交，尿血。健骨强筋，明目祛风（补肝脏风虚），暖腰温膝（去腰疼膝冷）。治燥渴，续绝伤，去面䵟，悦颜色（得茯苓、广莲，治白浊遗精；得麦

射干　苦能降火火降則血散腫消寒能勝熱熱除則消痰破結（消結核瘕疝便毒）行太厥之積痰清心脾之老血喉痹咽痛爲上藥咳逆上氣能下洩治瘧母利大腸除氣臭（咳吐言語氣臭）通不月（通女人月秘得麻黃五味甘草杏仁治喉中水雞聲）

喉痹不通用射干一錢黃芩生甘草桔梗各五分爲末水調頓服名奪命散

芫花　味辛而苦氣溫有毒能達水飲巢囊隱僻療五水在五臟皮膚咳喘兩脅痛滿胸膈痰沫善吐悮用招殃取效亦速

菟絲子　稟中和之性溫而不燥凝正陽之氣補而不滯培補腎中元陽不助相火能令脾虛食進如湯沃雪至若補髓添精益氣強力莖中寒精自出小便溺有餘瀝鬼交尿血健骨強筋明目祛風（補肝臟風虛）煖腰溫膝（去腰疼膝冷）治燥渴續絕傷去面䵟悅顏色（得茯苓廣蓮治白濁遺精得麥

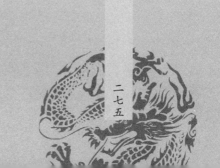

冬治赤濁得牛膝治腰脚痛得車前子治產難橫生）
五味子　五味俱備酸鹹氣溫滋腎經不足之水斂肺氣耗散之金益氣止汗濇精強陰補虛勞之羸瘦收散大之瞳神明目住瀉止渴生津定喘嗽先散肺邪（有外邪者不可驟用以閉邪氣必先發散而後用之）煖水藏納氣歸腎（得半夏治痰得阿膠定喘得吳茱萸治五更腎泄）
徐注古方治嗽五味乾薑必同用如小青龍湯治水停心下寒飲犯肺一以散寒邪一以斂正氣逆無單用五味治嗽之法後人不知用必有害况傷熱勞怯火嗆與寒飲犯肺之症又大不同乃獨用五味收斂風火痰涎深入肺臟永難救療矣
覆盆子　甘酸微溫性稟和平溫腎而不燥固精而不凝補虛續絕益氣添精他如補肝而明目益腎臟以健陽小便能縮陰痿能強女人多服結妊男子

冬，治赤浊；得牛膝，治腰脚痛；得车前子，治产难横生）。

五味子　五味俱备，酸咸气温。滋肾经不足之水，敛肺气耗散之金。益气止汗，涩精强阴，补虚劳之羸瘦，收散大之瞳神。明目，住泻，止渴生津，定喘嗽，先散肺邪（有外邪者，不可骤用以闭邪气，必先发散而后用之）。暖水藏，纳气归肾（得半夏，治痰；得阿胶，定喘；得吴茱萸，治五更肾泄）。

徐注古方治嗽，五味、干姜必同用，如小青龙汤治水停心下，寒饮犯肺，一以散寒邪，一以敛正，气逆无单用。五味治嗽之法，后人不知用必有害，况伤热劳，怯火呛与寒饮犯肺之症又大不同。乃独用五味收敛风火痰涎，深入肺脏，永难救疗矣。

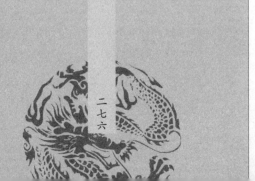

覆盆子　甘酸微温，性禀和平。温肾而不燥，固精而不凝，补虚续绝，益气添精。他如补肝而明目，益肾脏以健阳，小便能缩，阴痿能强。女人多服，结妊男子，

闭蛰封藏（得巴戟天、腽肭脐、补骨脂、鹿茸、鹿胶、山萸肉、肉苁蓉，治阳虚阳痿，临房不举，精寒精薄）。

使君子　杀虫，疗五痔，甘温，健脾胃，小便白浊，虚热泻痢（得芦荟，治疳热）。

马兜铃　苦能清肺、降气，故喘嗽可平。寒能泻热，除痰，故痔瘘亦用（血痔、瘘疮，本肺大肠经药。藏热降，腑热亦清矣。得甘草，治肺气喘急）。

牵牛　辛热有毒，大泻元气。黑者入肾（右肾），白者入肺。通下焦之郁遏，走命门于精隧，消痰逐水，泻气分之湿邪热邪，利便堕胎，除大肠之风闭。气秘病在血分，莫投。胃气虚弱最忌（得茴香，治水饮病；得大黄，治马脾风病）。

时珍曰：治外甥柳乔，素多酒色病，下极胀痛，二便不通，不能坐卧七昼夜，医用利药不效。予思此乃湿热之邪在精道，壅胀隧路，病在二阴之间。故前阻小便，后阻大便，病不在大肠膀胱也。乃用川楝子、茴香、山甲焙黑丑，水煎服。

閉蟄封藏（得巴戟天膃肭臍補骨脂鹿茸鹿膠山萸肉肉蓯蓉治陽虛陰痿臨房不舉精寒精薄）

使君子　殺蟲療五痔甘溫健脾胃小便白濁虛熱瀉痢（得蘆薈治疳熱）

馬兜鈴　苦能清肺降氣故喘嗽可平寒能瀉熱除痰故痔瘻亦用（血痔瘻瘡本肺大腸經藥藏熱降腑熱亦清矣得甘草治肺氣喘急）

牽牛　辛熱有毒大瀉元氣黑者入腎（右腎）白者入肺通下焦之鬱遏走命門於精隧消痰逐水瀉氣分之濕邪熱邪利便墮胎除大腸之風閉氣秘病在血分莫投胃氣虛弱最忌（得茴香治水飲病得大黃治馬脾風病）

時珍曰治外甥柳喬素多酒色病下極脹痛二便不通不能坐臥七晝夜醫用利藥不效予思此乃濕熱之邪在精道壅脹隧路病在二陰之間故前阻小便後阻大便病不在大腸膀胱也乃用川楝子茴香山甲焙黑丑水煎服

一服而減三服而平牽牛能達右腎命門走精隧也

栝蔞　甘能補肺用清上焦火迫潤能降氣可使痰結下行蕩滌胸中垢膩咳嗽要藥開除膈間痹結(仲景治胸痹引心背咳吐喘息又治結胸滿痛)咽喉利清消腫通乳止渴津生(得文蛤治痰嗽得杏仁烏梅治肺痿咳血)

咽喉腫痛語聲不出用發聲散栝蔞皮殭蠶甘草炒二錢半爲末薑湯下

天花粉　(即瓜蔞根)酸寒生津甘不傷胃潤心中枯涸煩渴(古方多治消渴)降膈上燥熱稠痰熱狂時疾胃熱疸黄兼施消瘀排膿腫毒癰瘍皆治(得人參麥冬治消渴飲水)

小兒囊腫天花粉一兩炙甘草一錢半水煎酒服

葛根　辛甘氣平輕揚升發耑入陽明胃經鼓其胃氣上行生津止渴兼走太陰脾經解其肌表中熱開腠發汗爲脾胃虚弱泄瀉之要藥乃傷寒中風頭

一服而减，三服而平。牵牛能达右肾命门，走精隧也。

栝蒌　甘能补肺，用清上焦火迫，润能降气，可使痰结下行，荡涤胸中垢腻。咳嗽要药，开除膈间痹结（仲景治胸痹，引心背咳吐喘息，又治结胸满痛）。咽喉利清，消肿通乳，止渴津生（得文蛤，治痰嗽；得杏仁、乌梅，治肺痿咳血）。

咽喉肿痛，语声不出，用发声散。栝蒌皮、僵蚕、甘草炒二钱半，为末，姜汤下。

天花粉　（即瓜蒌根）酸寒生津，甘不伤胃，润心中枯涸，烦渴（古方多治消渴）。降膈上燥热，稠痰，热狂时疾，胃热疸黄，兼施消瘀、排胀肿毒、痈疡皆治（得人参、麦冬，治消渴饮水）。

小儿囊肿，天花粉一两，炙甘草一钱半，水煎，酒服。

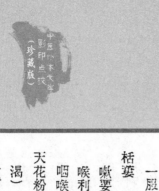

葛根　辛甘气平，轻扬升发，专入阳明胃经，鼓其胃气上行，生津止渴。兼走太阴脾经，解其肌表中热，开腠发汗。为脾胃虚弱泄泻之要药，乃伤寒、中风、头

痛之兼方，散火郁能解酒毒，起阴气，开发疹疮（升散太过，多用反伤胃气；得香豉，治伤寒头痛；得粟米，治小儿热渴）。

金疮，中风，痓强欲死。生葛根四两，煎服，仍以此及竹沥，多服取效。

酒醉不醒，生葛根汁饮之即醒。

仲景葛根汤用葛根治太阳经脉之病，而非阳明之主药也。但色白，味辛，可资阳明之燥，是从阳明而达太阳，与柴胡之从少阳而达太阳，其义一也。

天门冬　苦泄滞血，甘助元气，寒能清热，降火益水气之上源（入肺经，治胜肺热之功为多）。滑则润燥，滋阴通肾气于下部（故治足下热痛骨痿），能消燥结之痰（肾主津液，燥则凝而为痰；得润剂则痰化）。痿（肺痿）痈（肺痈），喘嗽，及治妄行之血，吐衄劳伤，保肺而血热不侵，滋水而母气受益，虚热有火者，神妙。虚寒便滑者忌投（得熟地，则入肾。张三年独用此二味，一君一

痛之兼方散火鬱能解酒毒起陰氣開發疹瘡（升散太過多用反傷胃氣得香豉治傷寒頭痛得粟米治小兒熱渴）

金瘡中風痓强欲死生葛根四兩煎服仍以此及竹瀝多服取效

酒醉不醒生葛根汁飲之即醒

仲景葛根湯用葛根治太陽經脈之病而非陽明之主藥也但色白味辛可資陽明之燥是從陽明而達太陽與柴胡之從少陽而達太陽其義一也

天門冬　苦泄滯血甘助元氣寒能清熱降火益水氣之上源（入肺經治肺熱之功爲多）滑則潤燥滋陰通腎氣於下部（故治足下熱痛骨痿）能消燥結之痰（腎主津液燥則凝而爲痰得潤劑則痰化）痿（肺痿）癰（肺癰）喘嗽及治妄行之血吐衄勞傷保肺而血熱不侵滋水而母氣受益虛熱有火者神妙虛寒便滑者忌投（得熟地則入腎張三年獨用此二味一君一

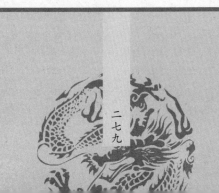

使爲長生不老方好古方曰得人參五味枸杞同爲生脈之劑）

肺痿咳嗽吐涎沫心中温温燥而不渴生天冬汁一斗飴一斗酒一斗紫苑四合煎服

口瘡連年不愈天麥二冬元參蜜丸彈子大每噙一丸

何首烏　苦堅腎（兼入腎經）温補肝（耑入肝經）濇以收斂精氣甘以益血祛風（能瀉肝風）添精髓而長筋骨令人有子（有補陽之力）烏鬚髮而消五痔帶下兼功（治婦人産及帶下俱疾）能消癰腫瘰癧可除頭面瘡攻（得當歸枸杞兎絲骨脂脂麻能固精延年得胡麻治大風厲疾）

綱目不言治瘧後人用之治瘧者多以其遂秋冬清燥之令而平暑濕留滯之邪也

萆薢　味苦入肝祛風性平入胃除濕補肝虚而堅筋骨明目益精固下焦以

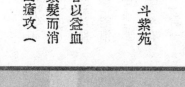

使，为长生不老方。好古方曰：得人参、五味、枸杞，同为生脉之剂）。

肺痿咳嗽，吐涎沫，心中温温，燥而不渴。生天冬汁一斗，饴一斗，酒一斗，紫苑（菀）四合，煎服。

口疮连年不愈，天、麦二冬，元参，蜜丸，弹子大，每噙一丸。

何首乌　苦坚肾（兼入肾经），温补肝（专入肝经），涩以收敛精气，甘以益血祛风（能泻肝风），添精髓而长筋骨有子（有补阳之力）。乌须发而消五痔，带下兼功（治妇人产及带下俱疾），能消痈肿，瘰疬。可除头面疮攻（得当归、枸杞、兔丝、骨脂、脂麻，能固精延年；得胡麻，治大风厉疾）。

纲目不言治疟，后人用之治疟者，多以其遂秋冬清燥之令，而平暑湿留滞之邪也。

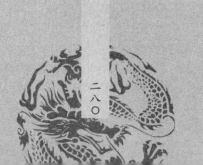

萆薢　味苦入肝，祛风，性平，入胃除湿，补肝虚而坚筋骨，明目益精，固下焦以

缩小便上阴痿，遗浊（能除浊分清，古有萆薢分清饮）。治风、寒、湿痹，腰背冷痛，逐关节久结老血恶疮，去膀胱宿水，引水归入大肠，以通谷道。止失沥便频，便痛时痛不可忍，流入小肠（凡小便频，茎内痛，必大肠热闭，水液只就小肠，大肠愈加燥竭，因强忍房事，有瘀腐壅于下焦。故痛与淋症涩痛不同，宜盐炒萆薢一两，煎服，以葱汤洗谷道则愈）。既能逐水之功，复有摄精之力（得杜仲，治脚腰痹软；得石菖蒲、益智仁，治白浊频数）。

白浊频数，漩白如油澄下如膏，乃真元不足，下焦虚寒，用萆薢分清饮，萆薢、菖蒲、益智仁、乌药等分，入盐煎服。

土茯苓　淡祛风湿，甘健胃脾，利筋骨之挛痛，除浊分清，治杨梅之恶疮，去湿化毒（得金银花、皂角子、五加皮、苦参，治杨梅疮毒）。

搜风解毒汤治杨梅疮，筋骨挛痛，瘫痪不能动履者。土茯苓一两，苡仁、银花、

縮小便陰痿遺濁（能除濁分清古有萆薢分清飲）治風寒濕痹腰背冷痛逐關節久結老血惡瘡去膀胱宿水引水歸入大腸以通穀道止失瀝便頻便痛時痛不可忍流入小腸（凡小便頻莖內痛必大腸熱閉水液只就小腸大腸愈加燥竭因強忍房事有瘀腐壅於下焦故痛與淋症濇痛不同宜鹽炒萆薢一兩煎服以葱湯洗穀道則愈）既能逐水之功復有攝精之力（得杜仲治腳腰痹軟得石菖蒲益智仁治白濁頻數）

白濁頻數漩白如油澄下如膏乃眞元不足下焦虛寒用萆薢分清飲萆薢菖蒲益智仁烏藥等分入鹽煎服

土茯苓　淡祛風濕甘健胃脾利筋骨之攣痛除濁分清治楊梅之惡瘡去濕化毒（得金銀花皂角子五加皮苦參治楊梅瘡毒）

搜風解毒湯治楊梅瘡筋骨攣痛癱瘓不能動履者土茯苓一兩苡仁銀花

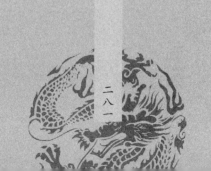

防風木瓜木通白蘚皮各五分皂角莢子四分煎服

山豆根　苦泄熱保肺氣以瀉心寒勝熱降陰經之火逆解咽喉腫毒極妙袪大腸風熱兼良齦腫齒痛五痔諸瘡殺蟲解毒走馬急黃

喉中發癰山豆根磨醋噙之追涎卽愈

威靈仙　辛散諸風鹹泄水濕性極善走（風藥中之善走者也）溫可横行（能引諸藥横行手臂）宣疎五臟內驅痰濕之冷積通行經絡外治骨膝之痛風（痛風要藥）去膀胱宿膿惡水除腰膝冷痛痹頑（風痹濕痹肢節頑痳）瘧疾能療（去心膈之痰水）折傷亦效（得砂仁沙糖治骨鯁得木瓜治腰脚諸痛）

脚氣入腹脹悶喘急用靈仙末每服二錢酒下痛減一分卽藥亦減一分腎臟風壅腰膝沉重威靈末蜜丸酒服八十丸平明微利惡物如青膿膠卽是

防风、木瓜、木通、白藓皮各五分，皂角荚子四分，煎服。

山豆根　苦泄热，保肺气，以泻心，寒胜热，降阴经之火逆，解咽喉肿毒极妙，祛大肠风热，兼良龈肿齿痛，五痔诸疮，杀虫解毒，走马急黄。

喉中发痈，山豆根磨醋噙之，追涎即愈。

威灵仙　辛散诸风，咸泄水湿，性极善走（风药中之善走者也）。温可横行（能引诸药横行手臂），宣疏五脏，内驱痰湿之冷积，通行经络。外治骨膝之痛风（痛风要药），去膀胱宿脓恶水，除腰膝冷痛痹顽（风痹，湿痹，肢节顽麻），疟疾能疗（去心膈之痰水），折伤亦效（得砂仁、沙糖，治骨鲠；得木瓜，治腰脚诸痛）。

脚气入腹，胀闷喘急。用灵仙末，每服二钱，酒下痛减一分。即药亦减一分。肾脏风壅，腰膝沉重，威灵末，蜜丸，酒服八十丸，平明微利，恶物如青脓胶，即是风毒积滞。

飞丝缠阴，肿痛欲断，用灵仙捣汁浸洗立效。

防己　辛苦而寒，性险而健，能行十二经络风水要药（风肿水肿，木防己主风邪，汉防己主水气症）。专泻下焦湿热（本膀胱经药，湿热之在下焦血分者，非此不除。若在上焦气分者，切不可用），二便不通（湿热流入十二经，致二阴不通者，非此不可）。风寒，温疟热邪，膀胱积热，脚气，痈肿，恶疮，通腠利窍（得黄柏、知母，去下焦湿肿；木防己得防风、葵子，通小便淋漓）。

皮水胕肿，按之没指，不恶风，水气在皮肤中，四肢聂聂动者。防己三两，茯苓六两，甘草三两，黄耆、桂枝各三两，水煎服。

风水恶风，汗出身重，脉浮，防己汤主之。防己一两，黄耆二两二钱半，白术七钱，炙草半两，剉散，姜枣煎服。如腹痛，加赤芍。风温相搏，关节沉痛，微肿恶风，

風毒積滯

飛絲纏陰腫痛欲斷用靈仙搗汁浸洗立效

防己　辛苦而寒性險而健能行十二經絡風水要藥（風腫水腫木防己主風邪漢防己主水氣症）耑瀉下焦濕熱（本膀胱經藥濕熱之在下焦血分者非此不除若在上焦氣分者切不可用）二便不通（濕熱流入十二經致二陰不通者非此不可）風寒溫瘧熱邪膀胱積熱脚氣癰腫惡瘡通腠利竅（得黃柏知母去下焦濕腫木防己得防風葵子通小便淋瀝）

皮水胕腫按之沒指不惡風水氣在皮膚中四肢聶聶動者防己三兩茯苓六兩甘草三兩黃耆桂枝各三兩水煎服

風水惡風汗出身重脈浮防己湯主之防己一兩黃耆二兩二錢半白朮七錢炙草半兩剉散薑棗煎服如腹痛加赤芍風溫相搏關節沉痛微腫惡風

方用同上

註防己茯苓善驅水氣桂枝得茯苓則不發表而僅行水且合黃耆甘草助表中之氣以行防己茯苓之力也

木通　味淡體輕通可去滯上通心胞清肺熱而瀉心火下走膀胱去濕熱而化津液（津液化則水道通使濕熱由小便出）療脾疸欲眠心煩利九竅血脈關節故治耳聾鼻塞失音又能止渴安心退熱淋瀝水腫瀉小腸之火邪喉痹咽疼（宜濃煎噙）利膀胱之水結催生下胞通乳破血

心熱尿赤面赤唇乾咬牙口渴導赤散用木通生地生甘草等分加竹葉七片水煎服

通草　氣寒入肺引熱下行而利小便（氣寒則降）味淡入胃通氣上達而下乳汁（味淡則升）能退熱明目催生治五淋水腫癃閉（得琥珀茯苓瀉火

方用同上。

【注】防己、茯苓善驱水气，桂枝得茯苓，则不发表而仅行水，且合黄耆、甘草，助表中之气以行，防己、茯苓之力也。

木通　味淡体轻，通可去滞，上通心胞，清肺热而泻心火，下走膀胱，去湿热而化津液（津液化则水道通，使湿热由小便出）。疗脾疸欲眠，心烦。利九窍、血脉、关节。故治耳聋、鼻塞、失音。又能止渴，安心，退热，淋沥，水肿，泻小肠之火邪，喉痹咽疼（宜浓煎噙），利膀胱之水结，催生下胞，通乳破血。

心热尿赤，面赤唇干，咬牙口渴，导赤散。用木通、生地、生甘草，等分，加竹叶七片，水煎服。

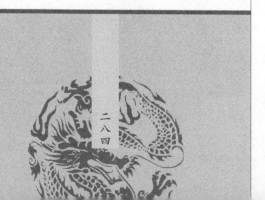

通草　气寒入肺，引热下行而利小便（气寒则降），味淡入胃，通气上达而下乳汁（味淡则升）。能退热、明目、催生，治五淋、水肿、癃闭（得琥珀、茯苓，泻火

利水）。

钩藤　微苦，味甘，微寒气平，主肝风相火之病，为静风息火之能，大人头旋、目眩，小儿瘈疭、痫惊（筋急而缩为瘈，筋缓而弛为疭。伸缩不已，为瘈疭，俗谓之搐搦是也）。平肝风而不燥，除心热之未清（得甘草，治痫疾；得紫草，发斑疹）。

金银花　经冬不凋，甘寒入肺，补虚疗风，解毒散热，能治五种尸注鬼击身青（作痛用银花一两，水煎服）。消拔痈疽，恶疮身肿、腹胀血痢、水痢皆除。风气、湿气并治（得当归，治热毒血痢）。

金银花乃宣通经脉之药也。一本之中花有黄白，气甚芳香，黄者走血，白者走气，又调和血气之药也。通经脉而调气血，何病不宜。

天仙藤　解风劳，疏气活血，治腹痛、妊娠水肿（始自两足，渐至喘闷，似水足

利水）

鉤藤　微苦味甘微寒氣平主肝風相火之病爲靜風息火之能大人頭旋目眩小兒瘈瘲癇驚（筋急而縮爲瘈筋緩而弛爲瘲伸縮不已爲瘈瘲俗謂之搐搦是也）平肝風而不燥除心熱之未清（得甘草治癇疾得紫草發斑疹）

金銀花　經冬不凋甘寒入肺補虛療風解毒散熱能治五種尸注鬼擊身青（作痛用銀花一兩水煎服）消拔癰疽惡瘡身腫腹脹血痢水痢皆除風氣溼氣並治（得當歸治熱毒血痢）

金銀花乃宣通經脈之藥也一本之中花有黃白氣甚芳香黃者走血白者走氣又調和血氣之藥也通經脈而調氣血何病不宜

天仙藤　解風勞疏氣活血治腹痛妊娠水腫（始自兩足漸至喘悶似水足

趾出水謂之子氣乃婦人素有風氣或衝任有血風不可作水妄投湯藥宜天仙藤散主之天仙藤香附陳皮甘草烏藥薑木瓜蘇葉煎服得羌活白朮白芷片子薑黃半夏生薑治痰注臂痛有效）

澤瀉　甘淡利小便鹹寒入膀胱瀉腎經之火邪洩精尿血逐三焦之停水痰飲吐嘔除濕止渴聖藥通淋利水仙丹去陰汗瀉痢腫脹消痞滿腳氣疝疼謂溼熱既盡清氣上行故有養益之功（本經謂養五臟益氣力肥健耳目聰明）得收明目之效（徐云通利脾胃之藥能利土中之水水去則土燥而氣充）得白朮治支飲得鹿啣治酒風

水溼腫脹用白朮澤瀉各一兩爲末或爲丸每服三錢茯苓湯下冒暑霍亂小便不利頭暈引飲三白散用澤瀉白朮白雲苓各三錢薑五片燈心十節煎服

趾出水，谓之子气，乃妇人素有风气，或冲、任有血，风不可作水，妄投汤药，宜天仙藤散主之。天仙藤、香附、陈皮、甘草、乌药、姜木瓜、苏叶煎服。得羌活、白术、白芷、片子姜黄、半夏、生姜，治痰注臂痛有效）。

泽泻　甘淡利小便，咸寒入膀胱，泻肾经之火邪，泄精尿血，逐三焦之停水、痰饮、吐呕，除湿止渴圣药。通淋利水仙丹，去阴汗、泻痢，肿胀，消痞满，脚气疝疼，谓湿热既尽，清气上行。故有养益之功（本经谓：养五脏，益气力，肥健，耳目聪明）。得收明目之效（徐云：通利脾胃之药，能利土中之水，水去则土燥而充）。得白术，治支饮；得鹿衔，治酒风。

水湿肿胀用白术、泽泻各一两，为末，或为丸，每服三钱，茯苓汤下。冒暑霍乱，小便不利，头晕，引饮，三白散，用泽泻、白术、白云苓各三钱，姜五片，灯心十节，煎服。

泽泻能行水，上滋水气，必上行而后下降，非专利小便也。今人不明经义，谓昏目不可用，岂知五苓散用泽泻治消渴，小便不利，以行水上滋，故治消渴。水气上而始下，故利小便。犹木通之横通旁达，则小便自利。二者皆非下行之药也。

石菖蒲　辛苦而温，芳香而散（通利心脾良药），补肝益心，开孔利窍（开心孔，利九窍）。去湿逐风（本经治风，寒湿痹），除痰，消积，解烦闷，止腹痛霍乱，转筋。明耳目，出音声，上气咳逆（痰湿壅滞之咳逆）。小便不禁，温水脏之虚寒，胎漏崩中。暖血海之冷败，噤口毒痢堪除（噤口虽属脾虚，亦热闭胸膈所致。用木香失之温，山药失之闭，唯参苓白术散加菖蒲，米饮下，胸次一开，自然思食）。癫痫，神昏，伏梁，温疟能疗（心积曰伏梁，温疟作汤药），卒中鬼击（卒死中恶。得犀角、生地、连翘，治热邪入络，神昏，因是仙家服食，故本经

澤瀉能行水上滋水氣必上行而後下降非耑利小便也今人不明經義謂昏目不可用豈知五苓散用澤瀉治消渴小便不利以行水上滋故治消渴水氣上而始下故利小便猶木通之橫通旁達則小便自利二者皆非下行之藥也

石菖蒲　辛苦而溫芳香而散（通利心脾良藥）補肝益心開孔利竅（開心孔利九竅）去濕逐風（本經治風寒濕痹）除痰消積解煩悶止腹痛霍亂轉筋明耳目出音聲上氣咳逆（痰濕壅滯之咳逆）小便不禁溫水臟之虛寒胎漏崩中煖血海之冷敗噤口毒痢堪除（噤口雖屬脾虛亦熱閉胸膈所致用木香失之溫山藥失之閉唯參苓白朮散加菖蒲米飲下胸次一開自然思食）癲癇神昏伏梁溫瘧能療（心積曰伏梁溫瘧作湯藥）卒中鬼擊（卒死中惡得犀角生地連翹治熱邪入絡神昏因是仙家服食故本經

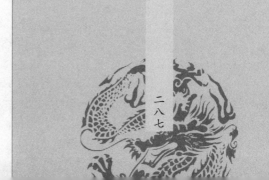

首推）

周顛仙對明太祖恒嚼菖蒲飲水服無腹痛之疾

卒患心痛嚼二三寸熱湯或酒送下亦效

蜀人治心腹冷氣搊痛者取一二寸搥碎同吳茰煎湯飲之

蒲黃　味甘氣平入厥陰兩經活血凉血止心腹諸痛生則性滑破瘀血之停積熟則性濇（宜炒黑用）止吐衄與血崩（得五靈脂治心腹諸痛得青黛治重舌脹滿）

舌脹滿口不能出聲以蒲黃頻摻乃愈

宋帝舌腫滿口用蒲黃乾薑末等分乾摻而愈

胞衣不下蒲黃二錢井水服之

海藻　鹹潤下而軟堅寒行水以泄熱（本經治腹中上下雷鳴下十二種水）

首推）。

周颠仙、刘明太祖恒嚼菖蒲，饮水服，无腹痛之疾。

卒患心痛，嚼二三寸，热汤或酒送下，亦效。

蜀人治心腹冷气搊痛者，取一二寸，搥碎，同吴萸煎汤饮之。

蒲黄　味甘，气平，入厥阴两经，活血凉血，止心腹诸痛。生则性滑，破瘀血之停积。熟则性涩（宜炒黑用），止吐衄与血崩（得五灵脂，治心腹诸痛；得青黛，治重舌胀满）。

舌胀满，口不能出声，以蒲黄频掺乃愈。

宋帝舌肿满口，用蒲黄、干姜末，等分，干掺而愈。

胞衣不下，蒲黄二钱，井水服之。

海藻　咸润下而软坚，寒行水以泄热（本经治腹中上下雷鸣，下十二种水）。

消瘿瘤、结核、疝瘕，疗饮痰、噎膈、脚气（得昆布，治瘿气结核），海带、昆布功用皆同。

蛇盘瘰疬，头项交接者，海藻菜以荞面炒过，白僵蚕炒，等分为末，以白梅泡汤和丸，梧子大，每服六十丸，米饮下，必泄出毒气乃愈。

石斛　甘淡镇涎，除虚热（胃中虚热有功）。咸平补肾，涩元气，强阴益精（耑补脾阴），却惊定志，壮筋骨而补虚劳，暖水脏而和胃气。逐皮肤浮热，退热敛阴（不寒而能退热，不涩而能敛阴）。治吐衄虚烦，除烦，清肺囊湿。小便余沥，脚弱骨痛，冷痹（脚膝疼冷痹著，逐皮肌风痹，骨中久疼。得生姜，治囊湿，精清，小便余沥）。

睫毛倒入，石斛、川芎，等分为末，口内含水，随左右中嗃鼻，日二次。

骨碎补　（苦温）入肾，治牙痛、耳鸣、肾虚久泻。入阴（心包肝）能破血止血，筋

消瘻瘤結核疝瘕療飲痰噎膈腳氣（得昆布治瘻氣結核）海帶昆布功用皆同

蛇盤瘰癧頭項交接者海藻菜以蕎麵炒過白殭蠶炒等分爲末以白梅泡湯和丸梧子大每服六十丸米飲下必泄出毒氣乃愈

石斛　甘淡鎮涎除虛熱（胃中虛熱有功）鹹平補腎澀元氣強陰益精（耑補脾陰）卻驚定志壯筋骨而補虛勞煖水臟而和胃氣逐皮膚浮熱退熱斂陰（不寒而能退熱不澀而能斂陰）治吐衄虛煩除煩清肺囊溼小便餘瀝腳弱骨痛冷痹（腳膝疼冷痹著逐皮肌風痹骨中久疼得生薑治囊溼精清小便餘瀝）

睫毛倒入石斛川芎等分爲末口內含水隨左右嗃鼻日二次

骨碎補　（苦温）入腎治牙痛耳鳴腎虛久瀉入陰（心包肝）能破血止血筋

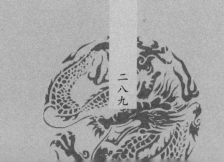

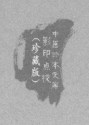

骨損傷（得猪腎治久泄瀉不止得獨活寄生虎骨治痢後下虛兩足痿痹遂成痢風）

風蟲牙痛骨碎補乳香等分爲末糊丸塞孔中名金針丸

馬勃　輕虛清肺辛平解熱（解毒）散熱止嗽内治喉痹有功衄血失音外敷諸瘡皆效（得牛蒡子連翹元參治温毒發頤）

治走馬喉痹馬勃爲末吹一字吐涎血愈

柏子仁　潤堪益腎甘善助脾（其氣清香）入心養神入肝定志潤腎燥而滋肝舒脾胃而益氣風濕可除驚悸能理（清心經之遊火）耳目聰明肌膚澤美（得遠志能交通心腎得松子麻仁治老人虛秘）

側柏葉　（苦澁微辛）稟兑金之氣向西而生製肝木之威補陰滋肺（昂謂最清血分爲補陰之要藥也）故止吐衄崩淋尿血痢血兼療濕痹冷風疼

骨损伤（得猪肾，治久泄泻不止；得独活、寄生、虎骨，治痢后下虚，两足痿痹，遂成痢风）。

风虫牙痛，骨碎补、乳香等分，为末，糊丸，塞孔中，名金针丸。

马勃　轻虚清肺，辛平解热（解毒），散热止嗽，内治喉痹有功，衄血，失音外敷，诸疮皆效（得牛蒡子、连翘、元参，治温毒发颐）。

治走马喉痹，马勃为末，吹一字，吐涎血愈。

柏子仁　润堪益肾，甘善助脾（其气清香）。入心养神，入肝定志，润肾燥而滋肝，舒脾胃而益气。风湿可除，惊悸能理（清心经之游火），耳目聪明，肌肤泽美（得远志，能交通心肾。得松子、麻仁，治老人虚秘）。

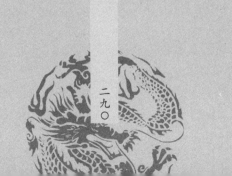

侧柏叶　（苦、涩，微辛）禀兑金之气向西，而生制肝木之威，补阴滋肺（昂谓：最清血分，为补阴之要药也）。故止吐衄、崩淋、尿血、痢血，兼疗湿痹、冷风疼

痛，历节，捣涂汤火灼伤，炙罨冻龟裂（生用清热血，炒炙养阴血；得阿胶、干姜、马通，仲景柏叶汤，治吐血不止）。

吐血不止，柏叶，米饮下二钱，或水煎服。

小便尿血，柏叶、黄连，焙研，酒服三钱。

月水不断，柏叶、炙白芍，等分，三钱，水酒各半煎服。

汤火烧灼，柏叶生捣涂之，系定，二三日止痛减瘢。

肉桂　辛甘大热，有鼓舞气血之能。气厚纯阳，具先聘导引之力（疏血通脉，宣导百药），利肺平肝，直入肝肾血分。益阳消阴，大补命门真火。抑肝风而扶脾土，通月闭而堕胞胎。除腰膝之沉冷，暖脏温中，去营卫之风寒表虚自汗。治风痹骨节挛缩，消恶血痃癖癥瘕。下部腹痛（非此不除），九种心痛必需，疝气奔豚，失音喉痹并治（得紫石英、柴胡、干地黄，疗吐逆）。

痛歷節搗塗湯火灼傷炙罨凍瘡龜裂（生用清熱血炒炙養陰血得阿膠乾薑馬通仲景柏葉湯治吐血不止）

吐血不止柏葉米飲下二錢或水煎服

小便尿血柏葉黃連焙研酒服三錢

月水不斷柏葉炙白芍等分三錢水酒各半煎服

湯火燒灼柏葉生搗塗之繫定二三日止痛減瘢

肉桂　辛甘大熱有鼓舞氣血之能氣厚純陽具先聘導引之力（疏血通脈宣導百藥）利肺平肝直入肝腎血分益陽消陰大補命門眞火抑肝風而扶脾土通月閉而墮胞胎除腰膝之沉冷煖臟溫中去營衛之風寒表虛自汗治風痹骨節攣縮消惡血痃癖癥瘕下部腹痛（非此不除）九種心痛必需疝氣奔豚失音喉痹並治（得紫石英柴胡乾地黃療吐逆）

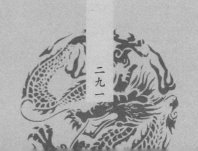

九種心痛用桂心二錢半爲末酒一盞半煎服立效
心腹脹痛中惡心痛氣短欲絶桂二兩水煎服
寒疝心痛四肢逆冷全不飲食桂心研末一錢熱酒調下取效
產後心痛惡血冲心氣悶欲絶桂心爲末狗膽汁丸芡子大每熟酒服一丸
產後瘕痛桂末酒服方寸匕取效死胎不下桂末二錢待痛緊時童子小便温熱調下名觀音救生散亦治產難横生加麝香少許酒下
桂枝　辛甘發散味薄體輕利肺氣入膀胱開腠理和營衛通脉温經解肌發汗故治頭痛傷風中風自汗（無汗能發有汗能使邪從汗出而汗自止）内理心腹之痛（心痛脅痛）外解皮膚之寒（冷風冷痛風濕之症）直行而泄奔豚散下焦畜血横行而達指臂療四肢通風（得芍藥甘草能和營衛）
小兒遺尿桂末雄鷄肝等分擣丸小豆大温水調下日二服

九种心痛用桂心二钱半，为末，酒一盏半煎服，立效。

心腹胀痛，中恶心痛，气短欲绝，桂二两，水煎服。

寒疝心痛，四肢逆冷，全不饮食，桂心研末，一钱，熟酒调下，取效。

产后心痛，恶血冲心，气闷欲绝。桂心为末，狗胆汁丸，芡子大，每熟酒服一丸。

产后瘕痛，桂末，酒服方寸匕，取效。死胎不下，桂末二钱，待痛紧时，童子小便温热调下，名观音救生散，亦治产难横生，加麝香少许酒下。

桂枝　辛甘发散，味薄体轻，利肺气入膀胱，开腠理，和营卫，通脉温经，解肌发汗，故治头痛，伤风，中风，自汗（无汗能发，有汗能使邪从汗出，而汗自止）。内理心腹之痛（心痛胁痛），外解皮肤之寒（冷风冷痛，风湿之症），直行而泄奔豚，散下焦畜血，横行而达指臂，疗四肢通风（得芍药、甘草，能和营卫）。

小儿遗尿，桂末、雄鸡肝，等分，捣丸小豆大，温水调下，日二服。

辛荑　辛温专散肺经风热，移热于脑（经云：胆移热于脑，则为辛頞鼻渊），轻浮能助胃中清阳，上通于天，用治鼻渊、鼻塞、鼻疮，九窍通利。能理头风、头眩、头痛、面肿、齿疼（徐云：芳香清烈，能驱逐邪风，头目之病，药不能尽达者，此为之引也；得川芎、薄荷、细辛、石羔（膏），治鼻塞流清涕，不闻香臭）。

辛荑丸治头风，鼻涕下如白带者，南星、半夏、苍朴、黄芩、辛荑、川芎、黄柏、滑石、牡蛎为末，糊丸，薄荷汤下。

沉香　（辛、苦、温）升于至高，可调脾胃，沉于至下，入肾命门。行气不伤气，故能调中下气而坠痰。温中不助火，故能益精壮阳而暖腰膝。风水毒肿、心腹疼痛堪除，噤口毒痢，吐泻、转筋、并效。大肠虚闭，小便气淋，为理气之要药（冷气、逆气、郁气、邪恶鬼气，乃保和卫气上品之药也）。随升降而归真（用之为使上可至天，下可至泉；得紫苏、白蔻仁、柿蒂，胃冷久呃；得肉桂、苁蓉，治大肠虚

辛荑　辛温耑散肺經風熱移熱於腦(經云膽移熱於腦則爲辛頞鼻淵)輕浮能助胃中清陽上通於天用治鼻淵鼻塞鼻瘡九竅通利能理頭風頭眩頭痛面腫齒疼(徐云芳香淸烈能驅逐邪風頭目之病藥不能盡達者此爲之引也得川芎薄荷細辛石羔治鼻塞流淸涕不聞香臭)

辛荑丸治頭風鼻涕下如白帶者南星半夏蒼朮黃芩辛荑川芎黃柏滑石牡蠣爲末糊丸薄荷湯下

沉香(辛苦温)升於至高可調脾胃沉於至下入腎命門行氣不傷氣故能調中下氣而墜痰涎温中不助火故能益精壯陽而煖腰膝風水毒腫心腹疼痛堪除噤口毒痢吐瀉轉筋並效大腸虛閉小便氣淋爲理氣之要藥(冷氣逆氣鬱氣邪惡鬼氣乃保和衞氣上品之藥也)隨升降而歸眞(用之爲使上可至天下可至泉得紫蘇白蔻仁柿蒂胃冷久呃得肉蓯蓉治大腸虛

閉）

心神不足火不降水不升健忘驚悸朱雀丸用沉香五錢茯神二兩蜜丸小豆大每食後人參湯服三十丸

胞轉不通非小腸膀胱厥陰病乃強忍房事或過忍小便所致調其氣則愈非利藥可通也沉香木香爲末白湯空腹服之以通爲度

丁香　辛理元氣而泄肺溫助脾胃而祛寒大能療腎壯陽耑治胃冷呃忒霍亂癰脹嘔噦腹疼腎氣奔豚口臭齒[illegible]（得甘蔗汁生薑治朝食暮吐得柿蒂治傷寒呃逆得五味子廣茂治奔豚氣）

嬰兒吐乳小兒百日晬內吐乳或糞青色乳汁一杯入丁香陳皮煎服

小兒冷疳面黃腹大食卽吐者丁香爲末和乳汁薑湯服

乳頭裂破丁香末敷之

闭）。

心神不足，火不降，水不升，健忘惊悸。朱雀丸用沉香五钱，茯神二两，蜜丸小豆大，每食后，人参汤服三十丸。

胞转不通，非小肠、膀胱厥阴病，乃强忍房事，或过忍小便所致。调其气则愈，非利药可通也。沉香、木香为末，白汤空腹服之，以通为度。

丁香　辛理元气而泄肺，温助脾胃而祛寒，大能疗肾壮阳，专治胃冷呃忒，霍乱，壅胀，呕哕，腹疼，肾气奔豚，口臭齿（得甘蔗汁、生姜，治朝食暮吐；得柿蒂，治伤寒，呃逆；得五味子、广茂，治奔豚气）。

婴儿吐乳，小儿百日晬内，吐乳，或粪青色。乳汁一杯，入丁香、陈皮，煎服。

小儿冷疳，面黄腹大，食即吐者，丁香为末，和乳汁，姜汤服。

乳头裂破，丁香末敷之。

痈疽恶肉，丁香末傅之，外以膏药护之。

降真香　味辛，气温，色赤，和血，能辟天行恶气不祥，可除胸膈停积恶血。治金疮血出不止而生肌，疗内伤，怒气伤肝而吐血（用此以代郁金神效；得牛膝、生地，治吐瘀血）。

乌药　辛入脾肺，温通肾经，能疏胸腹邪逆诸气（治中气，脚气，疝气，气厥，降一切逆气，调冲任二脉），顺气消风（故治中风、中气，用乌药顺气散，气顺则风消），并理膀胱肾间冷气，攻冲背膂（用乌沉丸）。小便频数，宿食不消，女人血气凝滞，小儿腹中诸蛔，中恶心腹绞痛，反胃，泻痢兼疗（得益智，治小便频数；得升麻，治小肠疝气中；得牛皮胶、软白香，治妊中有痈）。

一切气痛，不拘男女，冷气，血气，肥气，息贲气，伏梁气，奔豚气抢心。一切冷汗，喘息欲绝。乌药酒炒，茴香炒，骨皮炒，良姜炒，等分为末，温酒、童便调服。

癰疽惡肉丁香末傅之外以膏藥護之

降眞香　味辛氣溫色赤和血能辟天行惡氣不祥可除胸膈停積惡血治金瘡血出不止而生肌療內傷怒氣傷肝而吐血（用此以代鬱金神效得牛膝生地治吐瘀血）

烏藥　辛入脾肺溫通腎經能疎胸腹邪逆諸氣（治中氣脚氣疝氣氣厥降一切逆氣調衝任二脈）順氣消風（故治中風中氣用烏藥順氣散氣順則風消）并理膀胱腎間冷氣攻冲背膂（用烏沉丸）小便頻數宿食不消女人血氣凝滯小兒腹中諸蚘中惡心腹絞痛反胃瀉痢兼療（得益智治小便頻數得升麻治小腸疝氣得牛皮膠軟白香治妊中有癰）

一切氣痛不拘男女冷氣血氣肥氣息賁氣伏梁氣奔豚氣搶心一切冷汗喘息欲絕烏藥酒炒茴香炒骨皮炒良薑炒等分爲末溫酒童便調服

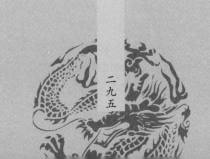

烏沉湯一切氣一切冷氣烏藥一兩沉香五錢人參三錢甘草四錢共爲末
每服半錢薑鹽湯下
黃柏　苦寒微辛沉陰下降除濕清熱瀉相火之有餘堅腎潤燥救腎水之不足洗肝明目勞熱骨蒸除熱結腸胃熱痢下血腸風清火伏陰中火噦二便淋結上可解消渴耳鳴目赤喉痹口瘡（兼瀉心火）下可去瘻癧腸痔疸黃下漏赤白（皆陽明表裏上下所生濕熱之病）衝脈氣逆（冲脈爲病氣逆裏急）不渴而小便不通（渴而小便不利者病在上焦氣分宜猪苓澤瀉淡滲之藥瀉肝火而清肺金不渴而小便不利者是無陰則陽無以化宜黃柏知母少加肉桂則氣化而出）蚘蟲內攻諸瘡之痛痒皆妙實火實熱相宜胃虛尺弱被害（得知母滋陰降火得蒼朮除濕清熱爲治瘻之要藥得細辛瀉膀胱火治口舌生瘡得肉桂治咽痛）

乌沉汤，一切气，一切冷气，乌药一两，沉香五钱，人参三钱，甘草四钱，共为末，每服半钱，姜盐汤下。

黄柏　苦、寒，微辛，沉阴下降，除湿清热，泻相火之有余，坚肾润燥，救肾水之不足。洗肝明目，劳热骨蒸，除热结肠胃，热痢下血，肠风，清火伏阴中，火哕，二便淋结。上可解消渴、耳鸣、目赤、喉痹、口疮（兼泻心火），下可去瘘癧、肠痔、疸黄、下漏赤白（皆阳明表里上下所生湿热之病）。冲脉气逆（冲脉为病，气逆里急），不渴而小便不通（渴而小便不利者，病在上焦气分，宜猪苓、泽泻淡渗之药，泻肝火而清肺金，不渴而小便不利者，是无阴，则阳无以化，宜黄柏、知母，少加肉桂，则气化而出）。蛔虫内攻，诸疮之痛痒皆妙。实火实热相宜，胃虚尺弱被害（得知母，滋阴降火；得苍术，除湿清热，为治瘘之要药；得细辛，泻膀胱火，治口舌生疮；得肉桂，治咽痛）。

赤白浊淫，及梦泄精滑，真珠粉丸。黄柏炒，真蛤粉各一斤，为丸，每服一百丸，空心酒服。黄柏苦而降火，蛤粉咸而补肾也。

积热梦遗，心忪恍惚，膈中有热，宜清心丸主之。黄柏末一两，片脑一钱，蜜丸梧子大，每服十五丸，麦冬汤下。

小儿重舌，浸苦竹沥，点之。

口舌生疮，用黄柏含之良。

厚朴　苦降，泻实满，平胃调中（本脾胃药）。辛温散湿满，消痰化食，止反胃呕逆，吐酸。除霍乱，转筋，泻痢；湿气侵脾，能和中州。客寒犯胃，善走冷气（治冷痛，主病人虚而尿白）。肺胀，喘嗽，结水，能消腹中雷鸣（破宿血）。妊妇则忌（得苍术，治湿满；得黄连，治滞下；得杏仁，能下气定喘）。

腹胀脉数，厚朴三物汤。厚朴、枳实、大黄。

赤白濁淫及夢洩精滑眞珠粉丸黃柏炒眞蛤粉各一斤爲丸每服一百丸空心酒服黃柏苦而降火蛤粉鹹而補腎也

積熱夢遺心忪恍惚膈中有熱宜清心丸主之黃柏末一兩片腦一錢蜜丸梧子大每服十五丸麥冬湯下

小兒重舌浸苦竹瀝點之

口舌生瘡用黃柏含之良

厚樸　苦降瀉實滿平胃調中（本脾胃藥）辛温散濕滿消痰化食止反胃嘔逆吐酸除霍亂轉筋瀉痢濕氣侵脾能和中州客寒犯胃善走冷氣（治冷痛主病人虛而尿白）肺脹喘嗽結水能消腹中雷鳴（破宿血）妊婦則忌（得蒼朮治濕滿得黃連治滯下得杏仁能下氣定喘）

腹脹脈數厚樸三物湯厚樸枳實大黃

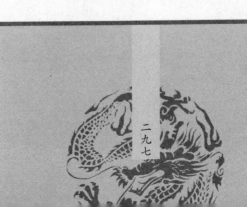

腹脹痛厚樸七物湯厚朴甘草大黃枳殼肉桂薑棗尿渾白濁心脾不調腎氣渾濁厚朴茯苓水酒各半煎服

杜仲　色紫入肝潤肝燥補肝虛甘温補腎益精氣堅筋骨用治腰膝酸疼（及脚痛不能踐地）能使筋骨相着止小便餘瀝（堅溺管之氣）陰囊濕痒（補脾利濕）療頻慣墮胎懷妊下漏（得補骨脂青鹽枸杞能壯腎陽得羊腎治腎虛腰痛）

腎虛脚軟且痛杜仲一味水酒各半煎服

病後虛汗及目中流淚杜仲牡蠣煎服

頻慣墮胎或三四月卽下者杜仲糯米山藥棗肉丸服

海桐皮　濕可祛風苦堪去濕行經絡達病所入血分治風痹（治風蹶腰膝不遂血脈頑痹）除疳䘌疥癬牙蟲止霍亂赤白久痢

腹胀痛，厚朴七物汤，厚朴、甘草、大黄、枳壳、肉桂、姜、枣。尿浑白浊，心脾不调，肾气浑浊，厚朴、茯苓，水酒各半煎服。

杜仲　色紫入肝，润肝燥，补肝虚，甘温补肾，益精气，坚筋骨，用治腰膝酸疼（及脚痛不能践地）。能使筋骨相着，止小便余沥（坚溺管之气），阴囊湿痒（补脾利湿），疗频惯堕胎，怀妊下漏（得补骨脂、青盐、枸杞，能壮肾阳；得羊肾，治肾虚腰痛）。

肾虚脚软且痛，桂仲一味，水酒各半，煎服。

病后虚汗及目中流泪，杜仲、牡蛎煎服。

频惯堕胎，或三四月即下者，杜仲、糯米、山药、枣肉丸服，

海桐皮　湿可祛风，苦堪去湿，行经络达病所。入血分，治风痹（治风蹶。腰膝不遂，血脉顽痹），除疳䘌，疥癣，牙虫，止霍乱，赤白久痢。

腰膝痛不可忍，海桐皮二两，牛膝、川芎、羌活、地骨皮、五加皮各一两，甘草五钱，苡仁二两，生地十两，共焙干，以绵包裹，用酒二斗浸之，日三服，令醺醺此方不添减。

川楝子　苦寒，小毒，阴中之阳，能导小肠膀胱之热，因引心包相火下行（热从小便而出）。用治热厥心腹诸痛（入心及小肠，止上下部腹痛，热厥暴痛，非此不除），伤寒，温疫，大热，烦狂，疗疝气之要药。泻温热而为良，通利小肠水道，可杀三虫，疥疮。

热厥心痛忽发，止身热、足冷久不愈者，金铃子散，金铃子、延胡索，温酒下。

小儿冷疝，气痛囊肿，金铃子去核五钱，吴萸二钱半，糊丸盐汤下。

癞疝肿者，偏坠痛不可忍，川楝子、破故纸、小茴香、莱菔子、牵牛子，食盐炒，煎服。

腰膝痛不可忍海桐皮二兩牛膝川芎羌活地骨皮五加皮各一兩甘草五錢苡仁二兩生地十兩共焙乾以綿包裹用酒二斗浸之日三服令醺醺此方不添減

川楝子　苦寒小毒陰中之陽能導小腸膀胱之熱因引心包相火下行（熱從小便而出）用治熱厥心腹諸痛（入心及小腸止上下部腹痛熱厥暴痛非此不除）傷寒溫疫大熱煩狂療疝氣之要藥瀉濕熱而爲良通利小腸水道可殺三蟲疥瘡

熱厥心痛忽發忽止身熱足冷久不愈者金鈴子散金鈴子延胡索溫酒下

小兒冷疝氣痛囊腫金鈴子去核五錢吳茰二錢半糊丸鹽湯下

癩疝腫者偏墜痛不可忍川楝子破故紙小茴香萊菔子牽牛子食鹽炒煎服

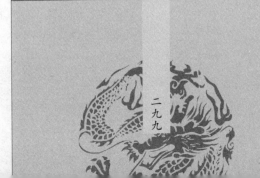

槐實（卽槐角）苦寒純陰（入肝經之氣分）除熱散結（下通二府）潤肝燥涼大腸（上清肺心）止涎吐疏風熱煩悶風眩腸風痔血陰瘡濕痒難產墮胎（吞七粒可以催生）黑髮殺蟲目泣不絕（得牛膽明目通神得苦參治內外痔病）瀉心火而兼清肺金堅腎水而兼靜肝火

槐角丸治五種腸風瀉血糞前有血名外痔糞後有血名內痔大腸不收名脫肛穀道四面胬肉如嬭名舉痔頭上有孔名瘻痔內有蟲名蟲痔並皆治之槐角去梗炒一兩地榆防風當歸黃芩枳殼麩炒各半兩爲末酒糊丸米飲下

槐花（入陽明厥陰血分涼血要藥）涼大腸五痔心痛治目赤皮膚風熱喉痹失音（炒香嚼嚥）吐衄舌血（舌血謂之舌衄槐花末敷之卽止）赤白瀉痢皆宜崩中漏下不歇（得鬱金治小便尿血得荆芥穗柏葉枳殼治大腸

槐实 （即槐角）苦寒纯阴（入肝经之气分），除热散结（下通二府），润肝燥，凉大肠（上清肺心），止涎吐，疏风热烦闷，风眩，肠风，痔血，阴疮，湿痒，难产，堕胎（吞七粒可以催生）。黑发，杀虫，目泣不绝（得牛胆明目，通神；得苦参，治内外痔病）。泻心火而兼清肺金，坚肾水而兼静肝火。

槐角丸，治五种肠风，泻血，粪前有血，名外痔。粪后有血，名内痔。大肠不收，名脱肛。谷道四面胬肉，如奶，名举痔。头上有孔，名瘘痔。内有虫，名虫痔，并皆治之。槐角去梗炒一两，地榆、防风、当归、黄芩、枳壳麸炒，各半两，为末，酒糊丸，米饮下。

槐花 （入阳明、厥阴，血分凉血要药），凉大肠、五痔、心痛，治目赤、皮肤风热、喉痹失音（炒香嚼咽），吐衄舌血（舌血谓之舌衄，槐花末敷之即止），赤白泻痢皆宜。崩中漏下不歇（得郁金，治小便尿血；得荆芥穗、柏叶、枳壳，治大肠下血；得山栀，治酒毒下血；得条芩，治血崩不止；得牡蛎，治白带不止）。

痈疽发背，凡人中热毒，眼花头晕，口干舌苦，心惊背热，四肢麻木，觉有红晕在背后者，即取槐花子一大撮，铁杓炒褐色，以好酒一碗侵之，乘热饮酒，汗即愈。如未退，再炒一服，极效。纵成脓者，亦无不愈。

秦皮 味苦气寒，色青，性涩入肝，以除热，入肾以涩气，洗肝明目，益精有子（取其涩而能补也）。故治青白翳膜遮睛（亦止目泣，煎水澄清，洗赤目，极效）。风寒湿邪成痹，风热惊痫（取其平木也），带下热痢（取其收涩也。得黄连、阿胶、白头翁，治产后下痢；得黄柏、黄连、白头翁，治协热下痢）。

赤眼生翳，秦皮、滑石、黄连，等分，澄清洗。

眼弦挑针，乃肝脾积热，剉秦皮，夹沙糖，水煎，调大黄末一钱，微利佳。

桑白皮 （微寒）甘助元气，而补劳怯，虚羸。辛泻肺，则止喘嗽、吐血（敛肃

下血得山梔治酒毒下血得條芩治血崩不止得牡蠣治白帶不止）

癰疽發背凡人中熱毒眼花頭暈口乾舌苦心驚背熱四肢痲木覺有紅暈在背後者卽取槐花子一大撮鐵杓炒褐色以好酒一盌浸之乘熱飲酒汗卽愈如未退再炒一服極效縱成膿者亦無不愈

秦皮 味苦氣寒色青性濇入肝以除熱入腎以濇氣洗肝明目益精有子（取其濇而能補也）故治青白翳膜遮睛（亦止目泣煎水澄清洗赤目極效）風寒濕邪成痹風熱驚癇（取其平木也）帶下熱痢（取其收濇也得黃連阿膠白頭翁治產後下痢得黃柏黃連白頭翁治協熱下痢）

赤眼生翳秦皮滑石黃連等分澄清洗

眼弦挑鍼乃肝脾積熱剉秦皮夾沙糖水煎調大黃末一錢微利佳

桑白皮 （微寒）甘助元氣而補勞怯虛羸辛瀉肺金而止喘嗽吐血（斂肅

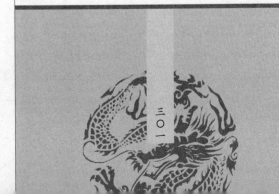

清之氣爲清肺主藥肺氣有餘者宜之肺虛者忌用）下氣行水（抑已亢之火決高源之水）止渴消痰去肺中水氣浮腫腹滿臚脹（錢乙治肺氣咳喘面腫身熱用瀉白散）退客熱虛勞頭疼利便散血（風寒咳嗽者愼治得茯苓利水得糯米治咳嗽吐血）

小兒重舌桑白皮煑汁塗乳上飲之

小兒流涎脾熱胸膈有痰桑白皮搗自然汁塗之

小兒火丹桑皮煑汁浴之

瀉白散桑白皮地骨皮能瀉火從小便出甘草瀉火而緩中糯米清肺而養血此瀉肺諸方之準繩也

桑葉　清肺斂神凉血燥濕（能除水腫脚氣）明目去風赤眼下泣除寒熱風痛出汗盜汗尤宜治勞熱咳嗽吐血宿血能理（得麥冬治勞熱得生地阿

清之气，为清肺主药，肺气有余者宜之。肺虚者忌用）。下气行水（抑已亢之火，决高源之水），止渴消痰，去肺中水气，浮肿腹满，胪胀（钱乙治肺气咳喘，面肿，身热，用泻白散）。退客热，虚劳，头疼，利便散血（风寒咳嗽者慎治。得茯苓利水；得糯米，治咳嗽吐血）。

小儿重舌，桑白皮煮汁，涂乳上饮之。

小儿流涎，脾热，胸膈有痰，桑白皮捣自然汁，涂之。

小儿火丹，桑皮煮汁水，浴之。

泻白散，桑白皮、地骨皮能泻火，从小便出。甘草泻火而缓中，糯米清肺而养血，此泻肺诸方之准绳也。

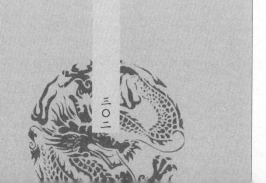

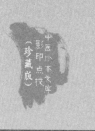

桑叶　清肺敛神，凉血燥湿（能除水肿、脚气），明目，去风，赤眼下泣，除寒热风痛，出汗盗汗尤宜。治劳热咳嗽，吐血，宿血能理（得麦冬，治劳热，得生地、阿

胶、石羔（膏）、枇杷叶，治肺燥咳血）。

桑叶代茶，能止消渴。

吐血不止，晚桑叶焙研凉茶三钱，只一服，止后用补肝肺药。

桑枝　利水开关，祛风除痹（能利关节，风、寒、湿痹），上气眼晕，肺气喘嗽，脚痛，四肢拘挛（水气、脚气、风热、臂痛），风痒，偏体干燥（得桂枝，治肩臂痹痛）。

风热臂痛，桑枝炒，煎服。许叔微云：常病痹痛，诸药不效，服此数剂寻愈。

水气、脚气，桑枝二两炒，煎服取效。

桑寄生　苦坚肾，助筋骨而固齿，长发。甘益血，主崩漏，而下乳，安胎（怀妊漏血不止，令胎牢固），风挛湿痹，腰痛背强，产后余疾，女子内伤。

毒痢脓血，六脉微小，并无寒热，寄生二两，防风、川芎二钱半，炙，水煎服。

胎动腹痛，寄生一两半，阿胶炒半两，煎服。

膠石羔枇杷葉治肺燥咳血）

桑葉代茶能止消渴

吐血不止晚桑葉焙研凉茶服三錢只一服止後用補肝肺藥

桑枝　利水開關祛風除痹（能利關節風寒濕痹）上氣眼暈肺氣喘嗽脚痛

四肢拘攣（水氣脚氣風熱臂痛）風痒偏體乾燥（得桂枝治肩臂痹痛）

風熱臂痛桑枝炒煎服許叔微云常病痹痛諸藥不效服此數劑尋愈

水氣脚氣桑枝二兩炒煎服取效

桑寄生　苦堅腎助筋骨而固齒長髮甘益血主崩漏而下乳安胎（懷妊漏

血不止令胎牢固）風攣濕痹腰痛背強産後餘疾女子內傷

毒痢膿血六脈微小並無寒熱寄生二兩防風川芎二錢半炙水煎服

胎動腹痛寄生一兩半阿膠炒半兩煎服

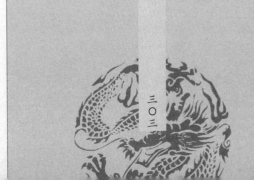

枳實　苦酸微寒氣猛性烈主皮膚風痒去胃中濕熱心腹痞滿脹悶宿食稠痰積血脅風刺痛心下堅大如盤（水飲所結仲景用枳朮丸白朮枳實荷葉煨飯爲丸）胸痹不通傷寒痞痛凝結有滑竅破氣之功具倒壁冲牆之捷（得白朮去痰飲得皂角通大便得栝蔞消痞結）

胸痹結胸胸痹心下痞堅留氣結胸脅下逆氣搶心枳實薤白湯主之枳實厚朴薤白栝蔞桂煎服

產後腹痛炒枳實炒芍藥二錢水煎服

婦人陰腫堅痛枳實碎炒帛裹熨之冷卽易

枳殼　性緩而散破氣爲功寬暢安胃泄肺開胸風痰咳嗽胸脅刺痛消脹滿積痰停水除後重痔疾腸風風疹作痒胎前氣壅（得桔梗治虛痞得甘草治婦人體肥難產得木香治傷寒呃噫得黃連治腸風下血）

枳实　苦酸微寒，气猛性烈，主皮肤风痒，去胃中湿热，心腹痞满、胀闷、宿食、稠痰、积血、胁风刺痛，心下坚大如盘（水饮所结，仲景用枳术丸，白术、枳实、荷叶，煨饭为丸）。胸痹不通，伤寒痞涌，凝结，有滑窍破气之功，具倒壁冲墙之捷（得白术，去痰饮；得皂角，通大便，得栝蒌，消痞结）。

胸痹结胸，胸痹，心下痞坚，留气结胸胁下，逆气抢心，枳实薤白汤主之。枳实、厚朴、薤白、栝蒌、桂，煎服。

产后腹痛，炒枳实、炒芍药二钱，水煎服。

妇人阴肿，坚痛，枳实碎炒，帛裹熨之冷，即易。

枳壳　性缓而散，破气为功，宽畅安胃，泄肺开胸，风痰咳嗽，胸胁刺痛，消胀满积痰停水，除后重痔疾，肠风，风疹作痒，胎前气壅（得桔梗，治虚痞；得甘草，治妇人体肥难产；得木香，治伤寒呃噫；得黄连，治肠风下血）。

怀胎腹痛，枳壳、黄芩煎服。若身重，加白术；胁骨疼痛，因惊伤肝者，枳壳、桂枝、姜、枣服。

小儿软疖，大枳壳一枚，去白，磨口平，以面糊抹边，合疖上自出脓血尽，更无痕也。

产后肠出不收，枳壳煎浸之良久，即入也。

古云：壳治气而主高实，治血而主下气，在胸中则用壳，气在胸下，则用实。实宽肠胃，壳宽胸膈，虽有高下气血之分，究皆破气之品。壳损胸中至高之气，不可多用。若肺虚而中气不足，脾虚不能运化者则愈，用愈虚变不可言矣。

栀子 轻飘象肺，苦寒入心，泻心肺之邪热，屈曲下行而从小便出（所以通五淋，利小便）。退客热之虚烦，反复不眠而懊侬，在心、三焦郁火。以解热厥心痛，以平五内邪气（热邪之气），五种疸黄。清胃脘之血，吐衄而血痢，血淋

懷胎腹痛枳壳黃芩煎服若身重加白朮脅骨疼痛因驚傷肝者枳壳桂枝薑棗服

小兒軟癤大枳壳一枚去白磨口平以麪糊抹邊合癤上自出膿血盡更無痕也

產後腸出不收枳壳煎浸之良久卽入也

古云壳治氣而主高實治血而主下氣在胸中則用壳氣在胸下則用實實寬腸胃壳寬胸膈雖有高下氣血之分究皆破氣之品壳損胸中至高之氣不可多用若肺虛而中氣不足脾虛不能運化者則愈用愈虛變不可言矣

梔子 輕飄象肺苦寒入心瀉心肺之邪熱屈曲下行而從小便出（所以通五淋利小便）退客熱之虛煩反復不眠而懊憹在心三焦鬱火以解熱厥心痛以平五內邪氣（熱邪之氣）五種疸黃清胃脘之血吐衄而血痢血淋

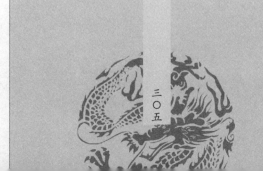

泄痞塊中火津枯而口渴目赤傷寒勞復熱厥頭痛皆除時疾毒風（元素云治風）面赤鼻皶並治（仲景治煩躁並虛煩不眠心中懊憹皆用梔子豉湯以梔子治肺煩香豉治腎燥又仲景治腎發黃用梔子茵陳甘草香豉作湯飲得川烏治冷熱腹痛得良薑治痢後腹中虛痛

婦人胎腫屬濕熱也梔子一合炒研每服二三錢米飲下

鼻中衄血梔子燒灰吹之

血淋濇痛梔子末滑石等分葱湯下

酒毒下血梔子焙研新汲水服熱病食後及交接後發動欲死不語梔子炒煎服令微汗

大病勞復梔子鼠矢煎湯利小便而愈

鼻上酒皶梔子炒研黃臘和丸細茶下忌酒麪煎炙

泄痞块中火，津枯而口渴，目赤，伤寒，劳复热厥，头痛皆除。时疾毒风（元素云治风），面赤鼻皶并治（仲景治烦躁，并虚烦不眠，心中懊侬，皆用栀子豉汤，以栀子治肺烦，香豉治肾燥。又仲景治肾发黄，用栀子、茵陈、甘草、香豉作汤饮；得川乌，治冷热腹痛；得良姜，治痢后腹中虚痛）。

妇人胎肿，属湿热也。栀子一合炒研，每服二三钱，米饮下。

鼻中衄血，栀子烧灰，吹之。

血淋涩痛，栀子末、滑石等分，葱汤下。

酒毒下血，栀子焙研，新汲水服。热病食后及交接后发动，欲死不语，栀子炒，煎服，令微汗。

大病劳复，栀子、鼠矢煎汤，利小便而愈。

鼻上酒皶，栀子炒研，黄腊和丸，细茶下，忌酒面、煎炙。

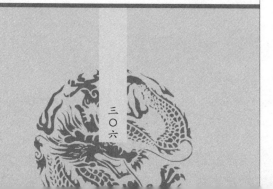

酸枣仁　甘酸而润，专益肝胆，芳香之气能醒心脾，补中而敛神魂（心藏神，肝藏魂），助阴而坚筋骨，除烦止渴，敛汗宁心。生则能导虚热、胆热好眠。熟则收敛阴津，胆虚不睡，心腹寒热结聚（邪结气聚），四肢湿痹，酸疼，筋骨间风，上下脐痛（得人参、茯苓，治盗汗；得辰砂、乳香，治胆虚不寐）。

振悸不眠，酸枣仁汤。枣仁、茯苓、白术、人参、生甘草、生姜，煎服。

虚烦不眠，枣仁汤，知母、干姜、茯苓、炙草、川芎，煎服。

山茱萸　酸以补肾、温肝，涩则固精闭气，温可强阴，助阳，辛逐风、寒、湿痹（肝虚则风入，肝寒则寒与湿易犯）。通九窍，以安五脏，暖腰膝；而添精髓，脑痛头风（治脑骨痛，能敛肝木之动，以治内风也），目黄，鼻窒，耳内聋鸣，小便不节（得熟地，补肾虚；得五味，摄精气）。

草还丹益元阳，补元气，固元精，壮元神，乃延年续嗣之至药也。山茱萸、破故

酸棗仁　甘酸而潤耑益肝膽芳香之氣能醒心脾補中而斂神魂（心藏神肝藏魂）助陰而堅筋骨除煩止渴斂汗寧心生則能導虛熱膽熱好眠熟則收斂陰津膽虛不睡心腹寒熱結聚（邪結氣聚）四肢溼痹酸疼筋骨間風上下臍痛（得人參茯苓治盜汗得辰砂乳香治膽虛不寐）

振悸不眠酸棗仁湯棗仁茯苓白朮人參生甘草生薑煎服

虛煩不眠棗仁湯知母乾薑茯苓炙草川芎煎服

山茱萸　酸以補腎溫肝澀則固精閉氣溫可強陰助陽辛逐風寒溼痹（肝虛則風入肝寒則寒與溼易犯）通九竅以安五臟煖腰膝而添精髓腦痛頭風（治腦骨痛能斂肝木之動以治內風也）目黃鼻窒耳內聾鳴小便不節（得熟地補腎虛得五味攝精氣）

草還丹益元陽補元氣固元精壯元神乃延年續嗣之至藥也山茱萸破故

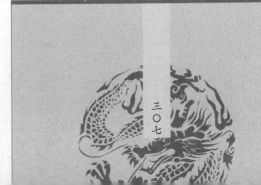

紙當歸麝香爲末蜜丸臨臥時鹽湯下

金櫻子（酸濇）脾瀉下痢止便澀精（得芡實能固精得縮砂能益精）

郁李仁　辛能破血潤燥苦堪下氣行水治大腸氣滯關格不通主大腹水腫小便不利散膽結而瞑目但治標而耗津（得滑石大黃治小兒大小便不通幷驚熱痰實欲得濡動者搗和丸黍米大二歲小兒三丸白湯下）

一婦人大恐而病愈後目張不瞑錢乙曰目係內連肝膽恐則氣結膽橫不下郁李仁潤能散結隨酒入膽結去膽下而目瞑矣

女貞子（苦平）少陰之精隆冬不凋（堅補腎水腎家耑藥）益肝腎養精神安五臟健腰膝補百病之風虛變白髮而爲黑

南燭子（酸甘平）強筋骨益氣力（補腎瀉腎邪煖命門）止泄除睡固精駐顏

纸、当归、麝香为末，蜜丸，临卧时盐汤下。

金樱子　（酸涩）脾泻下痢，止便涩精（得芡实，能固精；得缩砂，能益精）。

郁李仁　辛能破血润燥，苦堪下气行水，治大肠气滞，关格不通。主大腹水肿，小便不利，散胆结而瞑目。但治标而耗津（得滑石、大黄，治小儿大小便不通，并惊热痰实。欲得濡动者，捣和丸，黍米大，二岁小儿三丸，白汤下）。

一妇人，大恐而病愈后，目张不瞑。钱乙曰：目系内连肝胆，恐则气结，胆横不下，郁李仁润能散结，随酒入，胆结去，胆下而目瞑矣。

女贞子　（苦平）少阴之隆冬不凋（坚补肾水，肾家专药），益肝肾，养精神，安五脏，健腰膝，补百病之风虚，变白发而为黑。

南烛子　（酸、甘、平）强筋骨，益气力（补肾，泻肾邪，暖命门），止泄，除睡，固精，驻颜。

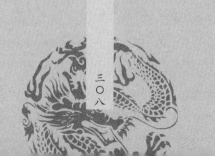

五加皮　辛顺气而化痰苦，坚骨而益精，祛风胜湿，五缓虚羸（五藏筋脉缓纵，亦治五劳七伤），疗筋骨之拘挛，四肢不遂，皮肤之瘀血，三岁莫行（本经治小儿三岁不能行）。心腹疝气，两脚诸痛，风、湿、痿痹三气而成。男子阴痿囊湿，女人阴痒虫生（燥湿行水之功，酿酒最良，凡藤蔓之类，多能舒筋，而根皮之类多能行水。五加皮之茎坚劲，长引其根，好生石砌，尤能入坚穴，通关节，无所不达。故为风痹、湿痹之良药也）。

治湿热痿痹，腰膝不能动，五加皮、牛膝、木瓜、黄柏、苡仁、生地、石斛、虎胫骨、山药。又治肾虚寒湿客忤腰痛，五加皮、续断、杜仲、牛膝、山萸肉、巴戟天、破故纸，男妇脚气，骨节、皮肤痛肿，服此。进食，健气力，不忘事，名五加皮丸。五加皮、远志糊丸，空心温酒下。

妇人血劳，憔悴，困倦，喘满，虚烦，咻咻少气，发热汗多，口干舌涩，不思饮食，名

五加皮　辛順氣而化痰苦堅骨而益精祛風勝溼五緩虛羸（五藏筋脈緩縱亦治五勞七傷）療筋骨之拘攣四肢不遂逐皮膚之瘀血三歲莫行（本經治小兒三歲不能行）心腹疝氣兩脚諸痛風濕痿痺三氣而成男子陰痿囊濕女人陰痒蟲生（燥濕行水之功釀酒最良凡藤蔓之類多能舒筋而根皮之類多能行水五加皮之莖堅勁長引其根好生石砌尤能入堅穴通關節無所不達故爲風痺溼痺之良藥也）

治溼熱痿痺腰膝不能動五加皮牛膝木瓜黃柏苡仁生地石斛虎脛骨山藥又治腎虛寒溼客忤腰痛五加皮續斷杜仲牛膝山萸肉巴戟天破故紙男婦脚氣骨節皮膚痛腫服此進食健氣力不忘事名五加皮丸五加皮遠志糊丸空心溫酒下

婦人血勞憔悴困倦喘滿虛煩咻咻少氣發熱汗多口乾舌澀不思飲食名

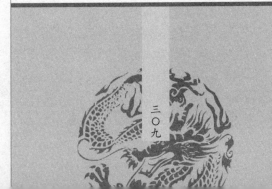

血風勞油煎散五加皮丹皮赤芍當歸爲末煎服
虛勞不足五加皮地骨皮釀酒任飲
枸杞子　性滋而補甘平而潤堅腎滋肝益氣潤肺生精助陽去風明目強筋骨而補虛勞治咽乾而療心痛腎病消中（渴而飲水）二便能利（能利大小腸得生地治帶下脈數得青鹽川椒治肝虛目暗）
虛勞客熱枸杞根爲末白湯調服痼疾人勿服
肝虛下泣枸杞子浸酒飲之
腎虛腰痛枸杞子杜仲萆薢酒煎服
地骨皮　（甘淡而寒）降肺中伏火瀉肝腎虛熱能凉血而補正氣解消渴而去腎風退內外潮熱利大小二腸在表無定之風邪傳尸有汗之骨蒸勞熱虛汗吐血咳嗽咸宜脅痛頭風齒血金瘡皆驗（小兒耳後腎疳也地骨皮

血风劳油煎散。五加皮、丹皮、赤芍、当归，为末，煎服。

虚劳不足，五加皮、地骨皮，酿酒，任饮。

枸杞子　性滋而补，甘平而润坚肾，滋肝益气，润肺生精，助阳去风，明目强筋骨而补虚劳。治咽干而疗心痛，肾病，消中（渴而饮水），二便能利（能利大小肠。得生地，治带下，脉数；得青盐、川椒，治肝虚目暗）。

虚劳客热，枸杞根为末，白汤调服，痼疾人勿服。

肝虚下泣，枸杞子浸酒饮之。

肾虚腰痛，枸杞子、杜仲、萆薢，酒煎服。

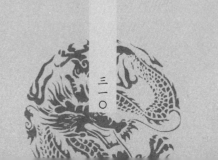

地骨皮　（甘淡而寒）降肺中伏火，泻肝肾虚热。能凉血而补正气，解消渴而去肾风。退内外潮热，利大小二肠，在表无定之风邪传尸。有汗之骨蒸，劳热虚汗，吐血咳嗽咸宜，胁痛，头风，齿血，金疮皆验（小儿耳后肾疳也，地骨皮，

汤洗，用香油调末，搽女人阴肿。或生疮，煎水洗）。

劳热如燎，地骨皮、柴胡为末，麦冬汤下。

虚劳苦渴，骨节烦热或寒，用枸杞根、麦冬、小麦，煎服。

小便出血，地骨皮煎汁服。

口舌糜烂，治膀胱移热于小肠上为口糜，心胃壅热，水谷不下，地骨汤，柴胡、地骨皮煎服。

骨蒸烦热及一切虚劳大病烦热，并用地仙散，地骨皮、防风、炙甘草、生姜，煎服一钱。

蔓荆子 辛、苦，微寒，轻浮升散，入膀胱、肝胃诸经，主头面风虚之症，搜肝风而凉血，头痛脑鸣（头沉昏闷，可除昏暗），利九窍而通关（能利关节），明目固齿（除目睛内痛），骨筋寒热，拘挛湿痹。

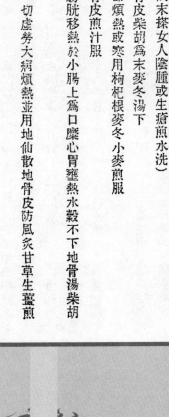

湯洗用香油調末搽女人陰腫或生瘡煎水洗）
勞熱如燎地骨皮柴胡爲末麥冬湯下
虛勞苦渴骨節煩熱或寒用枸杞根麥冬小麥煎服
小便出血地骨皮煎汁服
口舌糜爛治膀胱移熱於小腸上爲口糜心胃壅熱水穀不下地骨湯柴胡地骨皮煎服
骨蒸煩熱及一切虛勞大病煩熱並用地仙散地骨皮防風炙甘草生薑煎服一錢
蔓荊子 辛苦微寒輕浮升散入膀胱肝胃諸經主頭面風虛之症搜肝風而涼血頭痛腦鳴（頭沉昏悶可除昏暗）利九竅而通關（通利關節）明目固齒（除目睛內痛）骨筋寒熱拘攣溼痹

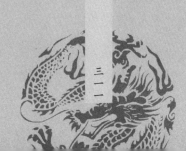

頭風作痛蔓荆子酒浸温服

乳癰初起蔓荆子爲末酒服渣敷之

白茯苓　甘温益氣和中淡滲利竅除溼入肺瀉熱而下通膀胱（故利小便治淋瀝）入心安神而上除驚悸（水停心下亦悸）開胃止嘔療膈中痰水腹脹（大腹水腫心腹脹滿）益脾止泄治胸脅逆氣結疼（本經治心下結痛寒熱煩滿）安胎退熱止渴生津伐肝腎之邪（治腎積之奔豚）滲肺脾之溼（行水之功多益心脾）小便結者能通小便多者能止（得半夏能滌飲得人參治胸脅氣逆）赤入心脾小腸功耑瀉溼行水消皮水膚腫脹能開水道腠理

濁遺帶下威喜丸治丈夫元陽虛憊精氣不固小便下濁餘溺帶流夢寐多驚頻頻遺洩婦人白淫白帶並治茯苓猪苓同煮取出日乾擇去猪苓爲末

头风作痛，蔓荆子酒浸，温服。

乳痈初起，蔓荆子为末，酒服，渣敷之。

白茯苓　甘温益气，和中淡渗，利窍除湿。入肺泻热而下通膀胱（故利小便，治淋沥），入心安神而上除惊悸（水停心下亦悸）。开胃止呕，疗膈中痰水腹胀（大腹水肿，心腹胀满）。益脾止泄，治胸胁逆气结疼（本经治心下结痛，寒热烦满）。安胎退热，止渴生津，伐肝肾之邪（治肾积之奔豚），渗肺脾之湿（行水之功，多益心脾）。小便结者，通小便多者能止（得半夏，能涤饮；得人参，治胸胁气逆）。赤入心脾、小肠，功专泻湿行水，消皮水肤肿胀，能开水道腠理。

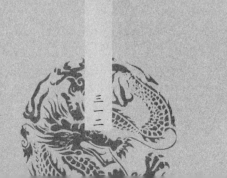

浊遗带下，威喜丸，治丈夫元阳虚惫，精气不固，小便下浊，余溺带流，梦寐多惊，频频遗泄，妇人白淫白带并治。茯苓、猪苓同煮，取出日干，择去猪苓为末，

化黄臈和丸。

下虚消渴，上盛下虚，心火炎燥，肾水枯涸不能交济而成渴症，白云苓、黄连、天花粉，丸服。

飧泄滑痢不止，茯苓、煨木香、紫苏、木瓜，煎服。

血余怪病，手十指节断坏，惟有筋连无节肉，虫出如丁，草长数寸，遍身绿毛卷，名血余，以茯苓、胡黄连，煎汤饮之愈。

血虚心汗，别处无汗，独心孔有汗，思虑多，即汗亦多，宜养心血，以艾汤调茯苓末，日服。

虚滑遗精，白茯苓、砂仁共为末，入盐精，羊肉批片，掺药炙食，酒下。小便频多，云苓、山药为末，米饮下。

小便不禁，茯苓丸，治心肾俱虚，神志不守，小便淋沥不禁，茯苓、赤苓等分，为

化黃臈和丸
下虛消渴上盛下虛心火炎燥腎水枯涸不能交濟而成渴症白雲苓黃連
天花粉丸服
飧泄滑痢不止茯苓煨木香紫蘇木瓜煎服
血餘怪病手十指節斷壞惟有筋連無節肉蟲出如丁草長數寸遍身綠毛
卷名血餘以茯苓胡黃連煎湯飲之愈
血虛心汗別處無汗獨心孔有汗思慮多即汗亦多宜養心血以艾湯調茯
苓末日服
虛滑遺精白茯苓砂仁共爲末入鹽精羊肉批片摻藥炙食酒下小便頻多
雲苓山藥爲末米飲下
小便不禁茯苓丸治心腎俱虛神志不守小便淋瀝不禁茯苓赤苓等分爲

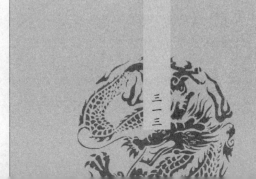

末酒煮地黃汁搗膏丸

茯神（主治略同茯苓）靜而能安收斂神氣定魄安魂開心益智治風眩風虛止健忘驚悸（得棗仁能安神）

心中木（又名黃松節）治偏風口面喎斜療痹痛筋攣牽縮（得乳香木瓜酒治筋攣骨痛）

琥珀　入土而成寶通塞以甯心定魂魄以安五臟燥脾土而清肺金（肺氣下降小便自通）能止癲邪心痛最消瘀血通淋磨翳明目止血生新（傅金瘡良得黑櫓豆治產後神昏得麝香治小便淋瀝）

下惡血和大黃鱉甲作散酒下方寸匕婦人腹內血盡卽止

小兒胎驚琥珀防風硃砂共爲末猪乳調一字

小兒胎癇琥珀硃砂全蝎爲末麥冬湯調服

末，酒煮地黄汁，捣膏丸。

茯神　（主治略同茯苓）静而能安，收敛神气，定魄安魂，开心益智，治风眩风虚，止健忘惊悸（得枣仁，能安神）。

心中木　（又名黄松节）治偏风口面㖞斜，疗痹痛筋挛牵缩（得乳香、木瓜酒，治筋挛骨痛）。

琥珀　入土而成实，通塞以宁心，定魂魄，以安五脏，燥脾土，而清肺金（肺气下降，小便自通）。能止癫邪、心痛，最消瘀血。通淋，磨翳，明目，止血生新（傅金疮良。得黑櫓豆，治产后神昏；得麝香，治小便淋沥）。

下恶血，和大黄、鳖甲作散，酒下方寸匕，妇人腹内血尽，即止。

小儿胎惊，琥珀、防风、硃砂共为末，猪乳调一字。

小儿胎痫，琥珀、硃砂、全蝎为末，麦冬汤调服。

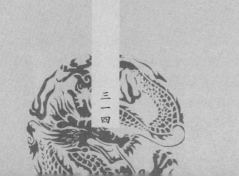

猪苓　味兼苦甘，淡渗入足太阳、少阴（膀胱肾），泄滞利窍，除湿通淋（平暑暍），开腠理而发汗，利水道而耗津（专司引水，易耗津液），伤寒温疫大热（大热，利小便，亦分消之意也）。腹满，胀渴，懊侬，痎疟，脚气（疟由于暑，能利暑湿之气。凡无湿症勿用），带浊子淋（白浊带下，胎肿，子淋，伤寒口渴，邪在藏也，猪苓汤主之。猪苓、茯苓、泽泻、滑石、阿胶各一两，仲景方）。

妊妇肿渴，从足至腹，小便不利，微温引饮，猪苓为末，温水服。

遍身肿满，妊妇子淋，方同上法。

小儿秘结，猪苓一两，以水少许，煮鸡矢一钱调，立通。

竹叶　体轻气薄，甘淡性寒（气薄能达阳气于上焦，开外郁之阴翳），凉心清胃，止渴消痰。除新久风邪之烦热，止喘，促气胜之上冲呕哕，吐血，惊痫，中风，止气发热，因走马后饮冷水所致者，竹叶、橘皮煎服。

猪苓　味兼苦甘淡滲入足太陽少陰（膀胱腎）泄滯利竅除溼通淋（平暑暍）開腠理而發汗利水道而耗津（耑司引水易耗津液）傷寒溫疫大熱（大熱利小便亦分消之意也）腹滿脹渴懊憹痎瘧脚氣（瘧由於暑能利暑濕之氣凡無濕症勿用）帶濁子淋（白濁帶下胎腫子淋傷寒口渴邪在藏也猪苓湯主之猪苓茯苓澤瀉滑石阿膠各一兩仲景方）

妊婦腫渴從足至腹小便不利微溫引飲猪苓爲末溫水服

遍身腫滿妊婦子淋方同上法

小兒秘結猪苓一兩以水少許煑雞矢一錢調立通

竹葉　體輕氣薄甘淡性寒（氣薄能達陽氣於上焦開外欝之陰翳）涼心清胃止渴消痰除新久風邪之煩熱止喘促氣勝之上沖嘔噦吐血驚癇中風上氣發熱因走馬後飲冷水所致者竹葉橘皮煎服

時行發黃竹葉小麥石羔煎服

竹茹 開胃土之鬱清肺金之燥凉血除熱清胃解煩(上焦煩熱不眠)止肺痿吐衄而不住(吐血鼻衄齒血牙宣)除胃熱呃噎而難堪(呃逆噎膈)胎動惡阻勞復驚癎(得人參茯苓甘草黄芩治產後煩內虛短氣)

傷寒勞復傷寒後交接勞復卵腫腹痛竹茹煎服

婦人勞復病初愈有所勞動致熱氣冲胸手足搐搦拘急如中風狀竹茹栝蔞煎服

竹瀝 甘寒滑利降火消風養血潤燥(故兼益陰)豁痰耑功痰在經絡四肢屈曲而搜剔痰在皮裏膜外直達以宣通故治大熱陰虛中風口噤(中風由陰虛火旺煎熬津液成痰壅塞氣道不得升降也)風痙破傷癲狂煩悶小兒驚癎胎產血暈(產後中風虛汗妊婦胎動子煩故云胎前不損子產

时行发黄，竹叶、小麦、石羔（膏）煎服。

竹茹 开胃土之郁，清肺金之燥，凉血除热，清胃解烦（上焦烦热不眠）。止肺痿吐衄而不住（吐血，鼻衄，齿血，牙宣），除胃热呃噎而难堪（呃逆噎膈），胎动恶阻，劳复惊痫（得人参、茯苓、甘草、黄芩，治产后烦，内虚短气）。

伤寒劳复，伤寒后交接劳复，卵肿，腹痛，竹茹煎服。

妇人劳复，病初愈，有所劳动，致热气冲胸，手足搐搦，拘急，如中风状，竹茹、栝蒌煎服。

竹沥 甘寒滑利，降火消风，养血润燥（故兼益阴）。豁痰专功，痰在经络，四肢屈曲，而搜剔。痰在皮里膜外，直达以宣通。故治大热，阴虚，中风，口噤（中风由阴虚火旺，煎熬津液成痰壅，塞气道不得升降也）。风痉破伤，癫狂烦闷，小儿惊痫，胎产血晕（产后中风，虚汗，妊妇胎动，子烦，故去胎前不损子，产后不碍虚，胃虚肠滑，寒湿不宜服。得姜汁，治中风口噤；得葛根，治小儿伤寒）。

破伤中风，凡闪脱折骨，诸疮，慎不可当风，用扇中风，即发痓、口噤，项急杀人。急饮竹沥，忌冷饮食及酒。

妇人胎动，妊娠因夫所动困绝，以竹沥饮之愈。

妊妇子烦，竹沥、茯苓煎服。

产后中风，口噤身直，面青，手足反张，竹沥饮之愈。

竹黄 清心火，去风热，豁痰利窍，明目镇肝，大人中风不语，小儿客忤急惊。

杏仁 辛散风以解肌（散肺经之风邪），苦泻肺而降气（散滞气而下气），消食，消痰，润燥，润肺（除肺中风热，咳嗽）。止咳逆之上冲（上气喘促），利胸膈之满急（急满胀痛），头痛面风（去头面诸风），大肠气秘（杏仁、陈皮治气

後不碍虚胃虚腸滑寒濕不宜服得薑汁治中風口噤得葛根治小兒傷寒）

破傷中風凡閃脫折骨諸瘡慎不可當風用扇中風卽發痓口噤項急殺人

急飲竹瀝忌冷飲食及酒

婦人胎動妊娠因夫所動困絕以竹瀝飲之愈

妊婦子煩竹瀝茯苓煎服

產後中風口噤身直面青手足反張竹瀝飲之愈

竹黃　清心火去風熱豁痰利竅明目鎮肝大人中風不語小兒客忤急驚

杏仁　辛散風以解肌（散肺經之風邪）苦瀉肺而降氣（散滯氣而下氣）消食消痰潤燥潤肺（除肺中風熱咳嗽）止咳逆之上沖（上氣喘促）利胸膈之滿急（急滿脹痛）頭痛面風（去頭面諸風）大腸氣秘（杏仁陳皮治氣

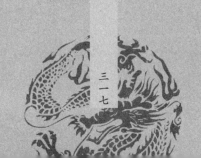

秘桃仁陳皮治血秘）驚癇奔豚脚氣喉痹除瘡疥而殺蟲消狗積與麵食（肺虛者不宜得天冬能潤心肺得柿餅治肺病咯血得童便能補肺怯勞）

喉痹痰嗽杏仁熬黃三分和桂末一分含之卒失音聲方用同上法

陰瘡爛腫杏仁燒黑研末成膏敷之

產門蟲疽痛痒不可忍杏仁燒存性杵爛綿裹納入陰中取效

烏梅　酸收肺氣澀固大腸歛浮熱吸氣歸元下氣止嗽通膽液生津清熱解渴除煩止反胃瘴瘧久痢（諸症初起忌用）涌痰殺蟲傅惡瘡努肉死肌牙緊喉痹（得建茶乾薑治休息利冰梅丸用青梅二十枚鹽十二兩淹五日取梅汁入明礬三兩桔梗白芷防風各二兩猪牙皂角三十條俱爲細末拌汁和梅入瓶收之每用一枚噙嚥津液治喉痹乳蛾及中風痰厥牙關不開用此擦之尤佳）

秘；桃仁、陈皮治血秘），惊痫奔豚，脚气，喉痹。除疮疥而杀虫，消狗积与面食（肺虚者不宜。得天冬，能润心肺；得柿饼，治肺病咯血；得童便，能补肺怯劳）。

喉痹痰嗽，杏仁熬黄三分，和桂末一分，含之，卒失音声，方用同上法。

阴疮烂肿，杏仁烧黑，研末成膏，敷之。

产门虫疽，痛痒不可忍，杏仁烧存性，杵烂，绵裹纳入阴中，取效。

乌梅　酸收肺气，涩固大肠，敛浮热，吸气归元，下气止嗽，通胆液，生津清热，解渴除烦，止反胃、瘴疟、久痢（诸症初起忌用），涌痰，杀虫，傅恶疮、弩肉、死肌、邪紧、喉痹（得建茶、干姜，治休息利；冰梅丸用青梅二十枚，盐十二两，淹五日，取梅汁，入明矾三两，桔梗、白芷、防风各二两，猪牙皂角三十条，俱为细末。拌汁和梅入瓶收之，每用一枚，噙咽津液，治喉痹、乳蛾及中风痰厥，牙关不开，用此擦之尤佳）。

庄肃公病痢血，陈应之用乌梅、黄连、灶心土，等分，为末，调茶服效。盖血得酸则敛，得寒则止，得苦则涩故也。

蚀恶疮、胬肉，用乌梅肉烧灰存性，研敷恶肉上，一夜立尽。用乌梅和蜜作饼，贴之，其力缓。

桃仁 苦泄滞血，兼入厥阴（心胞肝，血分药）。甘生新血，能缓肝气（炒用则甘，多而缓能润，生则苦辛而行，善攻）。除皮肤血热，燥痒，通大肠凝滞，血秘（能润血燥），心下坚痛，瘀秘癥瘕（血瘀、血秘），畜血，发狂，损伤，赤痢，月经不通。热入血室，杀败血所生之虫。能畅达郁结之疾（血郁血结者宜；得茱萸，治冷劳，减食；得元胡索、川楝子，治肝厥、胃脘痛）。

下部虫䘌，病人齿无色，舌上白，喜睡，愦愦不知痛痒，或下痢，乃下部生虫，食肛也。桃仁十五枚，苦酒二升，盐一合，煮服。

莊肅公病痢血陳應之用烏梅黃連灶心土等分爲末調茶服效蓋血得酸則歛得寒則止得苦則濇故也

蝕惡瘡胬肉用烏梅肉燒灰存性研敷惡肉上一夜立盡用烏梅和蜜作餅貼之其力緩

桃仁 苦泄滯血兼入厥陰（心胞肝血分藥）甘生新血能緩肝氣（炒用則甘多而緩能潤生則苦辛而行善攻）除皮膚血熱燥痒通大腸凝滯血秘（能潤血燥）心下堅痛瘀秘癥瘕（血瘀血秘）畜血如狂損傷赤痢月經不通熱入血室殺敗血所生之蟲能暢達鬱結之疾（血鬱血結者宜得茱萸治冷勞減食得元胡索川楝子治肝厥胃脘痛）

下部蟲䘌病人齒無色舌上白喜睡憒憒不知痛痒或下痢乃下部生蟲食肛也桃仁十五枚苦酒二升鹽一合煮服

中医珍本文库影印点校（珍藏版）

產後陰腫桃仁燒灰敷之伏梁結氣在心下不散桃奴三兩爲末空心溫酒服二錢桃留樹上過冬不落者名桃奴

大棗　溫以補不足甘以緩陰血滋脾土潤心肺益氣補中調榮衛生津液升騰脾胃（生發脾胃升騰之氣）通九竅兼助十二經和百藥主心腹邪氣（中滿症忌用仲景治奔豚用大棗滋脾土以平腎氣也治水飲脅痛有十棗湯益土而勝水也得生薑和榮衛）

婦人藏躁悲傷欲哭象若神靈數欠者大棗湯主之大棗十枚小麥一升甘草二兩每服一兩水煎服亦補脾氣

梨　味甘微酸涼心潤肺氣寒無毒降火消痰外宣風熱內滌狂煩生清六府之熱燥嗽氣喘熟滋五臟之陰中風語難（治中風不語）除消渴通利二便貼火傷止痛不爛（解酒毒煩渴）

产后阴肿，桃仁烧灰敷之。伏梁，结气在心下不散，桃奴三两，为末，空心温酒服二钱。桃留树上，过冬不落者，名桃奴。

大枣　温以补不足，甘以缓阴血，滋脾土，润心肺，益气补中。调荣卫，生津液，升腾脾胃（生发脾胃，升腾之气）。通九窍，兼助十二经，和百药，主心腹邪气（中满症忌用，仲景治奔豚，用大枣滋脾土，以平肾气也。治水饮胁痛，有十枣汤，益土而胜水也。得生姜，和荣卫）。

妇人藏躁，悲伤欲哭，象若神灵，数欠者，大枣汤主之。大枣十枚，小麦一升，甘草二两，每服一两，水煎服，亦补脾气。

梨　味甘微酸，凉心润肺，气寒无毒，降火消痰，外宣风热，内涤狂烦，生清六府之热，燥嗽气喘。熟滋五脏之阴，中风语难（治中风不语），除消渴，通利二便，贴火伤止痛不烂（解酒毒烦渴）。

痰喘气急，梨剜空，纳小黑豆令满，留盖合住，系定，糠火煨熟，捣作饼，每日食之，立效。

反胃，转食，药物不下，用梨一个，以丁香十五粒，刺入梨内，湿纸包四重，煨熟食之。

木瓜 温醒脾胃，筋骨之湿，酸收脾肺，耗散之气，气滞能和，理脾伐肝。气脱能固，和胃敛肺（木瓜、乌梅最收纳胃气，尤善泻肝。肝邪退，则脾土和）。利筋骨而止渴烦，调荣卫以助谷食，霍乱，转筋，水肿，脚气，泻痢，奔豚，腹胀，善噫，多食，损齿，令人淋闭。

山查（楂） 味酸气平，脾胃经药，能健脾胃，消积滞，行滞气之需（并治痰饮，痞满、吞酸）。为散宿血，化肉积、儿枕痛之物（产后瘀露积于少腹作痛，名儿枕痛，同砂糖服，立效）。水痢、疝气能除，身头、疮痒可沐。

痰喘氣急梨剜空納小黑豆令滿留蓋合住繫定糠火煨熟搗作餅每日食之立效

反胃轉食藥物不下用梨一個以丁香十五粒刺入梨內濕紙包四重煨熟食之

木瓜 温醒脾胃筋骨之濕酸收脾肺耗散之氣氣滯能和理脾伐肝氣脫能固和胃斂肺（木瓜烏梅最收納胃氣尤善瀉肝肝邪退則脾土和）利筋骨而止渴煩調榮衛以助穀食霍亂轉筋水腫脚氣瀉痢奔豚腹脹善噫多食損齒令人淋閉

山查 味酸氣平脾胃經藥能健脾胃消積滯行滯氣之需（幷治痰飲痞滿吞酸）爲散宿血化肉積兒枕痛之物（産後瘀露積於少腹作痛名兒枕痛同砂糖服立效） 水痢疝氣能除身頭瘡痒可沐

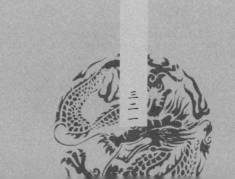

偏墮疝氣山棠球肉茴香炒各一兩爲末丸空心白湯下
痘疹乾黑者用棠球子爲末紫草煎調服一錢
柿　味甘氣平性澀能收健脾潤肺治肺痿而有功清胃濇腸補虛勞之不足上能止渴定嗽消痰下主腸風臟毒痔漏消腹中之宿血（亦治吐血咯血血淋）反胃漸除療心熱而潤聲肺脾血藥霜清上焦心肺（止嗽生津）口舌咽喉蒂治相火上冲欬逆噦氣
腸風臟毒乾柿燒灰飲服二錢愈
熱淋澀痛乾柿燈心等分日服用水煎
反胃吐食乾柿酒服搗爛下痰咳帶血柿餅蒸熟批開每用一枚摻眞青黛一錢臥時服之薄荷湯下
陳皮　（苦辛温）能散能瀉導滯消痰能和能補順氣理中破癥利水快膈寬

偏堕疝气，山棠球肉，茴香炒各一两，为末，丸空心白汤下。

痘疹干黑者，用棠球子为末，紫草煎调服一钱。

柿　味甘气平，性涩能收，健脾润肺，治肺痿而有功。清胃涩肠，补虚劳之不足。上能止渴，定嗽消痰；下主肠风、脏毒、痔漏，消腹中之宿血（亦治吐血、咯血、血淋），反胃渐除。疗心热而润声，肺脾血药霜，清上焦心肺（止嗽生津），口舌咽喉。蒂治相火上冲，欬逆哕气。

肠风，脏毒，干柄烧灰，饮服二钱，愈。

热淋涩痛，干柿、灯心等分，日服用水煎。

反胃吐食，干柿，酒服，捣烂。下痰咳带血，柿饼蒸熟，批开，每用一枚，掺真青黛一钱，卧时服之，薄荷汤下。

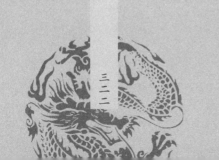

陈皮　（苦、辛、温）能散能泻，导滞消痰。能和能补，顺气理中，破癥利水，快膈宽

胸，宣通五脏。霍乱反胃并投，统治百病。理气燥湿为功，膀胱留热，停水心下，呕咳气冲，大肠秘塞，妇人乳痈（得白术，补脾；得甘草，补肺；得杏仁，治大肠气秘，亦治脚气冲心；得桃仁，治大肠血闭）。

宽中丸，治脾气不和，冷气客于中，壅遏不通，是为胀满。用橘皮四两，白术二两，为末，糊丸，木香汤下。

橘皮汤治男女伤寒，并一切杂病。呕哕，手足逆冷者，用橘皮四两，生姜一两，水煎徐徐呷之，即止。

经年气嗽，橘皮生焙干，为末，蒸饼和丸，旧患膀胱气皆愈也。

妇人乳痈未成者，即散已溃。橘皮炒为末，麝香调下，名橘香散。

青皮　苦辛泻肺，青色入肝，发水郁而助其升散，发汗最能疏肝气，而入于下焦，疝瘕并用。攻坚破滞，消痞除痰，能疗胁痛、疟母，善平郁怒，乳岩，橘核肾冷，

胸宣通五臟霍亂反胃並投統治百病理氣燥濕爲功膀胱留熱停水心下嘔咳氣冲大腸秘塞婦人乳癰（得白术補脾得甘草補肺得杏仁治大腸氣秘亦治脚氣冲心得桃仁治大腸血閉）

寬中丸治脾氣不和冷氣客於中壅遏不通是爲脹滿用橘皮四兩白术二兩爲末糊丸木香湯下

橘皮湯治男女傷寒并一切雜病嘔噦手足逆冷者用橘皮四兩生薑一兩水煎徐徐呷之卽止

經年氣嗽橘皮生焙乾爲末蒸餅和丸舊患膀胱氣皆愈也

婦人乳癰未成者卽散已成者卽潰橘皮炒爲末麝香調下名橘香散

青皮　苦辛瀉肺青色入肝發水鬱而助其升散發汗最能疎肝氣而入於下焦疝瘕並用攻堅破滯消痞除痰能療脅痛瘧母善平鬱怒乳巖橘核腎冷

腰疼諸疝瘇痛

婦人乳巖因久積憂鬱乳房內有核如指頭不痛不癢五七年成癰名乳巖不可治也用青皮四兩水煎徐徐服之或用酒服

枇杷葉　酸以補肺之正苦以泄肺之逆和胃降氣清熱消痰（氣有餘便是火氣降卽火降而痰消）主嘔噦而不止產後口乾治熱嗽甚有功解暑止渴

肺熱久嗽身如火炙肌瘦將成勞枇杷葉木通冬花紫苑杏仁桑皮等分大黃減半蜜丸夜卧含化

溫病發噦因飲水多者枇杷葉茅根水煎服

反胃嘔噦枇杷葉丁香人參煎服

酒齄赤鼻面上風瘡枇杷葉梔子爲末溫酒調下神效

腰疼，诸疝，肿痛。

妇人乳岩因久积忧郁，乳房内有核如指头，不痛不痒，五七年成痈，名乳岩，不可治也。用青皮四两，水煎，徐徐服之，或用酒服。

枇杷叶　酸以补肺之正，苦以泄肺之逆，和胃降气，清热消痰（气有余，便是火，气降即火降而痰消）。主呕哕而不止，产后口干，治热嗽甚有功，解暑止渴。

肺热久嗽，身如火炙，肌瘦将成劳。枇杷叶、木通、冬花、紫苑（菀）、杏仁、桑皮，等分，大黄减半，蜜丸，夜卧含化。

温病发哕，因饮水多者，枇杷叶、茅根，水煎服。

反胃呕哕，枇杷叶、丁香、人参，煎服。

酒齄赤鼻，面上风疮，枇杷叶、栀子为末，温酒调下，神效。

胡桃　气热味甘，皮涩肉润。补气养血，润燥化痰，益命门，固精气，利三焦，润大肠。上通于肺，虚寒喘嗽相宜（风火邪热不可用）。下通于肾，腰脚虚痛必用。内止心腹诸痛，外散疮肿之毒，肥健肌肤，乌须黑发（得补骨脂，补下焦之阳虚。食酸齿齼，细嚼胡桃即解。误吞铜钱，多食胡桃自出也）。

痰疾，胡桃三个，生姜三片，卧时嚼服。

小儿痰喘，昼夜不乳，食胡桃、人参，煎服。

胡桃丸益血补髓，强筋壮骨，延年明目，悦心润肌，能除百病。用胡桃四两，捣膏入破故纸、杜仲、萆薢各四两，杵匀，空心温酒盐汤任下。

老人喘嗽，气促睡卧不得，胡桃、杏仁、生姜，蜜丸，卧嚼。

食物醋心，嚼胡桃，姜汤下。

荔枝核　（甘、温、涩）抑肝之过散，固肾之闭藏，和气血而止小肠之痛，破沉寒，

胡桃　氣熱味甘皮濇肉潤補氣養血潤燥化痰益命門固精氣利三焦潤大腸上通於肺虛寒喘嗽相宜（風火邪熱嗽不可用）下通於腎腰脚虛痛必用內止心腹諸痛外散瘡腫之毒肥健肌膚烏鬚黑髮（得補骨脂補下焦之陽虛食酸齒齼細嚼胡桃卽解悞呑銅錢多食胡桃自出也）

痰疾胡桃三個生薑三片臥時嚼服

小兒痰喘晝夜不乳食胡桃人參煎服

胡桃丸益血補髓強筋壯骨延年明目悅心潤肌能除百病用胡桃四兩擣膏入破故紙杜仲萆薢各四兩杵勻丸空心溫酒鹽湯任下

老人喘嗽氣促睡臥不得胡桃杏仁生薑蜜丸臥嚼

食物醋心嚼胡桃薑湯下

荔枝核　（甘溫澀）抑肝之過散固腎之閉藏和氣血而止小腸之痛破沉寒

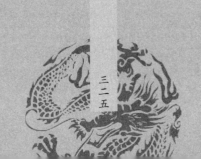

専治癩腫疝𤸷（得大茴香治疝氣癩腫得青皮茴香治腎腫如斗）

呃逆不止荔枝七個連殼核燒灰存性爲末白湯下

婦人血氣刺痛炒香附燒荔枝核爲末米飲鹽湯任下名蠲痛散

龍眼肉（甘温）生血和脾補中益氣交心腎於黄庭能安神而長智

檳榔　辛温散邪苦澀降逆（降滯氣）破滯除痰攻堅去積瀉胸中至高之氣墜諸藥至於下極裏急後重諸痞腸澼平水腫心腹諸痛脚氣上沖主膀胱冷氣奔豚二便閉塞尤善殺蟲兼療衝脈（衝脈爲病氣逆裏急）宣導臟府壅滯通利關節九竅（得橘皮治金瘡惡心得木香治裏急後重得木瓜治脚氣衝心）

醋心吐水檳榔橘皮爲末方寸匕空心生蜜湯調服

嘔吐痰水檳榔橘皮炙煎服

专治癞肿，疝㾓（得大茴香，治疝气癞肿；得青皮、茴香，治肾肿如斗）。

呃逆不止，荔枝七个，连壳核烧灰存性，为末，白汤下。

妇人血气刺痛，炒香附，烧荔枝核，为末，米饮。盐汤任下，名蠲痛散。

龙眼肉　（甘温）生血和脾，补中益气，交心肾于黄庭，能安神而长智。

槟榔　辛温散邪，苦涩降逆（降滞气），破滞除痰，攻坚去积。泻胸中至高之气，坠诸药至于下极，里急后重，诸疟肠澼，平水肿，心腹诸痛，脚气上冲。主膀胱冷气，奔豚，二便闭塞，尤善杀虫，兼疗冲脉（冲脉为病，气逆里急）。宣导脏府壅滞，通利关节九窍（得橘皮，治金疮、恶心；得木香，治里急后重；得木瓜，治脚气冲心）。

醋心吐水，槟榔、橘皮为末，方寸匕，空心，生蜜汤调服。

呕吐痰水，槟榔、橘皮炙，煎服。

伤寒痞满，阴病下早而成痞，按之虚软而不痛。槟榔、枳实为末，黄连汤下。

脚气冲心，闷乱不知人，槟榔为末，童便调下，或入姜汁，温酒同服。

蛔厥腹痛，用槟榔为末，空心调服，效。

寸白虫病，方用同上。

大腹皮 （气味主治略同槟榔）腹皮性缓，下气稍迟。槟榔性烈，下气最疾。开胃健脾，走表泄肺，能祛瘴疟、痰涎，专逐水肿脚气。除痰膈，醋心胸，消肌肤中水气，止霍乱而通大小肠，宽膨胀于恶阻胎气。

川椒 辛热纯阳，温中下气，入肺发汗，散寒入脾，暖胃燥湿。逐骨节、皮肤死肌。除腹中冷痛，泻痢，风寒咳嗽，痰饮宿食，补右肾命火元阳（能下行导火归元，大能温补下焦也）。治冲任上逆寒气，暖腰膝而缩小便，水肿，疸黄。疗阴汗而坚齿牙，寒湿痛痹，通血，杀虫，产寒余疾（若阴虚火旺，肺胃素热者，忌

傷寒痞滿陰病下早而成痞按之虛軟而不痛梹榔枳實爲末黃連湯下

脚氣衝心悶亂不知人梹榔爲末童便調下或入薑汁溫酒同服

蚘厥腹痛用梹榔爲末空心調服效

寸白蟲病方用同上

大腹皮（氣味主治畧同梹榔）腹皮性緩下氣稍遲梹榔性烈下氣最疾開胃健脾走表泄肺能祛瘴瘧痰涎耑逐水腫脚氣除痰膈醋心胸消肌膚中水氣止霍亂而通大小腸寬膨脹於惡阻胎氣

川椒　辛熱純陽溫中下氣入肺發汗散寒入脾煖胃燥濕逐骨節皮膚死肌除腹中冷痛瀉痢風寒咳嗽痰飲宿食補右腎命火元陽（能下行導火歸元大能溫補下焦也）治衝任上逆寒氣煖腰膝而縮小便水腫疸黃瘵陰汗而堅齒牙寒濕痛痹通血殺蟲產寒餘疾（若陰虛火旺肺胃素熱者忌

服得地黃汁調養眞元得雲苓補益心腎）
陰冷入腹有人陰冷漸漸冷氣入陰囊腫滿日夜疼痛欲死以布裹川椒包囊下熱氣大通呃噫不止川椒炒研麵糊丸醋湯下
傳尸勞瘵最殺勞蟲用川椒紅色者去子及合口炒出汗爲末以老酒浸白糕和丸食前鹽湯下
囊瘡痛痒用漢椒七粒葱頭七個煎水洗之
凡至漆所嚼椒塗鼻上不生漆瘡
腎氣囊瘡川椒杏仁研膏塗掌心合陰囊而臥甚效
椒目（苦辛色黑入腎行水）能行水道不行穀道腹脹水腫腎虛聾鳴定氣喘爲刧藥止盗汗有殊能
吳茱萸　辛熱氣好上行苦熱性善下降潤肝燥脾瀉肺降氣温中散寒燥濕

服；得地黄汁，调养真元；得云苓，补益心肾）。

阴冷入腹，有人阴冷，渐渐冷气入阴囊肿满，日夜疼痛欲死，以布裹川椒，包囊下。热气大通，呃噫不止，川椒炒研面，糊丸，醋汤下。

传尸劳瘵，最杀劳虫。用川椒红色者，去子及合口，炒出汗，为末，以老酒浸白糕，和丸，食前盐汤下。

囊疮痛痒，用汉椒七粒，葱头七个，煎水洗之。

凡至漆所，嚼椒涂鼻上，不生漆疮。

肾气囊疮，川椒、杏仁研膏，涂掌心，合阴囊而卧，甚效。

椒目　（苦辛，色黑，入肾行水）能行水道，不行谷道。腹胀水肿，肾虚，聋鸣，定气喘，为劫药，止盗汗有殊能。

吴茱萸　辛热，气好上行，苦热，性善下降。润肝燥脾，泻肺降气，温中散寒，燥湿。

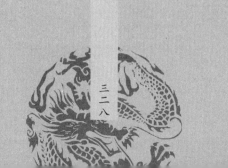

开郁消饮食，而去冷痰，逐风邪而开腠理。专主厥阴，头痛，阴寒，小腹攻疼，兼治脾肾积寒，泻利，疝瘕，脚气（专入肝经气分，旁及脾肾。仲景吴茱萸汤，当归四逆汤，治厥阴之病，及温脾胃，皆用此药）。呕逆吞酸，痞满膈下，产后余血。利大肠壅闭（故治肠风痔漏），善疏肝气，能引肝热下行。冲脉为病，泄逆气于里急（东垣云：浊阴不降，厥气上逆。隔塞不通，令人寒中腹满，膨胀下利，宜吴茱萸之苦泄。其逆气用之如神，不宜多用，恐伤元气。阴虚火盛者，大不可用。常患痰饮，十日一发，头背寒，呕吐酸汁，用吴茱萸、茯苓，蜜丸服），呕涎，头痛，呕吐，胸满。用吴茱萸、人参、姜、枣，服。

肾气上哕，肾气自腹中起，上筑于咽喉，逆气连属而不能出，或至数十声上下，不得喘息。此由寒伤胃脘，肾虚气逆，上乘于胃气相并。吴萸醋炒，橘皮、附子为丸，姜汤下。

開鬱消飲食而去冷痰逐風邪而開腠理耑主厥陰頭痛陰寒小腹攻疼兼治脾腎積寒瀉痢疝瘕脚氣（耑入肝經氣分旁及脾腎仲景吴茱萸湯當歸四逆湯治厥陰之病及温脾胃皆用此藥）嘔逆吞酸痞滿膈噎下産後餘血利大腸壅閉（故治腸風痔漏）善疏肝氣能引肝熱下行衝脈爲病泄逆氣於裏急（東垣云濁陰不降厥氣上逆隔塞不通令人寒中腹滿膨脹下利宜吴茱萸之苦泄其逆氣用之如神不宜多用恐傷元氣陰虚火盛者大不可用常患痰飲十日一發頭背寒嘔吐酸汁用吴茱萸茯苓蜜丸服）嘔涎頭痛嘔吐胸滿用吴茱萸人參薑棗服

腎氣上噦腎氣自腹中起上築於咽喉逆氣連屬而不能出或至數十聲上下不得喘息此由寒傷胃脘腎虚氣逆上乘於胃與氣相併吴萸醋炒橘皮附子爲丸薑湯下

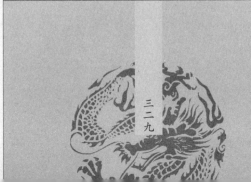

寒疝往來脚氣衝心用吳萸生薑煎服

食已呑酸胃氣虛冷者吳萸乾薑等分爲末赤白下痢脾胃受濕下痢腹痛米穀不化吳萸黃連白芍爲末丸米飲下名戊己丸

寒熱怪病寒熱不止數日四肢堅如石擊之似鐘磬聲日漸瘦惡吳萸木香等分煎湯飲之

陰下濕痒吳萸煎湯洗之

咽喉口舌生瘡吳萸醋調貼二足心移夜便愈

甘蔗　甘寒下氣潤肺生津和中助脾清熱利水除胸中煩熱解酒消痰利大小二腸嘔噦反胃(得麥冬生地治春温液涸得薑汁治乾嘔)

虛熱咳嗽口乾涕吐蔗汁粱米煑粥食之

發熱口乾小便澀赤蔗汁飲之

寒疝往来，脚气冲心，用吴萸，生姜，煎服。

食已吞酸，胃气虚冷者，吴萸、干姜，等分，为末。赤白下痢，脾胃受湿，下痢腹痛，米谷不化，吴萸、黄连、白芍，为末，丸，米饮下，名戊己丸。

寒热怪病，寒热不止，数日四肢坚如石，击之似钟磬声，日渐瘦恶，吴萸、木香，等分，煎汤饮之。

阴下湿痒，吴萸煎汤洗之。

咽喉口舌生疮，吴萸醋调，贴二足心，移夜便愈。

甘蔗　甘寒下气，润肺生津，和中助脾，清热利水。除胸中烦热，解酒消痰。利大小二肠，呕哕反胃（得麦冬、生地，治春温液涸；得姜汁，治干呕）。

虚热咳嗽，口干涕吐，蔗汁、梁米煮粥食之。

发热口干，小便涩赤，蔗汁饮之。

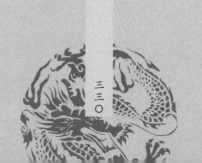

小儿口疳，蔗皮烧研，搽之。

反胃吐食，朝食暮吐，暮食朝吐，渐渐吐者，蔗汁、姜少许，和服。

莲子 甘，补脾，厚肠胃，涩敛心，固肾精，交通水火。心肾安，靖君相火萌，除寒湿，梦遗，白浊。止烦渴，泻痢、带崩。益十二经脉血气，除百疾，久服身轻（得乳香、益智，治遗精白浊）。

久痢噤口，石莲肉炒为末，每服二钱，陈仓米调下，便觉思食，甚妙，加入香连尤妙。

心虚赤浊，莲子、甘草，灯心汤下莲子，六一丸。

莲芯 （苦寒）坚肾泻心，极上反下，小便遗精，产后血渴。

莲须 （苦涩）清心通肾，止血涩精。莲房入厥阴血分，消瘀散血，酒煎下胞衣。烧灰善止血（经血不止，莲房烧灰研末，热酒下。得荆芥炭，治血崩不止）。

小兒口疳蔗皮燒研搽之
反胃吐食朝食暮吐暮食朝吐漸漸吐者蔗汁薑少許和服
蓮子 甘補脾厚腸胃澀斂心固腎精交通水火心腎安靖君相火萌除寒濕
夢遺白濁止煩渴瀉痢帶崩益十二經脈血氣除百疾久服身輕（得乳香
益智治遺精白濁）
久痢噤口石蓮肉炒爲末每服二錢陳倉米調下便覺思食甚妙加入香連
尤妙
心虛赤濁蓮子甘草燈心湯下蓮子六一丸
蓮芯（苦寒）堅腎瀉心極上反下小便遺精産後血渴
蓮鬚（苦澀）清心通腎止血澀精蓮房入厥陰血分消瘀散血酒煎下胞衣
燒灰善止血（經血不止蓮房燒灰研末熱酒下得荆芥炭治血崩不止）

勞心吐血蓮心七個糯米二十粒爲末酒服

久近痔漏三十年者服之除根蓮鬚黑丑當歸酒煎服忌熱物

慾火夢遺黃連黃柏煎服

蓮藕（甘平）開胃除煩解酒消食產婦血積化瘀血而不凝病後口乾止吐衄之妄溢（得髮灰治血淋藕汁滴鼻中治鼻衄不止卒暴吐血雙荷散藕節荷蒂各七枚入蜜少許搗爛煎服遺精白濁心虛不寧金鎖玉關丸用藕節蓮子蓮鬚芡實山藥茯苓茯神爲末同金櫻膏和丸鼻淵腦漏藕節川芎爲末米飲下）

產後血悶血氣衝上口乾腹痛藕汁地黃汁童便熱酒飲之傷寒口乾藕汁地黃汁煎服

荷葉（苦平）引升淸氣助脾進食心肺燥煩平熱去濕產後口乾血瘀諸疾）

劳心吐血，莲心七个，糯米二十粒，为末，酒服。

久近痔漏三十年者，服之除根。莲须、黑丑、当归，酒煎服，忌热物。

欲火梦遗，黄连、黄柏，煎服。

莲藕　（甘平）开胃除烦，解酒消食，产妇血积，化瘀血而不凝。病后口干，止吐衄之妄溢（得发灰，治血淋；藕汁滴鼻中，治鼻衄不止，卒暴吐血，双荷散，藕节、荷蒂各七枚，入蜜少许，捣烂煎服。遗精白浊，心虚不宁，金锁玉关丸，用藕节、莲子、莲须、芡实、山药、茯苓、茯神，为末，同金樱膏和丸。鼻渊脑漏，藕节、川芎，为末，米饮下）。

产后血闷，血气冲上，口干腹痛。藕汁、地黄汁、童便、热酒，饮之。伤寒口干，藕汁、地黄汁，煎服。

荷叶　（苦平）引升清气，助脾进食，心肺燥烦。平热去湿，产后口干，血瘀诸疾

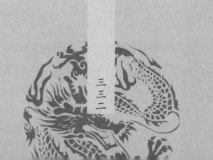

（得升麻，主治雷头风；得浮萍、蛇床子，洗阴肿痛痒；得蒲黄、黄芩，治崩中下血）。

产后心痛，瘀血不尽。荷叶炒为末，童便调下，并治胞衣不下。

伤寒，产后血晕欲死。荷叶、红花、姜黄炒研，童便调下。

荷鼻　安胎甚良，逐瘀留新（得厥阴经药，治大便下血，妊妇胎动，已见黄水者，干荷蒂炙研，糯米汁调服）。

芡实　甘补脾，去湿涩，固肾益精，泄泻带浊，梦滑遗精，腰膝痹痛（去湿之功），小便频数（功专暖元阳。得生地，能止血；得金樱子，能涩精；得兔丝子，能实大肠）。

四精丸治思虑色欲过度，损伤心气，小便遗精。用秋石、茯苓、芡实、莲肉为末，枣和丸，空心盐汤下。

得升麻蒼朮治雷頭風得浮萍蛇床子洗陰腫痛痒得蒲黃黃芩治崩中下血）

産後心痛瘀血不盡荷葉炒爲末童便調下併治胞衣不下

傷寒産後血暈欲死荷葉紅花薑黃炒研童便調下

荷鼻　安胎甚良逐瘀留新（得厥陰經藥治大便下血妊婦胎動已見黃水者乾荷蒂炙研糯米汁調服

芡實　甘補脾去濕澀固腎益精泄瀉帶濁夢滑遺精腰膝痹痛（去濕之功）小便頻數（功崇煖元陽得生地能止血得金櫻子能澀精得兔絲子能實大腸）

四精丸治思慮色慾過度損傷心氣小便遺精用秋石茯苓芡實蓮肉爲末棗和丸空心鹽湯下

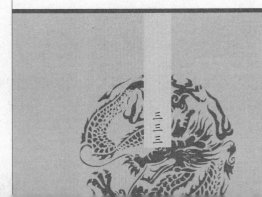

荸薺 軟堅益心甘鹹寒滑除胸中實熱最善毀銅治五種膈噎消積止渴（妊婦忌食）

伏龍肝 （即灶心土辛甘苦溫）溫中和脾止吐衄崩帶（止血之功）祛風燥濕及血溺遺精寒咳反胃下胞催生（主治血症帶下金匱黃土湯即灶心黃土治先便後血此遠血也明指肝別絡之血因脾虛陽陷生濕血亦就溼而下行甘草白朮附子地黃阿膠黃芩各三兩黃土半斤）

子死腹中母氣欲絕伏龍肝末三錢水調下

重舌腫木伏龍肝末牛蒡汁調塗之

婦人血漏伏龍肝阿膠蠶沙炒一兩爲末酒下

胞衣不下灶心土醋調納臍中續服甘草湯

橫生逆產灶心土酒調服仍搽母臍中

荸荠 软坚益心，甘、咸、寒、滑，除胸中实热，最善毁铜，治五种膈噎，消积止渴（妊妇忌食）。

伏龙肝 （即灶心土，辛、甘、苦、温）温中和脾，止吐衄崩带（止血之功），祛风燥湿，及血溺遗精，寒咳反胃，下胞催生（主治血症带下，金匮黄土汤，即灶心黄土，治先便后血，此远血也。明指肝别络之血，因脾虚阳陷生湿血，亦就湿而下行。甘草、白术、附子、地黄、阿胶、黄芩各三两，黄土半斤）。

子死腹中，母气欲绝，伏龙肝末三钱，水调下。

重舌肿木，伏龙肝末，牛蒡汁调涂之。

妇人血漏，伏龙肝、阿胶、蚕沙炒一两，为末，酒下。

胞衣不下，灶心土醋调，纳脐中，续服甘草汤。

横生逆产，灶心土，酒调服，仍搽母脐中。

紫石英　甘益肝木，湿以去枯，温镇心经，重以去怯，散冲任之寒，益心胸之血，上安心神，神以血足而安（故能定惊悸，安魂魄）。下暖子宫血海，受妊不绝（为女科当行之药，得茯苓、人参，治心中结气）。

本经治女人风寒，在子宫绝妊无子也。徐注子宫属冲脉血海，风寒入于其中，他药所不及。紫石英色紫入血分，体重能下达，故能入冲脉之底。风寒妨妊，温能散寒驱风也。

石膏　寒能清热降火（泻肺补肺），辛能发汗解肌（开闭塞散郁结），淡渗湿而逐暑，甘益气而缓脾热盛。皮肤，头痛，齿痛必用（本胃经药），热伤肺胃，发斑发疹尤宜（入肺兼入三焦）。若乃邪在阳明，金受火制，大渴引饮，肌肉壮热，中暑自汗而躁烦，小便赤浊而涩滞（皆白虎症），舌焦唇燥，三焦大热可除。胃弱血虚症，似白虎宜别（血虚发热、发渴症，似白虎，但脉不洪长，为异

紫石英　甘益肝木溼以去枯溫鎮心經重以去怯散衝任之寒益心胞之血上安心神神以血足而安（故能定驚悸安魂魄）下煖子宮血海受姙不絕（爲女科當行之藥得茯苓人參治心中結氣）

本經治女人風寒在子宮絕妊無子也徐注子宮屬衝脈血海風寒入于其中他藥所不及紫石英色紫入血分體重能下達故能入衝脈之底風寒妨姙溫能散寒驅風也

石膏　寒能清熱降火（瀉肺補肺）辛能發汗解肌（開閉塞散鬱結）淡滲濕而逐暑甘益氣而緩脾熱盛皮膚頭痛齒痛必用（本胃經藥）熱傷肺胃發斑發疹尤宜（入肺兼入三焦）若乃邪在陽明金受火制大渴引飲肌肉壯熱中暑自汗而躁煩小便赤濁而澀滯（皆白虎症）舌焦唇燥三焦大熱可除胃弱血虛症似白虎宜別（血虛發熱發渴症似白虎但脈不洪長爲異

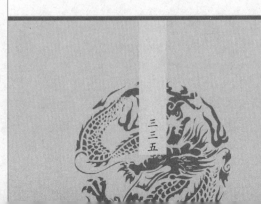

耳悞服白虎不救得桂枝合白虎治温瘧得蒼朮合白虎治中暍溼温白虎湯石羔知母甘草竹葉粳米）

傷寒發狂踰垣上屋寒水石一錢黃連一錢爲末煎甘草服名鶴錫散

胃火牙痛軟石羔一兩火煆淡酒淬過爲末入防風荆芥細辛白芷日用揩牙甚效

溼温多汗妄言煩渴石羔炙草爲末服

小兒吐瀉黃色者傷熱也玉露散石羔寒水石甘草減半調服

瘡口不歛生肌肉止痛去悪水寒水石燒赤研黃丹半兩爲末搽之名紅玉散

滑石　淡滲溼而分水道滑利竅而通壅滯（上能利毛腠之竅下能利精溺之竅）甘益氣而補脾寒降火而瀉熱（降心火清肺金）上行肺胃開腠理

耳，误服白虎不救；得桂枝合白虎，治温疟；得苍术合白虎，治中暍湿温。白虎汤，石羔（膏）、知母、甘草、竹叶、粳米）。

伤寒发狂，逾垣上屋。寒水石一钱，黄连一钱，为末，煎甘草服，名鹤锡散。

胃火牙痛，软石羔（膏）一两，火煅，淡酒淬过，为末，入防风、荆芥、细辛、白芷，日用揩牙，甚效。

湿温多汗，妄言烦渴，石羔（膏）、炙草为末服。

上儿吐泻黄色者，伤热也。玉露散，石羔（膏）、寒水石、甘草，减半调服。

疮口不敛，生肌肉，止痛去恶水。寒水石烧赤研，黄丹半两，为末，搽之，名红玉散。

滑石　淡渗湿而分水道，滑利窍而通壅滞（上能利毛腠之窍，下能利精溺之窍），甘益气而补脾寒，降火而泻热（降心火，清肺金）。上行肺胃，开腠理，表邪下走膀胱，通六府津液，止渴止烦，中暑，中暍。疗黄瘅脚气，水肿，荡胃中积聚寒热，呕吐，泻痢，通乳滑胎，石淋，五淋（石淋要药），吐血衄血，为涤暑燥湿之长，成革夏徂秋之节（得石苇，治石淋；得丹参、白蜜、猪脂，为膏丸，空心酒下，临产服，胎滑易生，除烦渴、心燥）。

女劳黄瘅，日晡发热，恶寒，小腹急，大便溏黑，滑石、石羔（膏），研末，麦冬汁服。

伤寒衄血，滑石末饭丸，新汲水咽下立止。汤海叔公鼻衄，乃伤寒当汗不汗所致，其血紫黑时，不以多少，不可止之，且服温和药，调其荣卫，待血鲜时，急服此药止之。

伏暑吐泻，或吐，或泻，或疟，小便赤，烦渴，玉液散。用滑石烧四两，藿香一钱，为末，米汤服。

热毒怪病，目赤，鼻胀，大喘，浑身出斑，毛发如针，乃因中热毒结于下焦。用滑

表邪下走膀胱通六府津液止渴止煩中暑中暍療黃癉脚氣水腫蕩胃中積聚寒熱嘔吐瀉痢通乳滑胎石淋五淋（石淋要藥）吐血衄血爲滌暑燥溼之長成革夏徂秋之節（得石葦治石淋得丹參白蜜猪脂爲膏丸空心酒下臨產服令胎滑易生除煩渴心燥）

女勞黃癉日晡發熱惡寒小腹急大便溏黑滑石石羔研末麥冬汁服

傷寒衂血滑石末飯丸新汲水嚥下立止湯海叔公鼻衄乃傷寒當汗不汗所致其血紫黑時不以多少不可止之且服溫和藥調其榮衛待血鮮時急服此藥止之

伏暑吐瀉或吐或瀉或瘧小便赤煩渴玉液散用滑石燒四兩藿香一錢爲末米湯服

熱毒怪病目赤鼻脹大喘渾身出斑毛髮如鍼乃因中熱毒結于下焦用滑

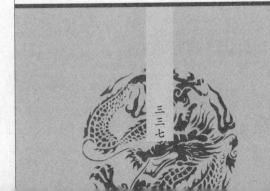

石白礬各一兩爲末作一服

赤石脂　味甘氣温能益氣生肌而調中性澀體重能收溼止血而固下（直入下焦以收斂也）崩帶遺精泄痢虚脱固腸胃有收斂之能下胞衣無推蕩之滑（經疏云去惡血惡血化則胎無阻東垣云胞胎不出澀劑可以下之得乾薑糯米名桃花湯治下痢膿血不止得蜀椒附子乾薑治心痛徹背得乾薑胡椒醋糊丸空心米飲下治大腸寒滑）

痰飲吐水無時節者其原因冷飲過度遂令脾胃氣弱不能消化飲食飲食入胃皆變成冷水反吐不停赤石脂散主之赤石脂一斤搗末酒服寸匕自任稍加至三匕服愈

冷痢腹痛下白凍如魚腦桃花丸赤石脂煅乾薑炮爲末和丸服

小便不禁赤石脂煅牡蠣煅各三兩鹽一兩爲末糊丸鹽湯下

石、白矾各一两，为末，作一服。

赤石脂　味甘气温，能益气生肌而调中，性涩体重，能收湿止血而固下（直入下焦，以收敛也）。崩带遗精，泄痢虚脱，固肠胃，有收敛之能，下胞衣无推荡之滑（经疏云：去恶血，恶血化则胎无阻。东垣云：胞胎不出，涩剂可以下之；得干姜、糯米，名桃花汤，治下痢脓血不止；得蜀椒、附子、干姜，治心痛彻背；得干姜、胡椒，醋糊丸，空心米饮下，治大肠寒滑）。

痰饮吐水无时节者，其原因冷饮过度，遂令脾胃气弱不能消化饮食，饮食入胃，皆变成冷水，反吐不停，赤石脂散主之。赤石脂一斤，捣末，酒服寸匕自任，稍加至三匕服愈。

冷痢腹痛，下白冻如鱼脑，桃花丸。赤石脂煅，干姜炮为末，和丸服。

小便不禁，赤石脂煅，牡蛎煅，各三两，盐一两，为末糊丸，盐汤下。

代赭石　苦寒入心，泻热，重镇平肝，降逆（专治心肝二经之血分病），除五脏血热（血）瘀（血），止吐衄，痞鞕，噎膈，女子赤白带下，小儿疳疾，惊痫，难产，堕胎，脱精，遗溺（昔有儿泻后眼上三日不乳，目黄如金，气将绝，有名医曰：此慢惊风也，宜治肝，用水飞代赭石末，每服五分，冬瓜仁煎汤调下，果愈。伤寒蕴要百合病发，已汗下复发者，百合七个，擘破，泉水浸一宿，代赭石一两，滑石三两，泉水二钟，入百合汁，再煎一钟，温服）。

急慢惊风，吊眼撮口，搐搦不定。代赭石，煅，醋淬十次，细末，水飞，日干，每服一钱或半钱，煎真金汤调下，连进三服。儿脚胫上有赤斑，即是惊风，已出病当安也。无斑点者，不可治，俱丹热毒，土硃、青黛各二钱，滑石、荆芥各一钱，为末，服一钱，蜜水调下，仍敷之。

禹余粮　（甘涩）敛涩在下焦，厚大肠而固胃气（手足阳明，血分重剂），结痛

代赭石　苦寒入心瀉熱重鎮平肝降逆（耑治心肝二經之血分病）除五臟血熱（血）瘀（血）痹止吐衄痞鞕噎膈女子赤白帶下小兒疳疾驚癇難產墮胎脫精遺溺（昔有兒瀉後眼上三日不乳目黃如金氣將絕有名醫曰此慢驚風也宜治肝用水飛代赭石末每服五分冬瓜仁煎湯調下果愈傷寒蘊要百合病發已汗下復發者百合七個擘破泉水浸一宿代赭石一兩滑石三兩泉水二鍾入百合汁再煎一鍾溫服）

急慢驚風弔眼撮口搐搦不定代赭石火煅醋淬十次細末水飛日乾每服一錢或半錢煎眞金湯調下連進三服兒腳脛上有赤斑卽是驚風已出病當安也無斑點者不可治俱丹熱毒土硃青黛各二錢滑石荊芥各一錢爲末服一錢蜜水調下仍敷之

禹餘糧　（甘澀）斂澀在下焦厚大腸而固胃氣（手足陽明血分重劑）結痛

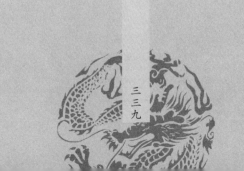

在下腹通瘀血而止血崩(固下止脫)咳逆久痢帶下催生(得乾薑治赤白帶下備急方治崩中漏下靑黃赤白使人無子禹餘糧赤石脂牡蠣煅研烏賊骨伏龍肝桂心等分爲末溫酒下忌葱蒜聖濟總錄治身面瘢痕禹餘糧半夏等分爲末雞子黃和傅先以布拭赤勿令見風日年久亦減)

大腸咳嗽欬則遺矢者赤石脂禹餘糧湯主之

傷寒下痢不止心下痞鞕利在下焦者赤石脂禹餘糧湯主之赤石脂禹餘糧煎服

朴硝 辛能潤燥寒能除熱鹹能軟堅苦能下泄瀉妄火而補心(邪火退則心火自安)治陽強之狂越通逐六府積聚癖癥蕩滌三焦腸胃實熱凡氣結血凝燥糞推陳致新疫痢黃疸停痰上通下徹通經下胎二便閉結(得大黃直通大腸滌垢)

在下腹，通瘀血而止血崩（固下止脱）。咳逆久痢，带下，催生（得干姜，治赤白带下，《备急方》治崩中漏下青、黄、赤、白，使人无子。禹余粮、赤石脂、牡蛎煅研，乌贼骨、伏龙肝、桂心、等分，为末，温酒下，忌葱、蒜。《圣济总录》：治身面瘢痕，禹余粮、半夏，等分为末，鸡子黄和傅，先以布拭赤，勿见风，日年久亦减）。

大肠咳嗽，欬则遗矢者，赤石脂禹余粮汤主之。

伤寒下痢不止，心下痞鞕，利在下焦者，赤石脂禹余粮汤主之。赤石脂、禹余粮煎服。

朴硝 辛能润燥，寒能除热，咸能软坚，苦能下泄泻，妄火而补心（邪火退，则心火自安），治阳强之狂越，通逐六府，积聚癖癥，荡涤三焦、肠胃实热。凡气结血凝，燥粪，推陈致新，疫痢，黄疸，停痰，上通下彻，通经下胎，二便闭结（得大黄，直通大肠，涤垢）。

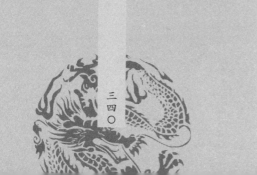

咽喉痹肿痛，芒硝含咽，如气塞不通，加生草末吹。

风眼赤烂，净皮硝一盏，水二碗，煎露一夜，滤净澄清洗，日三次，其红自消。

退翳明目，白龙散，用马牙硝、厚纸裹实，安在怀内，着肉养一百二十日，研粉，入龙脑，不计年岁深远，眼生翳膜，远视不明。但瞳人不破者，宜点之。

妇人难产死胎不下，芒硝二钱，童便温服。

小儿重舌，马牙硝涂舌下。

小儿鹅口方同口舌生疮，皮硝含之良。

元明粉 （朴硝炼成，性轻和缓）去胃中实热，荡肠中宿垢，润燥破结，功亦仿佛。

火麻仁 （甘滑）缓脾润燥，益气补中，利大肠，风热燥结（脾胃大肠之药）。去五脏汗出中风（逐一切风气），破积血而血脉可复，治热淋而小便能通下。

咽喉痺腫痛芒硝含咽如氣塞不通加生草末吹

風眼赤爛淨皮硝一盞水二盌煎露一夜濾淨澄清洗日三次其紅自消

退翳明目白龍散用馬牙硝淨厚紙裹實安在懷內着肉養一百二十日研粉少入龍腦不計年歲深遠眼生翳膜遠視不明但瞳人不破者宜點之

婦人難產死胎不下芒硝二錢童便温服

小兒重舌馬牙硝塗舌下

小兒鵝口方同口舌生瘡皮硝含之良

元明粉（朴硝煉成性輕和緩）去胃中實熱蕩腸中宿垢潤燥破結功亦彷彿

火麻仁（甘滑）緩脾潤燥益氣補中利大腸風熱燥結（脾胃大腸之藥）去五臟汗出中風（逐一切風氣）破積血而血脈可復治熱淋而小便能通下

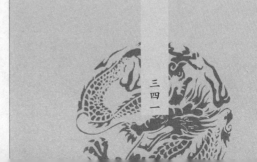

乳催生胎逆橫生易順（倒産吞二七枚卽正）潤肺止渴產後餘疾多功（得當歸厚朴等辛藥乃能利大腸麻子仁粥治風水腹大腰臍重痛不可轉動用冬麻子仁半斤研取汁入粳米二合煑粥下葱椒鹽豉空心服并治五淋澀痛老人風閉大便不通皆效）

產後閉塞產後汗多則大便秘難於用藥惟麻子粥最穩不惟產後可服凡老人諸虛風秘皆得力也用火麻仁蘇子各二合洗淨研細再以水研濾取汁一盞分二次煑粥啜之

截腸怪病大腸頭出寸餘痛苦乾卽自落又出名爲腸病若腸盡卽不治但初覺截時用器盛麻油浸之飲麻仁汁數升卽愈也

飲酒咽爛口舌生瘡麻仁黃芩蜜丸含之

消渴飲水小便赤澀麻仁煎汁服

乳催生，胎逆横生易顺（倒产吞二七枚即正），润肺止渴，产后余疾多功（得当归、厚朴等辛药，乃能利大肠；麻子仁粥，治风水腹大，腰脐重痛不可转动，用冬麻子仁半斤，研取汁，入粳米二合，煮粥下葱、椒、盐、豉，空心服，并治五淋涩痛，老人风闭大便不通，皆效）。

产后闭塞，产后汗多，则大便秘，难于用药。惟麻子粥最稳，不惟产后可服。凡老人诸虚风秘皆得力也，用火麻仁，苏子各二合，洗净研细，再以水研，滤取汁一盏，分二次煮粥啜之。

截肠怪病，大肠头出寸余，痛苦干即自落，又出名为肠病。若肠尽即不治，但补觉截时，用器盛麻油浸之，饮麻仁汁数升，即愈也。

饮酒咽烂，口舌生疮，麻仁、黄芩蜜丸，含之。

消渴饮水，小便赤涩，麻仁煎汁服。

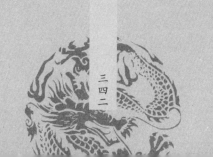

苡仁　甘淡渗湿泻水，所以益土，故益胃健脾（阳明药）。色白入肺益土，所以清金，故清热补肺。祛风湿而疗温痹，筋急拘挛（缓肝舒筋），保燥金则治（肺）痿（肺）痈。咳吐脓血，干湿脚气，热淋水肿，疝气泄痢（辛稼轩忽患疝疾，重坠大如斗，用苡仁同东壁黄土炒，水煮数服，即消。济生方治肺损咯血，以热猪肺切蘸苡仁米，空心服之，苡仁补肺，猪肺用之，引经也）。

水肿喘急，用郁李仁研汁，煮苡仁食之。

肺痿咳嗽脓血，苡仁煮入酒，少许服。

肺痈咳吐，心胸甲错者，以酒煮苡仁服，肺有血当吐出，愈。

风湿身痛，日晡剧者，仲景用麻仁杏仁苡仁汤。

肺痈咯血，苡仁煮入酒，少许服。

妊中有痈，苡仁煮汁频饮。

苡仁　甘淡滲濕瀉水所以益土故益胃健脾(陽明藥)色白入肺益土所以清金故清熱補肺袪風濕而療濕痹筋急拘攣(緩肝舒筋)保燥金而治(肺)痿(肺)癰咳吐膿血乾濕脚氣熱淋水腫疝氣泄痢(辛稼軒忽患疝疾重墜大如斗用苡仁同東壁黃土炒水煑數服即消濟生方治肺損咯血以熱猪肺切蘸苡仁米空心服之苡仁補肺猪肺用之引經也)

水腫喘急用郁李仁研汁煑苡仁食之

肺痿咳嗽膿血苡仁煑入酒少許服

肺癰咳吐心胸甲錯者以酒煑苡仁服肺有血當吐出愈

風濕身痛日晡劇者仲景用蔴仁杏仁苡仁湯

肺癰咯血苡仁煑入酒少許服

妊中有癰苡仁煑汁頻飲

黑大豆 (甘寒)補腎鎮心利水散熱下氣祛風解毒活血(豆淋酒法宗奭曰治產後百病或血熱覺有餘血水氣或中風因驚或背強口噤或但煩熱瘈瘲口渴或身頭皆腫或身痒嘔逆直視或手足頑痹頭旋眼眩此皆虛熱中風也用大豆三升熬熟至微煙出入瓶中以酒五升沃之經一日以上服酒一升溫覆令少汗出身潤即愈口渴者加獨活半斤微搥破同沃之產後宜常服以防風氣又消結血得甘草解百藥毒得桑柴炭煑下水鼓腹脹)

中風口喎頭風頭痛破傷中風口噤風入臟中身面浮腫新久水腫俱用豆淋酒方

肝虛目暗迎風下泣用臘月牯牛膽盛黑豆用懸風處取出每夜吞七粒久久自明

天蛇頭指痛臭甚者黑豆生研末繭內籠之

黑大豆 （甘寒）补肾镇心，利水散热，下气祛风，解毒活血（豆淋酒法，宗奭曰：治产后百病，或血热，觉有余血，水气，或中风因惊，或背强口噤，或但烦热，瘈疭，口渴，或身头皆肿，或身痒，呕逆，直视，或手足顽痹，头旋眼眩，此皆虚热中风也。用大豆三升，熬熟至微烟出，入瓶中，以酒五升沃之，经一日以上，服酒一升，温覆令少汗出，身润即愈。口渴者，加独活半斤，微搥破，同沃之。产后宜常服，以防风气，又消结血。得甘草，解百药毒；得桑柴炭煮下，水鼓腹胀）。

中风口㖞，头风头痛，破伤中风，口噤，风入脏中，身面浮肿，新久水肿，俱用豆淋酒方。

肝虚目暗，迎风下泣，用腊月牯牛胆，盛黑豆用，悬风处，取出，每夜吞七粒，久久自明。

天蛇头指痛臭甚者，黑豆生研末，茧内笼之。

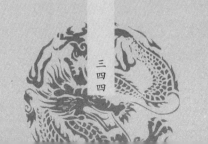

肾虚消渴难治，黑豆炒，天花粉等分，为末，和丸，每黑豆汤下七十丸，名救活丸。

赤小豆　（甘、酸、寒）性下行，去小肠之火，入阴分治有形之滞，逐津液，通乳下胞，利小便，消肿散血，水湿脚气（和鲤鱼煮食，甚治脚气有效）。功兼解酒，健脾，泻痢，胀起，并能止渴清热（得大蒜、生姜、商陆根同煮，去药食豆，啜汁，消水气肿胀。仲景治伤寒狐惑病，脉数，无热微烦，默默但欲卧，汗出，初得二三日，目赤如鸠，七八日四眥黄黑。若能食者，脓已成也，赤豆当归散主之。赤豆三斤，水浸芽出，当归三两，为末，浆水服，得通草能下气；得鸡子，敷痈疮）。

胞衣不下，用赤豆，男七粒，女二七粒，东流水吞。妇人吹奶，赤豆，酒研，温服，以渣敷之。

痈疽初作，赤豆末，水和涂之，毒即消散。

腎虛消渴難治黑豆炒天花粉等分爲末和丸每黑豆湯下七十丸名救活丸

赤小豆（甘酸寒）性下行去小腸之火入陰分治有形之滯逐津液通乳下胞利小便消腫散血水濕脚氣（和鯉魚煑食甚治脚氣有效）功兼解酒健脾瀉痢脹起並能止渴清熱（得大蒜生薑商陸根同煑去藥食豆啜汁消水氣腫脹仲景治傷寒狐惑病脈數無熱微煩默默但欲臥汗出初得二三日目赤如鳩七八日四眥黃黑若能食者膿已成也赤豆當歸散主之赤豆三斤水浸芽出當歸三兩爲末漿水服得通草能下氣得雞子敷癰瘡）

胞衣不下用赤豆男七粒女二七粒東流水呑婦人吹奶赤豆酒研溫服以渣敷之

癰疽初作赤豆末水和塗之毒卽消散

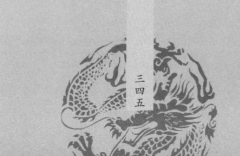

顋頬熱腫赤豆末和蜜塗之一夜卽消或芙蓉花葉末尤妙

白扁豆（甘溫）通利三焦厚脾和胃（耑治中宮之病）降濁升清消暑除濕和中州消渴飲水止帶下霍亂吐痢（毒藥墮胎女人服草藥墮胎腹痛者生扁豆去皮爲末米飲服方寸匕煎汁飲亦可丸服若胎氣已傷未墮者或口噤手強自汗頭低似中風九死一生醫多不識作風治必死無疑）

消渴飲水用金豆丸白扁豆浸水服之

赤白帶下白扁豆炒爲末米飲服

淡豆豉（甘寒）能升能散下氣調中勝熱瀉肺解肌發汗傷寒寒熱頭疼滿悶躁煩血痢溫毒發斑（千金溫毒黑膏用之）嘔逆瘧疾（得葱白治寒熱頭痛得梔子治虛煩懊憹得鹽則能吐得酒則治風得薤則治傷寒暴痢得蒜則治臟毒下血）

腮颊热肿，赤豆末和蜜涂之，一夜即消，或芙蓉花叶末，尤妙。

白扁豆 （甘温）通利三焦，厚脾和胃（专治中宫之病），降浊升清，消暑除湿和中州，消渴饮水，止带下，霍乱，吐痢（毒药堕胎，女人服草药堕胎，腹痛者。生扁豆去皮，为末，米饮服方寸匕，煎汁饮，亦可丸服。若胎气已伤未堕者，或口噤，手强，自汗，头低似中风，九死一生，医多不识，作风治必死无疑）。

消渴饮水，用金豆丸，白扁豆浸水服之。

赤白带下，白扁豆炒为末，米饮服。

淡豆豉 （甘寒）能升能散，下气调中，胜热泻肺，解肌发汗，伤寒寒热、头疼，满闷躁烦，血痢，温毒发斑（《千金》温毒黑膏用之），呕逆疟疾（得葱白，治寒热头痛；得栀子，治虚烦懊侬；得盐，则能吐；得酒，则治风；得薤，则治伤寒暴痢；得蒜，则治脏毒下血）。

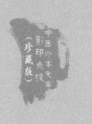

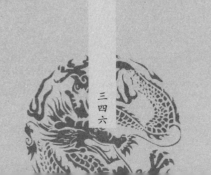

小虾蟆有毒，食之令人小便闭涩，脐下闷痛有至死者。以生豆豉一合，投新汲水半碗，浸汁频频饮之，即愈。

神曲 辛甘散气，调中温暖，健脾开胃，能宣能达，胀满郁结停痰，能伐能消，回乳下胎，宿滞（功专化水谷，运积滞；得麦芽、杏仁，治胃虚不克；得苍术，能壮脾、进饮食；得茱萸，治暴泄不止，闪挫腰痛者，煅过淬酒，温服有效。妇人产后欲回乳者，炒研，酒服二钱，即止，甚验）。

健胃思食，养食丸，治脾胃俱虚，不能消化水谷，胸膈痞闷，腹胁膨胀，连年累月食减嗜卧，口无味。神曲六两，麦芽炒，三两，干姜炮，四两，乌梅肉焙，四两，为末，蜜丸梧子大，每米饮下。

红曲 （甘温）消食活血，燥胃健脾，产后恶血不尽（有破血之功），下痢赤白，损伤（得降香、通草、川山甲、没药，治上部内伤，胸膈作痛，怒伤吐血，和童便

小蝦蟆有毒食之令人小便閉澀臍下悶痛有至死者以生豆豉一合投新汲水半盌浸汁頻頻飲之卽愈

神麯 辛甘散氣調中溫煖健脾開胃能宣能達脹滿鬱結停痰能伐能消回乳下胎宿滯（功耑化水穀運積滯得麥芽杏仁治胃虛不尅得蒼朮能壯脾進飲食得茱萸治暴泄不止閃挫腰痛者煆過淬酒溫服有效婦人產後欲回乳者炒研酒服二錢卽止甚驗）

健胃思食養食丸治脾胃俱虛不能消化水穀胸膈痞悶腹脅膨脹連年累月食減嗜臥口無味神麯六兩麥芽炒三兩乾薑炮四兩烏梅肉焙四兩爲末蜜丸梧子大每米飲下

紅麯（甘溫）消食活血燥胃健脾產後惡血不盡（有破血之功）下痢赤白損傷（得降香通草川山甲沒藥治上部內傷胸膈作痛怒傷吐血和童便

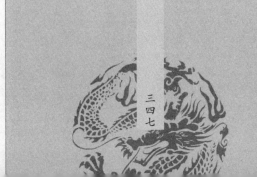

服神效得黃連白扁豆蓮肉黃芩白芍升麻乾葛烏梅甘草滑石橘紅治滯下有神得續斷降香延胡索當歸通草紅花牛膝沒藥乳香治內傷血瘀作痛得澤蘭牛膝地黃續斷蒲黃赤芍治產後瘀露不盡腹中作痛）

濕熱瀉痢丹溪青六丸用六一散加炒紅粬五錢爲末和丸白湯下

心腹作痛赤粬香附乳香等分爲末酒服

麥芽　鹹耗腎氣溫主通行資脾土之健運助胃氣以上升（故補脾胃和中寬腸）破冷氣食積脹滿消痰飲散結催生（古人云麥芽消腎神粬下胎其破血散氣可知得乾薑川椒治穀勞嗜臥立齋治一婦喪子乳房腫脹欲成癰者以麥芽一二兩炒熟煎服）

快膈進食麥芽四兩神粬二兩白朮橘皮各一兩爲末和丸人參湯下

妊娠去胎用麥芽一升蜜一升服之卽下

服神效；得黄连、白扁豆、莲肉、黄芩、白芍、升麻、干葛、乌梅、甘草、滑石、橘红，治滞下有神；得续断、降香、延胡索、当归、通草、红花、牛膝、没药、乳香，治内伤血瘀作痛；得泽兰、牛膝、地黄、续断、蒲黄、赤芍，治产后瘀露不尽，腹中作痛）。

湿热泻痢，丹溪青六丸，用六一散加炒红曲五钱，为末，和丸，白汤下。

心腹作痛，赤曲、香附、乳香，等分，为末，酒服。

麦芽　咸耗肾气，温主通行，资脾土之健运，助胃气以上升（故补脾胃，和中宽肠），破冷气食积胀满，消痰饮散结，催生（古人云：麦芽消肾，神曲下胎，其破血散气可知；得干姜、川椒，治谷劳嗜卧。立斋治一妇丧子，乳房肿胀，欲成痈者，以麦芽一二两，炒熟煎服）。

快膈进食，麦芽四两，神曲二两，白术、橘皮各一两，为末，和丸，人参汤下。

妊娠去胎，用麦芽一升，蜜一升，服之即下。

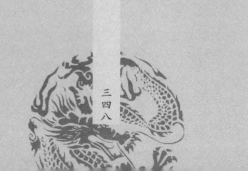

谷芽　甘温开胃，顺气和中，快脾消食。

韭菜　（甘、温，微酸）下气温中，壮阳归肾，调和脏腑。入血分而行气，善暖腰膝，充肺气，而归心经。脉逆行，产妇血晕，消散瘀血，停痰吐衄尿血（一切血病），能除胃热，噎膈，续骨伤筋（心痛，有食热物及怒郁致死，血留于胃口作痛者，宜用韭汁、桔梗入药中，开提气血，肾气上攻，以致心痛，宜用韭汁和五苓散，为丸，空心茴香汤下。盖韭性急能散，胃口滞血又反胃，宜用韭汁二杯，入姜汁、牛乳各一杯，细细温服。盖韭汁消血，姜汁下气，消痰和胃，牛乳能解热，润燥补虚也）。

阴阳易病，男子阴肿，小腹绞痛，头重眼花，宜猳鼠汤主之。猳鼠矢十四枚，韭根一大把，温服得汗愈，未汗再服。

伤寒劳复方同上法。

穀芽　甘溫開胃順氣和中快脾消食

韭菜（甘溫微酸）下氣溫中壯陽歸腎調和臟腑入血分而行氣善煖腰膝充肺氣而歸心經脈逆行產婦血暈消散瘀血停痰吐衄尿血（一切血病）能除胃熱噎膈續骨傷筋（心痛有食熱物及怒鬱致死血留於胃口作痛者宜用韭汁桔梗入藥中開提氣血腎氣上攻以致心痛宜用韭汁和五苓散爲丸空心茴香湯下蓋韭性急能散胃口滯血又反胃宜用韭汁二杯入薑汁牛乳各一杯細細溫服蓋韭汁消血薑汁下氣消痰和胃牛乳能解熱潤燥補虛也）

陰陽易病男子陰腫小腹絞痛頭重眼花宜猳鼠湯主之猳鼠矢十四枚韭根一大把溫服得汗愈未汗再服

傷寒勞復方同上法

產後血暈韭菜切安瓶中沃以熱醋令氣入鼻中卽省

鼻衄不止韭根葱根同擣棗大塞入鼻中卽止

韭菜子（甘温）治筋痿而煖腰膝補肝腎以助命門小便頻數遺尿鬼交甚效夢中洩精溺血帶下白淫（得龍骨桑螵蛸主漏精補中三因方治下元虛冷小便不禁或成白濁有家韭子丸蓋韭乃肝之菜入厥陰經腎主閉藏肝主疎洩素問曰足厥陰病則遺尿思想無窮入房太甚發爲筋痿及爲白淫男隨溲而下女子綿綿而下韭子之治遺精漏洩小便頻數女人帶下者能入厥陰經補下焦肝及命門之不足命門者藏精之府也）

夢遺溺白韭子每日空心生呑三十粒鹽湯下

玉莖強中玉莖強硬不痿精流不住時時如針刺捏之卽痛其病名曰強中乃腎滯漏疾也用韭子故紙各一兩爲末每服三錢水煎服

产后血晕，韭菜切，安瓶中，沃以热醋，令气入鼻中，即省。

鼻衄不止，韭根、葱根同捣枣大，塞入鼻中，即止。

韭菜子　（甘温）治筋痿而暖腰膝，补肝肾以助命门，小便频数，遗尿，鬼交，甚效。梦中泄精，溺血，带下，白淫（得龙骨、桑螵蛸，主漏精补中。三因方治下元虚冷，小便不禁，或成白浊，有家韭子丸。盖韭乃肝之菜，入厥阴经，肾主闭藏，肝主疏泄。《素问》曰：足厥阴病，则遗尿，思想无穷，入房太甚，发为筋痿，及为白淫，男随泄而下，女子绵绵而下。韭子之治遗精漏泄，小便频数，女人带下者，能入厥阴经，补下焦肝，及命门之不足。命门者，藏精之府也）。

梦遗溺白，韭子每日空心生吞三十粒，盐汤下。

玉茎强中，玉茎强硬不痿，精流不住，时时如针刺，捏之即痛。其病名曰强中，乃肾滞漏疾也。用韭子、故纸各一两，为末，每服三钱，水煎服。

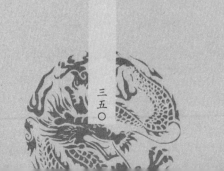

烟薰虫牙，用瓦片烧红，安韭子数粒，清油数点，待烟起，以筒吸引至痛处，良久以温水嗽吐，有小虫出，甚效，未尽再薰。

葱　（生辛散，熟甘温）外直中空，通行血脉，施行云雨，升散郁阳，解肌发汗。伤寒寒热，头疼，泻肺补肝，中风，面目浮肿，阴毒腹痛，脚气奔豚，吐衄血利，兼疗通利二便（葱管吹盐入玉茎中，治小便不通及转脬，危急者效）。折击金伤，并治下乳安娠（凡金疮磕损，折伤血出，疼痛不止者，用葱白、砂糖，等分，研封之，痛立止，更无瘢痕也，葱叶亦可用也。腹皮麻痹不仁，多煮葱白食之，即愈。小便闭胀，不治杀人。葱白三斤，剉炒，帕盛二个，更互熨小腹，气透即通也。大肠虚闭，匀气散，用莲须、葱白一根，姜一块，盐一捻，淡豉六七粒，捣作饮，烘掩脐中，扎定，良久气通即通，不通再作）。

伤寒劳复，因交接者腹痛，卵肿。用葱白捣烂，苦酒调服。

煙薰蟲牙用瓦片燒紅安韭子數粒清油數點待烟起以筒吸引至痛處良久以温水嗽吐有小蟲出甚效未盡再薰

葱（生辛散熟甘温）外直中空通行血脈施行雲雨升散鬱陽解肌發汗傷寒寒熱頭疼瀉肺補肝中風面目浮腫陰毒腹痛脚氣奔豚吐衄血利兼療通利二便（葱管吹鹽入玉莖中治小便不通及轉脬危急者效）折擊金傷並治下乳安娠（凡金瘡磕損折傷血出疼痛不止者用葱白砂糖等分研封之痛立止更無瘢痕也葱葉亦可用也腹皮痲痹不仁多煮葱白食之即愈小便閉脹不治殺人葱白三斤剉炒帕盛二個更互熨小腹氣透即通也大腸虛閉勻氣散用蓮鬚葱白一根薑一塊鹽一捻淡豉六七粒擣作餅烘掩臍中紮定良久氣通即通不通再作）

傷寒勞復因交接者腹痛卵腫用葱白搗爛苦酒調服

陰毒腹痛厥逆唇青卵縮六脈欲絕者用葱一束去根及青留白二寸烘熱安臍上以熨斗火熨之葱壞即易良久熱氣透入手足温有汗即瘥乃服四逆湯若熨而手足不温不可治并治脫陽危症

血壅怪疾人忽然偏身肉出如錐既痒且痛不能飲食名血壅不速治必潰膿血以赤皮葱燒灰濃洗飲豉湯數杯自安

薤白（辛苦温滑）温中助陽滑痢散結調中下之氣行氣中之血肺氣喘急上除胸痹刺疼瀉痢後重下泄大腸氣滯帶下赤白可塗湯火金瘡（和蜜搗塗）利產安胎能除水腫寒熱（胸痹刺痛張仲景栝蔞薤白湯治胸痹痛徹心背喘息咳吐短氣喉中燥癢寸脈沉遲關脈弦數不治殺人用栝蔞實一枚薤白半斤白酒煎服千金方治胸痹半夏薤白湯用薤白四兩半夏枳實生栝蔞實截白漿煎服）

阴毒腹痛，厥逆唇青，卵缩，六脉欲绝者。用葱一束，去根及青，留白二寸，烘热安脐上，以熨斗火熨之，葱坏即易。良久热气透入手足，温有汗即瘥，乃服四逆汤。若熨而手足不温，不可治，并治脱阳，危症。

血壅怪疾，人忽然偏身肉出如锥，既痒且痛，不能饮食，名血壅，不速治必溃脓血。以赤皮葱烧灰，浓洗，饮豉汤数杯自安。

薤白　（辛、苦、温、滑）温中助阳，滑痢，散结调中。下之气行气中之血，肺气喘急，上除胸痹，刺疼，泻痢，后重，下泄，大肠气滞，带下赤白，可涂汤火金疮（和蜜捣涂），利产安胎。能除水肿，寒热（胸痹刺痛，张仲景栝蒌薤白汤，治胸痹痛彻心背，喘息咳吐，短气，喉中燥痒，寸脉沉迟，关脉弦数，不治杀人。用栝蒌实一枚，薤白半斤，白酒煎服。《千金方》治胸痹，半夏薤白汤。用薤白四两，半夏、枳实、生栝蒌实，截白浆煎服）。

奔豚气痛，薤白捣汁饮之。

赤白痢下，薤白一握，同米煮粥，食之。

妊娠胎动，腹内冷痛，薤白一升，当归四两，煎服。

白芥子　辛泻肺而利气，温暖中而散寒，豁痰利窍，开胃补肝，痰在胁下皮里膜外者，非此莫达，饮留胸胁，支满多吐者用之。可安通经络，能止痛消肿（痰行则肿消，气行则痛止），治咳嗽兼解肌发汗。

胸胁痰饮，芥子五钱，白术一两，为末，枣肉和丸，白汤下。

反胃上气，芥子研末，酒服二钱。

肿毒初起，用芥子末，醋调涂之。

莱菔子　（辛甘）入肺下气而定喘，入脾消食以除胀，生则能升，故吐风痰而宽胸膈。热则能降，故疗后重而攻积坚（治痰有倒壁冲墙之功）。

奔豚氣痛薤白搗汁飲之
赤白痢下薤白一握同米煑粥食之
妊娠胎動腹內冷痛薤白一升當歸四兩煎服
白芥子　辛瀉肺而利氣溫煖中而散寒豁痰利竅開胃補肝痰在脅下皮裏膜外者非此莫達飲留胸脅支滿多吐者用之可安通經絡能止痛消腫（痰行則腫消氣行則痛止）治咳嗽兼解肌發汗
胸脅痰飲芥子五錢白朮一兩爲末棗肉和丸白湯下
反胃上氣芥子研末酒服二錢
腫毒初起用白芥子末醋調塗之
萊菔子（辛甘）入肺下氣而定喘入脾消食以除脹生則能升故吐風痰而寬胸膈熱則能降故療後重而攻積堅（治痰有倒壁冲牆之功）

齁喘痰促遇厚味卽發菔子淘淨蒸餅丸每服三十丸津液下

久嗽痰喘用菔子杏仁等分丸服

氣脹氣蟲用菔子研浸汁炒一兩浸炒七次爲末米飲服

薑（辛溫）宣達陽氣嚴毅正性去穢惡通神明生行陽分而袪寒發表宣肺氣而解鬱調中暢胃口而開痰下食止嘔吐而咳嗽傷風乾則溫經煖胃去寒冷而守中炮理沉寒積濕達陽氣於太陰（引附子能回脈絕無陽）黑則補肝堅腎靜妄行之陽去瘀生新止吐下之血皮辛以和脾寒能止汗外達皮毛驅風行水（故治水腫風熱同五味利肺氣而治寒嗽東垣云生薑爲嘔家之聖藥潤而不燥凡血虛發熱產後大熱吐血痢血須炒黑用則辛竄上行之勢全無苦鹹下走之捷乃見能引血藥入血分氣藥入氣分去瘀生新有陽生陰長之意黑爲水色故去血中之鬱熱而不寒止吐血之妄行而

齁喘痰促，遇厚味即发。菔子淘净，蒸饼丸，每服三十丸，津液下。

久嗽痰喘，用菔子、杏仁，等分，丸服。

气胀气虫，用菔子研，浸汁炒一两，浸炒七次，为末，米饮服。

姜　（辛温）宣达阳气，严毅正性，去秽恶，通神明。生行阳分而祛寒发表，宣肺气而解郁，调中畅胃口而开痰。下食，止呕吐，而咳嗽伤风。干则温经、暖胃，去寒冷而守中，炮理沉寒积湿，达阳气于太阴（引附子能回，脉绝无阳）。黑则补肝坚肾，静妄行之阳，去瘀生新，止吐下之血。皮辛以和脾，寒能止汗，外达皮毛。驱风行水（故治水肿风热，同五味利肺气而治寒嗽。东垣云：生姜为呕家之圣药，润而不燥。凡血虚发热，产后大热，吐血，痢血，须炒黑用则辛窜上行之热全无。苦咸下走之捷，乃见能引血药入血分。气药入气分，去瘀生新，有阳生阴长之意。黑为水色，故去血中之郁热而不寒，止吐血之妄行而不滞）。

产后肉线，一妇产后用力，垂出肉线长三四尺，触之痛引心腹欲绝。一道人令买老姜，连皮三斤，捣烂入麻油二斤，拌匀炒干，先以丝绢五尺折作方结，令轻轻盛起肉线，使之屈曲作三团，纳入阴户。乃以绢袋盛姜，就近薰之，冷则更换。薰一日夜，缩一大半，二日尽入也。云此乃魏夫人秘传怪病方也。

脉溢怪症，有人毛窍节次血出不止，皮胀如鼓，须臾目、鼻、口被气胀，合此名脉溢。生姜自然汁和水，各半盏，自安。

心脾冷痛，暖胃消痰，二姜丸，用良姜等分为丸，猪皮汤下。

脾寒疟疾方同上。阴阳易病，伤寒后妇人得病，虽差未满百日，不可与。男合为病，拘急，手足拳，腹痛欲死，丈夫名阴易，妇人名阳易，速宜汗之，愈。满四日不可治也。用干姜四两，为末，每用半两，白汤调服，覆被出汗后，手足伸即愈。

不滯）

產後肉線一婦產後用力垂出肉線長三四尺觸之痛引心腹欲絕一道人令買老薑連皮三斤擣爛入蔴油二斤拌勻炒乾先以絲絹五尺折作方結令輕輕盛起肉線使之屈曲作三團納入陰戶乃以絹袋盛薑就近薰之冷則更換薰一日夜縮一大半二日盡入也云此乃魏夫人秘傳怪病方也

脈溢怪症有人毛竅節次血出不止皮脹如鼓須臾目鼻口被氣脹合此名脈溢生薑自然汁和水各半盞自安

心脾冷痛煖胃消痰二薑丸用乾薑良薑等分為丸猪皮湯下

脾寒瘧疾方同上陰陽易病傷寒後婦人得病雖差未滿百日不可與男合為病拘急手足拳腹痛欲死丈夫名陰易婦人名陽易速宜汗之愈滿四日不可治也用乾薑四兩為末每用半兩白湯調服覆被出汗後手足伸即愈

茴香（大茴辛熱小茴辛平）潤腎補腎舒木舒筋開胃止嘔補命門之不足調中下食煖丹田之元陽下除脚氣上達膻中擅袪寒散結之能陰瘘腫痛逐小腸膀胱之氣（寒冷之氣）寒疝陰㿗（得生薑鹽治睪丸腫大得川楝子治腎消飲水小便如膏油得杏仁葱白胡桃酒服治膀胱疝痛得蠶沙鹽炒治疝氣膀胱小便痛茴香得鹽卽引入腎經則發出邪氣腎不受邪病自不生也）

腎虛腰痛茴香炒研以猪腰批開掺末入內濕紙裹煨熟空心鹽酒下

腰痛如刺思仙散大茴杜仲各炒研木香一錢水煎服

脅下刺痛小茴枳殼炒研末每二錢鹽酒服

小腸氣墜用大茴小茴各三錢乳香煎服取汗

孫氏方治小腸疝痛不可忍用大茴荔枝核炒黑研末温酒下

茴香　（大茴辛热，小茴辛平）润肾补肾，舒木舒筋，开胃止呕，补命门之不足，调中下，食暖丹田之元阳。下除脚气，上达膻中，擅祛寒散结之能，阴痿肿痛，逐小肠膀胱之气（寒冷之气）。寒疝阴㿗（得生姜、盐，治睾丸肿大；得川楝子，治肾消饮水，小便如膏油；得桔仁、葱白、胡桃，酒服治膀胱疝痛；得蚕沙，盐炒，治疝气，膀胱小便痛；茴香得盐，即引入肾经，则发出邪气，肾不受邪，病自不生也）。

肾虚腰痛，茴香炒研，以猪腰批开，掺末入内，湿纸裹煨，熟，空心，盐酒下。

腰痛如刺，思仙散。大茴、杜仲各炒研，木香一钱，水煎服。

胁下刺痛，小茴、枳壳炒研末，每二钱，盐酒服。

小肠气坠，用大茴、小茴各三钱，乳香煎服，取汗。

孙氏方治小肠疝，痛不可忍，用大茴、荔枝核炒黑，研末，温酒下。

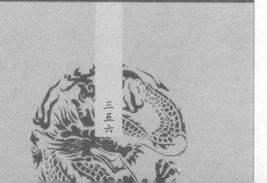

濒湖集方，用大茴、花椒，研酒调下。

山药 （甘温）入肺而清虚热，入脾以固胃肠，益气补中，能镇心神安魄，强筋长肉，通治五劳七伤，眼眩头风，泻利可止涩精防水（敛肾气防溢水）。肾阴能强，益脾阴，运化痰涎，消硬肿，捣敷痈疮（得羊肉，补脾阴；得熟地，固肾精）。

小便数多，山药以矾水煮过，云苓等分为末，水服二钱。

脾胃虚弱，不思饮食，山药、白术一两，人参七钱，为末，丸，米饮下。

湿热虚泄，山药、苍术饭丸，米饮下，大人、小儿皆宜。

项后结核，或赤肿痛，以生山药一挺，去皮，蓖麻子二粒，同研贴之，如神。

百合 甘补肺而益气，涩敛肺以收心（敛下而上，直达于肺，以收为用）。消浮肿、痞满，止涕泣嗽频（久嗽之人，肺气必虚，虚则宜敛，百合之甘，敛胜于五味之酸收），通利二便，不独调中，温肺统治百合（《金匮》云：伤寒后，行往坐卧

瀕湖集方用大茴花椒研酒調下

山藥（甘温）入肺而清虛熱入脾以固胃腸益氣補中能鎭心神安魄强筋長肉通治五勞七傷眼眩頭風瀉痢可止澀精防水（斂腎氣防溢水）腎陰能强益脾陰運化痰涎消硬腫搗敷癰瘡（得羊肉補脾陰得熟地固腎精）

小便數多山藥以礬水煮過雲苓等分爲末水服二錢

脾胃虛弱不思飲食山藥白朮一兩人參七錢爲末丸米飲下

濕熱虛泄山藥蒼朮飯丸米飲下大人小兒皆宜

項後結核或赤腫痛以生山藥一挺去皮蓖麻子二粒同研貼之如神

百合 甘補肺而益氣澀斂肺以收心（斂下而上直達於肺以收爲用）消浮腫痞滿止涕泣嗽頻（久嗽之人肺氣必虛虛則宜斂百合之甘斂勝於五味之酸收）通利二便不獨調中温肺統治百合（金匱云傷寒後行往坐臥

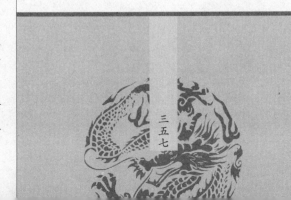

不定如有神靈謂之百合病仲景有百合四方）更見清熱寧神（百合知母湯治傷寒後已發汗者用百合七枚知母三兩同百合汁煑服百合雞子湯治已經吐後用百合七枚泉水浸煑汁入鷄子黄一個服百合代赭湯治已經下後者用百合七枚泉水浸入代赭石一兩滑石三兩同煑服百合地黄湯治未經汗吐下者百合七枚泉水浸入地黄汁一升同煎服）

百合變熱者用百合一兩滑石三錢爲末服方寸匕

肺藏壅熱煩悶咳嗽者新百合四兩蜜和服

肺病吐血新百合擣汁和水飲之亦可煑服

痰嗽帶血百合欵冬花同煎服

桑螵蛸（甘鹹）耑斂精而固腎入肝腎於命門傷中虛損益氣補心起陰痿腰痛遺精（強腎之陰）疝瘕血閉（鹹能益腎軟堅通血脈）縮小便遺溺不

不定，如有神灵，谓之百合病。仲景有百合四方）。更见清热宁神（百合知母汤，治伤寒后已发汗者，用百合七枚，知母三两，同百合汁煮服；百合鸡子汤，治已经吐后，用百合七枚，泉水浸煮汁，入鸡子黄一个服。百合代赭汤，治已经下后者，用百合七枚，泉水浸入代赭石一两，滑石三两，同煮服。百合地黄汤，治未经汗、吐、下者，百合七枚，泉水浸入地黄汁一升，同煎服）。

百合变热者，用百合一两，滑石三钱，为末，服方寸匕。

肺藏壅热，烦闷、咳嗽者，新百合四两，蜜和服。

肺病吐血，新百合捣汁和水饮之，亦可煮服。

痰嗽带血，百合、款冬花同煎服。

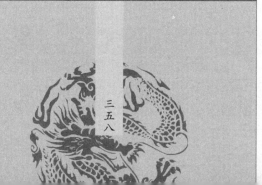

桑螵蛸　（甘咸）专敛精而固肾，入肝肾于命门，伤中虚损，益气补心，起阴痿，腰痛遗精（强肾之阴），疝瘕血闭（咸能益肾，软坚，通血脉），缩小便，遗溺不

禁（固肾之气，能通又能缩也），白浊五淋（通肾之府，一男子小便日数次，如稠米泔，心神恍惚，瘦瘁食减，得之女劳，令服桑螵蛸散，药未终一剂而愈。其药安神魂，定心志，治健忘，补心气，止小便数。用桑螵蛸、远志、龙骨、菖蒲、人参、茯神、当归、龟板炙各一两，为末，卧时人参汤下二钱）。

遗精白浊，盗汗虚劳，桑螵蛸炙，白龙骨，等分，为末，空心盐汤下二钱。

妊妇遗尿不禁，桑螵蛸为末，米饮下。

产后遗尿，或尿数，桑螵蛸炙半两，龙骨一两，米饮下。

僵蚕　（甘、辛、咸、温）受湿而僵，故能胜湿，含桑之液，故善祛风。得清化之气，散浊结之痰，泻热清肺，喉痹咽痛多功，经络通行（凡风、寒、湿、热阻滞经络者，皆能通之），中风失音，并效。散皮肤丹毒，风疮搔痒可止（本经治男子阴痒）。除齿痛头风，结核痰疟兼施（为肺、肝、胃三经之药，为末，封丁肿拔根，极

禁（固腎之氣能通又能縮也）白濁五淋（通腎之府一男子小便日數次如稠米泔心神恍惚瘦瘁食減得之女勞令服桑螵蛸散藥未終一劑而愈其藥安神魂定心志治健忘補心氣止小便數用桑螵蛸遠志龍骨菖蒲人參茯神當歸龜板炙各一兩爲末臥時人參湯下二錢）

遺精白濁盜汗虛勞桑螵蛸炙白龍骨等分爲末空心鹽湯下二錢

妊婦遺尿不禁桑螵蛸爲末米飲下

産後遺尿或尿數桑螵蛸炙半兩龍骨一兩米飲下

殭蠶（甘辛鹹温）受濕而殭故能勝濕含桑之液故善祛風得清化之氣散濁結之痰瀉熱清肺喉痹咽痛多功經絡通行（凡風寒濕熱阻滯經絡者皆能通之）中風失音並效散皮膚丹毒風瘡搔痒可止（本經治男子陰痒）除齒痛頭風結核痰瘧兼施（爲肺肝胃三經之藥爲末封丁腫拔根極

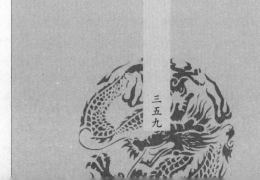

效又能減諸瘡之瘢痕喉風喉痹用開關散殭蠶炒白礬半生半熟燒等分爲末各一錢生薑自然汁調灌得吐頑痰立效小兒加薄荷生薑少許同調服得冰片牙硝硼砂爲細末吹治喉諸風）

急喉風痹如聖散用白殭蠶南星等分生研爲末服一字薑汁調灌涎出即愈後以生薑炙過含一方無南星

偏正頭痛并夾頭風連兩太陽穴痛聖惠方用殭蠶爲末葱白茶調服方寸匕

腹內龜病詩云人間龜病不堪言肚裏生成硬似磚自死殭蠶白馬尿不過時刻軟如綿

癮疹風瘡疼痛殭蠶焙研酒服一錢愈小兒鱗體皮膚如鱗體甲之狀由氣血瘔澀亦曰胎垢又曰蛇體殭蠶去嘴爲煎湯浴之一加蛇退

效。又能减诸疮之瘢痕，喉风喉痹，用开关散。僵蚕炒，白矾半生半熟烧，等分为末，各一钱，生姜自然汁调灌；得吐顽痰立效，小儿加薄荷、生姜少许，同调服；得冰片、硝硼砂，为细末，吹治喉诸风）。

急喉风痹，如参圣散。用白僵蚕、南星，等分，生研为末，服一字，姜汁调灌，涎出即愈，后以生姜炙过含。一方无南星。

偏正头痛并夹头风，连两太阳穴痛。《圣惠方》用僵蚕为末，葱白茶调服方寸匕。

腹内龟病，诗云：人间龟病不堪言，肚里生成硬似砖。自死僵蚕白马尿，不过时刻软如绵。

瘾疹风疮疼痛，僵蚕焙研，酒服一钱愈。小儿鳞体，皮肤如鳞体甲之状，由气血痞涩，亦曰胎垢，又曰蛇体，僵蚕去嘴，为煎汤浴之，一加蛇退。

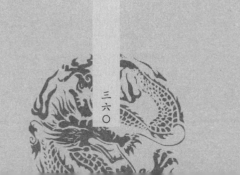

蚕沙　治风湿瘾疹、瘫风（风湿为病，肢节不随），腰脚冷痛（能去冷血、恶血），主肠鸣热中，消渴，风眼烂弦（陈氏经验方，一抹膏治烂弦风眼。以真麻油浸蚕沙二三升一宿，研细，涂患处即验）。

男妇心痛不可忍者，晚蚕沙一两，滚汤泡过，滤净取清水服，即止。

蝉退　甘能缓肝，清肺寒，能散热除风。本湿热之气所化去湿热，以就清高壮热，惊痫眩晕，头风，其性善退，故去目翳而催生下胎。其脱为壳，故治皮肤之疮痒瘾疹。清响发声，故治失音哑病。昼鸣夜息，故治惊哭夜啼（小儿惊啼，啼而不哭，烦也；哭而不啼，躁也。用蝉通二七枚，去翅足为末，入硃砂为末，一字蜜调与吮之）。

破伤风病，蝉通研酒服钱半。又蝉退为末，葱涎调涂破处，即时取出恶水，名追风散。头风旋晕，蝉退为末，酒下一钱。

蠶沙　治風濕癮疹癱風（風濕爲病肢節不隨）腰脚冷痛（能去冷血惡血）主腸鳴熱中消渴風眼爛弦（陳氏經驗方一抹膏治爛弦風眼以眞麻油浸蠶沙二三升一宿研細塗患處卽驗）

男婦心痛不可忍者晚蠶沙一兩滾湯泡過濾淨取清水服卽止

蟬退　甘能緩肝清肺寒能散熱除風本濕熱之氣所化去濕熱以就清高壯熱驚癇眩暈頭風其性善退故去目翳而催生下胎其脫爲壳故治皮膚之瘡痒癮疹清響發聲故治失音啞病晝鳴夜息故治驚哭夜啼（小兒驚啼啼而不哭煩也哭而不啼躁也用蟬退二七枚去翅足爲末入硃砂爲末一字蜜調與吮之）

破傷風病蟬退研酒服錢半又蟬退爲末葱涎調塗破處卽時取出惡水名追風散頭風旋暈蟬退爲末酒下一錢

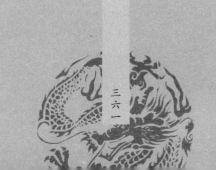

皮膚風瘡蟬退薄荷爲末酒服
小兒陰腫多因坐地風襲及蟲蟻所吹蟬退半兩煎洗仍服五苓散即腫消痛止
丁瘡毒腫不破則毒入腹蟬退爲末蜜調服
又方用蟬退殭蠶爲末醋調塗瘍四圍候丁根出拔去再塗
蚯蚓　穿穴濕居走筋入絡鹹軟堅而潤下寒清腎以去熱除膀胱之溼（下行利水）清脾胃之熱（積溼鬱熱）溫病大熱狂言（昔人治熱病發狂用蚯蚓數十條同荆芥搗汁飲之得出臭汗而解也）大腹黃疸脚氣（脚氣必須用之爲使）小便不通腎腸風注小兒癲癎急驚大人歴節痛痹疸瘡紫斑木舌喉痹（凡血熱血瘀遇之皆化停癥畜水觸着皆消近世用酒煎汁以救跌撲損傷垂危者則筋骨無傷瘀血自去眞神方也傷寒陽毒結胸按之

皮肤风疮，蝉退、薄荷为末，酒服。

小儿阴肿，多因坐地风袭，及虫蚁所吹。蝉退半两，煎洗，仍服五苓散，即肿消痛止。

丁疮毒肿，不破则毒入腹。蝉退为末，蜜调服。

又方，用蝉退、僵蚕为末，醋调涂疡四围，候丁根出，拔去再涂。

蚯蚓　穿穴湿居走筋入络，咸软坚而润下。寒清肾以去热，除膀胱之湿（下行利水）。清脾胃之热（积湿郁热），温病大热狂言（昔人治热病发狂，用蚯蚓数十条，同荆芥捣汁饮之，得出臭汗而解也）。大腹黄疸，脚气（脚气必须用之为使），小便不通，肾肠风。注：小儿癫痫，急惊，大人历节痛，痹疸疮，紫斑，木舌喉痹（凡血热血瘀，遇之皆化，停癥畜水，触着皆消。近世用酒煎汁，以救跌扑损伤垂危者，则筋骨无伤，瘀血自去，真神方也。伤寒阳毒结胸，按之极痛，或通而复结，喘促，大躁，狂乱。取生地龙四条，洗净研，加入姜汁少许，蜜一匙，薄荷汁少许，用新汲水调服，自然汗出而解之也）。

木舌胀满，不治杀人。蚯蚓一条，以盐水化涂之，良久渐消。

小便不通，蚯蚓捣浸水，取汁服。

喉痹塞口，用韭地红蚯蚓数条，醋擂食之，即吐痰血，立效。

耳卒聋闭，蚯蚓入盐，安葱内化水，点之。

瘰疬溃烂，流串者，用荆芥根下段，煎汤温洗。良久看疮破紫黑处，以针刺血，再洗三四次，用韭地上蚯蚓一把，炭上烧红，为末，每一匙入乳香、没药、轻粉各半钱，山甲九片炙为末，油调敷之，如神。

龙骨 （甘、咸、涩，微有寒）涩以止脱神以治神（变化不测，谓之神），能收敛浮越正气（敛正气而不敛邪气也。所以仲景于伤寒之邪未尽者，亦用之）。入

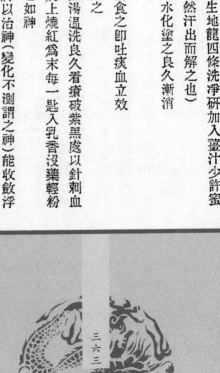

極痛或通而復結喘促大躁狂亂取生地龍四條洗淨研加入薑汁少許蜜一匙薄荷汁少許用新汲水調服自然汗出而解之也）

木舌脹滿不治殺人蚯蚓一條以鹽水化塗之良久漸消

小便不通蚯蚓搗浸水取汁服

喉痹塞口用韭地紅蚯蚓數條醋擂食之即吐痰血立效

耳卒聾閉蚯蚓入鹽安葱內化水點之

瘰癧潰爛流串者用荊芥根下段煎湯温洗良久看瘡破紫黑處以針刺血再洗三四次用韭地上蚯蚓一把炭上燒紅爲末每一匙入乳香沒藥輕粉各半錢山甲九片炙爲末油調敷之如神

龍骨（甘鹹澀微有寒）澀以止脫神以治神（變化不測謂之神）能收斂浮越正氣（斂正氣而不斂邪氣也所以仲景於傷寒之邪未盡者亦用之）入

大腸心腎厥陰開廣神智固精補心澀腸益腎定魄安魂主心腹鬼疰精物(純陽能制陰邪)止嗽逆(斂氣滌飲)洩痢血膿(收澀之功)縮小便逐鬼交遺精帶濁定驚癇斂虛汗(斂元安神)亂夢紛紜吐衄崩中用止妄聚妄行之血心神耗散均爲腸胃滑脫之珍齒主肝病(肝藏魂)遊魂不定癲癇狂痓(心經痰飲)鎭心凉驚(徐云龍者正天地元氣所生藏於水而離乎水者也故春分陽氣上井泉冷龍用事而能飛秋分陽氣下井泉溫龍退蟄而能潛人身五藏屬陰而腎尤於陰中之至陰也凡周身之水歸之故人之元氣藏焉是腎爲藏水之臟而亦爲藏火之臟也所以陰分火動而不藏者亦用龍骨蓋借其氣以藏之必能自反其宅)

健忘久服聰明益智慧用白龍骨遠志等分爲末食後服

勞心夢洩龍骨遠志等分爲末蜜丸硃砂爲衣蓮子湯下

大肠、心肾、厥阴，开广神智，固精补心，涩肠益肾，定魄安魂。主心腹鬼疰精物（纯阳能制阴邪），止嗽逆（敛气涤饮），泄痢血脓（收涩之功）。缩小便，逐鬼交、遗精、带浊。定惊痫，敛虚汗（敛元安神），乱梦纷纭，吐衄崩中，用止妄聚妄行之血。心神耗散，均为肠胃滑脱之珍。齿主肝病（肝藏魂），游魂不定，癫痫狂痓（心经痰饮），镇心凉惊（徐云：龙者正天地元气所生，藏于水而离乎水者也。故春分阳气上，井泉冷，龙用事而能飞。秋分阳气下，井泉温，龙退蛰而能潜。人身五藏属阴，而肾尤于阴中之至阴也。凡周身之水归之，故人之元气藏焉。是肾为藏水之脏，而亦为藏火之脏也。所以阴分火动而不藏者，亦用龙骨，盖借其气以藏之，必能自反其宅）。

健忘久服，聪明益智慧。用白龙骨、远志，等分，为末，食后服。

劳心梦泄，龙骨、远志，等分为末，蜜丸，硃砂为衣，莲子汤下。

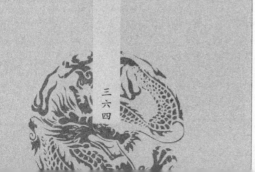

暖精益阳，白龙骨四分，远志为末，蜜丸，每冷水空心下。

睡即泄精，白龙骨四分，韭子五分，为散，空心酒下方寸匕。

遗尿淋沥，白龙骨、桑螵蛸，等分为末，盐汤下二钱。

泄泻不止，白龙骨、白石脂为末，水丸，紫苏木瓜汤下，量大人、小儿用。

阴囊汗痒，龙骨、牡蛎粉扑之。

穿山甲 咸寒有毒，善窜善穿，出阴入阳，穿经贯络达病所，入厥阴、阳明，疗蚁瘘及痔漏、疥癣，破暑结之疟邪（风疟疮科，许为要药）。除风湿之冷痹，消肿排脓，通经下乳（经验方云：凡风、湿、冷痹之症，因水湿所致。浑身上下强直不能屈伸，痛不可忍者，于五积散加山甲七片，看病在左右手足，或臂胁疼痛处，即于鲮鲤身上取甲，炮熟，同全蝎炒十一个姜，同水煎，入无灰酒一匙，热服取汗，避风甚良）。

煖精益陽白龍骨四分遠志爲末蜜丸每冷水空心下
睡卽洩精白龍骨四分韭子五合爲散空心酒下方寸匕
遺尿淋瀝白龍骨桑螵蛸等分爲末鹽湯下二錢
泄瀉不止白龍骨白石脂爲末水丸紫蘇木瓜湯下量大人小兒用
陰囊汗癢龍骨牡蠣粉撲之

穿山甲 鹹寒有毒善竄善穿出陰入陽穿經貫絡達病所入厥陰陽明療蟻瘻及痔漏疥癬破暑結之瘧邪（風瘧瘡科許爲要藥）除風濕之冷痹消腫排膿通經下乳（經驗方云凡風濕冷痹之症因水濕所致渾身上下強直不能屈伸痛不可忍者於五積散加山甲七片看病在左右手足或臂脅疼痛處卽於鮫鯉身上取甲炮熟同全蝎炒十一個薑同水煎入無灰酒一匙熱服取汗避風甚良）

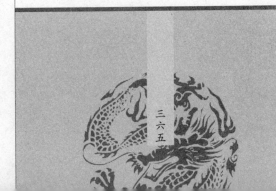

婦人陰㿗硬爲卵狀隨病之左右取出甲之左右邊以砂炒焦黃爲末每服二錢酒下

乳汁不通湧泉散用山甲炮研酒下外以油梳梳乳

乳岩乳癰方同上法

吹奶疼痛山甲炙焦木通一兩自然銅生用半兩爲末每二錢酒服

聹耳出膿山甲燒存性入麝香少許吹之

龜板　大有補陰之功（陰虛血熱陰血不足之症）稟鹹寒潤下之性爲制羣動之物具純陰至靜之能益腎而清腎熱補心而通溼靈益氣資智滋陰養精治漏下之赤白破痎瘧與瘕癥小兒顖門不合（腎氣虧而骨氣不足也）女子陰蝕瘡生（陰虛而邪熱爲病）勞熱骨蒸腸風五痔腰脚酸痛（能續筋骨）吐衄血崩（去瘀血）止久嗽兮瀉痢通任脈兮催生膠尤宜滋補且

妇人阴㿗，硬为卵状，随病之左右取出甲之左右边以砂炒焦黄，为末，每服二钱，酒下。

乳汁不通，涌泉散，用山甲炮研，酒下，外以油梳梳乳。

乳岩乳痈，方同上法。

吹奶疼痛，山甲炙焦，木通一两，自然铜生用半两，为末，每二钱，酒服。

聍耳出脓，山甲烧存性，入麝香少许，吹之。

龟板　大有补阴之功（阴虚血热，阴血不足之症），禀咸寒润下之性为制群动之物，具纯阴至静之能。益肾而清肾热，补心而通湿灵，益气资智，滋阴养精。治漏下之赤白，破痎疟与瘕癥，小儿囟门不合（肾气亏而骨气不足也）。女子阴蚀疮生（阴虚而邪热为病），劳热骨蒸，肠风五痔，腰脚酸痛（能续筋骨），吐衄血崩（去瘀血）。止久嗽兮，泻痢通任脉兮，催生胶尤宜，滋补且兼养肺。

抑结不计散，用龟心甲，酒炙，五两，侧柏叶炒，五两半，香附、童便浸二宿，炒二两，米和丸，空心，温酒服。

难产催生，用龟板，烧灰，酒服。

文摘云：治产三五时不下垂死，及矮小女子交骨不开者，用千年龟板壳二个，炙，妇人头发一握，烧灰，川芎、当归各二两，每服七钱，水煎服。

小儿头疮，月蚀，耳疮，中吻生疮，俱用龟板烧灰傅之人。咬伤，龟板、骨鳖肚骨，各十片，烧研，油调搽之。

鳖甲　色青入肝（肝经血分之药），咸寒益肾，和血滋阴，泻水肾之邪热。润燥保肺，软肝血之积坚，癥瘕，痃癖，胁痛腰疼，阴虚郁怒，寒热劳瘦，骨蒸，元气久虚，气室血凝，疟母（疟必暑邪，邪陷中焦，则结为疟母。鳖能胜暑散结，去疟，

兼養肺

抑結不計散用龜心甲酒炙五兩側柏葉炒五兩半香附童便浸二宿炒二兩米和丸空心温酒服

難產催生用龜板燒灰酒服

文摘云治產三五時不下垂死及矮小女子交骨不開者用千年龜板殼二個炙婦人頭髮一握燒灰川芎當歸各二兩每服七錢水煎服

小兒頭瘡月蝕耳瘡中吻生瘡俱用龜板燒灰傅之人咬傷龜板骨鱉肚骨各十片燒研油調搽之

鱉甲　色青入肝（肝經血分之藥）鹹寒益腎和血滋陰瀉水腎之邪熱潤燥保肺軟肝血之積堅癥瘕痃癖脅痛腰疼陰虛鬱怒寒熱勞瘦骨蒸元氣久虛氣窒血凝瘧母（瘧必暑邪邪陷中焦則結爲瘧母鱉能勝暑散結去瘧

爲治瘧之要藥也）陰蝕息肉痔核腸癰退伏熱於胃中長陰氣於肝腎止驚痫緩肝補心下瘀血墮胎難產（得青蒿治骨蒸勞熱）

老瘧勞瘧用鱉甲炙研酒服入雄黃少許

奔豚氣痛正冲心腹鱉甲炙三兩三稜煨二兩桃仁四兩湯浸研汁煎良久下醋服

血瘕癥癖用鱉甲琥珀大黃爲末酒服二錢少時惡血即下若婦人小腸冲血下盡即休服也

吐血不止鱉甲蛤粉各二兩同炒色黃熟地兩半晒乾爲末每服二錢食後茶下

陰頭生瘡人不能治者用鱉二枚研鷄子白和敷

牡蠣　和血瀉肝清腎去熱（爲肝腎血分之藥）補心肺之虛瀉腎肝之邪斂

为治疟之要药也）。阴蚀息肉，痔核肠痈，退伏热，于胃中长阴气，于肝肾止惊痫。缓肝补心，下瘀血，堕胎难产（得青蒿，治骨蒸劳热）。

老疟劳疟，用鳖甲，炙，研酒服，入雄黄少许。

奔豚气痛，正冲心腹，鳖甲炙三两，三棱煨二两，桃仁四两，汤浸研汁煎良久，下醋服。

血瘕癥癖，用鳖甲、琥珀、大黄，为末，酒服二钱，少时恶血即下。若妇人小肠冲血下尽，即休服也。

吐血不止，鳖甲、蛤粉各二两，同炒色黄，熟地两半，晒干为末，每服二钱，食后茶下。

阴头生疮，人不能治者，用鳖二枚，研鸡子白，和敷。

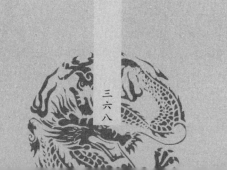

牡蛎　和血泻肝，清肾去热（为肝肾血分之药）。补心肺之虚，泻肾肝之邪。敛

无形之气，化散有形之聚结。寒能清热，补水止渴，除烦（降逆除湿）。咸可消痰软坚（瘰疬结核），疝瘕老血。涩固肺气，缩小便而厚大肠，收敛心神，止虚汗而疗梦泄，带浊崩中，温疟寒热，去胁下之坚满，咳嗽痫惊，退骨热之虚劳，心痛气结（味咸入足少阴经，功专降逆止汗；得柴胡，去胁下硬；得松罗茶，能消项上结核；得大黄，能消股间肿；得地黄，能涩精；得元参、甘草、腊茶，治瘰疬奇效）。

百合变渴，伤寒传成百合病。如寒无寒，如热无热，欲卧不卧，欲行不行。饮食不食，口苦便赤，得药则吐利，变成渴疾，久不瘥者。用牡蛎熬二两，天花粉一两，为末，服。

心脾气痛，气实有痰者，牡蛎煅粉，酒服二钱。

虚劳盗汗，牡蛎粉麻黄根、黄耆，等分为末，煎水温服。

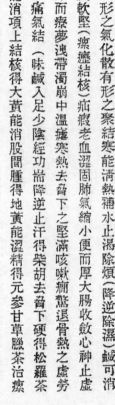

無形之氣化散有形之聚結寒能淸熱補水止渴除煩（降逆除濕）鹹可消痰軟堅（瘰癧結核）疝瘕老血澀固肺氣縮小便而厚大腸收斂心神止虛汗而療夢洩帶濁崩中溫瘧寒熱去脅下之堅滿咳嗽癇驚退骨熱之虛勞心痛氣結（味鹹入足少陰經功耑降逆止汗得柴胡去脅下硬得松羅茶能消項上結核得大黃能消股間腫得地黃能澀精得元參甘草臘茶治瘰癧奇效）

百合變渴傷寒傳成百合病如寒無寒如熱無熱欲臥不臥欲行不行飮食不食口苦便赤得藥則吐利變成渴疾久不瘥者用牡蠣熬二兩天花粉二兩爲末服

心脾氣痛氣實有痰者牡蠣煅粉酒服二錢

虛勞盜汗牡蠣粉麻黃根黃耆等分爲末煎水溫服

水病𡣍腫牡蠣煆粉三兩乾薑炮一兩研末調糊掃上須臾𡣍熱如火乾即再上小便利即愈

一方葱汁白麵同調小兒不用乾薑

石决明 （鹹平）補肝清熱（入足厥陰）益精滋陰內障勞熱骨蒸磨翳明目利便通淋（得枸杞甘菊花治頭痛目昏得穀精草治痘後目翳）

解白酒酸用石决明不拘多少數個以火煆研將白酒盪熱以决明末攪入酒內蓋住一時取飲之其味即不酸

五靈脂 氣厚純陰走肝最速（入肝血分）補心緩肝活血散瘀通利百脈衝任二脈兼調止痛和中心腹冷氣盡逐至若血閉能通（生用）經多能止一切血病腸風血痢瘀露崩中諸痛咸宜心腹脅肋少腹疝氣（血氣刺痛）痰挾血而成巢血貫睛而目翳驚癇蛇毒皆療無瘀血虛則忌生用鹹多能滲

水病囊肿，牡蛎煅粉三两，干姜炮，一两，研末，调糊扫上，须臾囊热如火，干即再上，小便利即愈。

一方，葱汁、白面同调，小儿不用干姜。

石决明 （咸平）补肝清热（入足厥阴），益精滋阴，内障，劳热骨蒸，磨翳明目，利便通淋（得枸杞、甘菊花，治头痛目昏；得谷精草，治痘后目翳）。

解白酒酸，用石决明不拘多少，数个以火煅研，将白酒烫热，以决明末搅入酒内，盖住一时取饮之，其味即不酸。

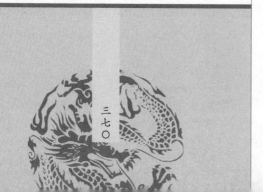

五灵脂 气厚纯阴，走肝最速（入肝血分），补心缓肝，活血散瘀，通利百脉，冲任二脉兼调，止痛和中，心腹冷气尽逐，至若血闭能通（生用）经。多能止一切血病，肠风，血痢，瘀露，崩中，诸痛咸宜。心腹、胁肋、少腹、疝气（血气刺痛），痰挟血而成巢，血贯睛而目翳，惊痫蛇毒皆疗。无瘀血，虚则忌生用，咸多能渗

能行（生则微焙研末，酒飞）。熟用甘多能缓，能止（熟则炒令烟尽，失笑散，男女老少心痛，腹痛、少腹痛，小肠疝气，诸药不效者。能行能止妇人妊娠心痛及产后心痛，小腹痛，血气尤妙。用五灵脂、蒲黄，等分研末，先以醋二杯调末，熬成膏，连药热服，或童便酒服。有人被毒蛇所伤，良久昏愦，一老僧以酒调药二钱灌之，遂苏，仍以滓敷咬处，少倾复灌二钱，其苦皆去。问之乃五灵脂一两，雄黄半两，同为末耳。其后有中蛇毒者，用之咸效）。

心脾虫痛，不拘男女，用五灵脂、槟榔，为末，水煎菖蒲，调服二钱，作饼，猪肉二斤。

胎衣不下，恶血冲心，用五灵脂，半生半熟，炒研二钱，酒下。

咳嗽肺胀，皱肺丸，用五灵脂二两，胡桃仁一个，柏子仁半两，研匀，滴水和丸，甘草汤下。

能行(生則微焙研末酒飛)熟用甘多能緩能止(熟則炒令烟盡失笑散男女老少心痛腹痛少腹痛小腸疝氣諸藥不效者能行能止婦人妊娠心痛及產後心痛小腹痛血氣尤妙用五靈脂蒲黃等分研末先以醋二杯調末熬成膏連藥熱服或童便酒服有人被毒蛇所傷良久昏憒一老僧以酒調藥二錢灌之遂甦仍以滓敷咬處少傾復灌二錢其苦皆去問之乃五靈脂一兩雄黃半兩同爲末耳其後有中蛇毒者用之咸效)

心脾蟲痛不拘男女用五靈脂檳榔爲末水煎菖蒲調服二錢作餅猪肉一二斤

胎衣不下惡血沖心用五靈脂半生半熟炒研二錢酒下

咳嗽肺脹皺肺丸用五靈脂二兩胡桃仁一個柏子仁半兩研勻滴水和丸甘草湯下

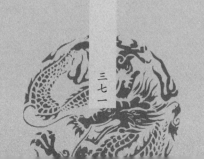

痰血凝結紫芝丸用五靈脂水飛半夏泡等分爲末薑汁浸蒸餅丸飲下

目生浮翳五靈脂海螵蛸各等分爲末熟猪肝日蘸食之

血痣潰血一人舊有一痣偶抓破血出一綫七日不止欲死用五靈脂末搽上即止

血潰怪病凡人目中白珠渾黑而視物如常毛髮堅直如鐵條能飲食而不語如醉名曰血潰以五靈脂爲末湯服二錢卽愈

夜明砂 寒能除血熱氣壅辛能散内外結滯(入肝經血分本經破寒熱積聚血氣腹痛)明目養陰(治目盲障翳雀目)消瘀行血止瘧下胎殺疳除翳

燕窩 甘能和脾養肺緩肝鹹能補心瀉腎除熱滋涸竭而化痰涎補虛勞而和氣血

痰血凝结，紫芝丸。用五灵脂，水飞，半夏泡，等分，为末，姜汁浸蒸饼丸，饮下。

目生浮翳，五灵脂、海螵蛸各等分，为末，熟猪肝日蘸食之。

血痣溃血，一个旧有一痣，偶抓破血，出一线，七日不止欲死，用五灵脂末搽上即止。

血溃怪病，凡人目中白珠浑黑而视物如常，毛发坚直，如铁条，能饮食，而不语，如醉，名曰血溃，以五灵脂为末，汤服二钱即愈。

夜明砂 寒能除血热气壅，辛能散内外结滞（入肝经血分，本经破寒热积，聚血气腹痛）。明目养阴（治目盲、障翳、雀目），消瘀行血，止疟下胎，杀疳除翳。

燕窝 甘能和脾，养肺缓肝，咸能补心泻肾，除热滋涸竭而化痰涎，补虚劳而和气血。

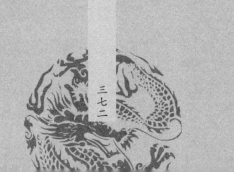

阿胶　（甘、咸、平）

润燥养肝，化痰清肺，和血补阴，滋肾益气，散热除风，澄清肾水，心腹内崩（血脱之疾）。劳极寒热如疟，四肢酸痛（血枯之疾），羸瘦，腰腹内疼。利小便而调大肠，尿血下痢（痢疾多因伤暑、伏热而成，阿胶乃大肠之要药，有热毒留滞者，则能疏导。无热毒留滞者，则能平安矣）。治肺痿而吐脓血，吐衄崩中，咳嗽喘急，不论肺实肺虚（安肺润肺，其性和平，为肺经之要药），漏血安胎，无分产前产后。

吐血不止，用阿胶炒二两，蒲黄六合，生地三升，水煎服。

肺损呕血，并开胃，阿胶三钱，木香一钱，糯米一合半，为末，每服一钱，百沸汤点服。

赤白痢疾，黄连阿胶丸，治肠胃气虚，冷热不调，下痢赤白，里急后重，腹痛，小便不利，用阿胶炒水化成膏一两，黄连、茯苓捣丸，粟米汤下。

阿膠（甘鹹平）潤燥養肝化痰清肺和血補陰滋腎益氣散熱除風澄清腎水心腹內崩（血脫之疾）勞極寒熱如瘧四肢酸痛（血枯之疾）羸瘦腰腹內疼利小便而調大腸尿血下痢（痢疾多因傷暑伏熱而成阿膠乃大腸之要藥有熱毒留滯者則能疏導無熱毒留滯者則能平安矣）治肺痿而吐膿血吐衄崩中咳嗽喘急不論肺實肺虛（安肺潤肺其性和平爲肺經之要藥）漏血安胎無分產前產後

吐血不止用阿膠炒二兩蒲黃六合生地三升水煎服

肺損嘔血幷開胃阿膠三錢木香一錢糯米一合半爲末每服一錢百沸湯點服

赤白痢疾黃連阿膠丸治腸胃氣虛冷熱不調下痢赤白裏急後重腹痛小便不利用阿膠炒水化成膏一兩黃連茯苓搗丸粟米湯下

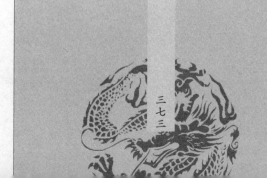

大衄不止口耳俱出阿膠炙蒲黃生地汁同煎溫服急以帛緊兩乳

月水不調阿膠蛤粉炒成珠研末熱服卽安

月水不止妊娠尿血妊娠下血妊娠血痢俱用阿膠酒服

虎骨（辛微熱）屬金而制木虎嘯則風生追風健骨定痛止驚筋骨毒風攣急屈伸不得歷節走注疼痛益髓塡精（汪注大要主於補腎命門實腎骨之主藥有塡精益髓之功而追風之力亦於是著焉）

臂脛痛疼虎骨酒治之虎骨炙黃羚角屑各二兩芍藥二兩以酒浸之

歷節風痛虎骨酒炙三兩沒藥七兩爲末每服二錢溫酒服

犀角（苦酸鹹寒）補斂心神降瀉實熱瀉肝膽相火清脾胃濕熱（本陽明少陰藥入心涼心血入胃散邪食百毒能解百毒病噴血能淸血熱犀有噴血病而角能淸血熱）鎭肝袪風涼心解熱溫疫煩亂譫語發黃發斑傷寒

大衄不止，口耳俱出，阿胶炙，蒲黄、生地汁同煎，温服，急以帛系两乳。

月水不调，阿胶、蛤粉炒成珠，研末，热服即安。

月水不止，妊娠尿血，妊娠下血，妊娠血痢，俱用阿胶酒服。

虎骨　（辛，微热）属金而制木，虎啸则风生，追风健骨，定痛止惊，筋骨毒风挛急，屈伸不得，历节走注疼痛，益髓填精（汪注大要，主于补肾、命门、实肾，骨之主药。有填精益髓之功，而追风之力亦于是著焉）。

臂胫痛疼，虚骨酒治之。虎骨炙，黄羚角屑各二两，芍药二两，以酒浸之。

历节风痛，虎骨酒炙三两，没药七两，为末，每服二钱，温酒服。

犀角　（苦、酸、咸、寒）补敛心神，降泻实热，泻肝胆相火，清脾胃湿热（本阳明、少阴药，入心凉心血，入胃散邪食，百毒能解，百毒病喷血，能清血热，犀有喷血病而角能清血热）。镇肝祛风，凉心解热，温疫烦乱，谵语发黄，发斑伤寒，蓄血狂言，吐血衄血（得生地、连翘，治热邪入络）。

下痢鲜血，犀角、地榆、生地各一两，为末，蜜丸，煎服五合，去渣温服。

羚羊角　补心宁神，宣布血脉，无坚不软，无瘀不行，兼平君相二火。专入厥阴肝经，降已亢之阳，除邪妄之热。目为肝窍，能清肝、明目、去障。肝为风脏，能祛风、搐搦、痫惊（治子痫痉疾），其合在筋。故舒筋脉挛，急历节掣疼。其神为魂，故安惊梦狂越。恶鬼不祥，所藏在血，能散瘀血下注。毒痢，疝疼在志，为怒能降，烦满、气逆、噎塞不通，热甚则风生寒，能除热散邪。苦降走下焦，咸能起阴益气（得钩藤，息肝风）。

鹿茸　（甘、咸、热）大补命门，恒通督脉，生精补髓，养血助阳，益气强志，健骨壮筋。故治腰肾虚寒，四肢冷痛，头眩目暗，崩带遗精。

阴虚腰痛不能反侧，鹿茸炙、兔丝子各一两，茴香半两，为末，以羊肾二对，酒

蓄血狂言吐血衄血(得生地連翹治熱邪入絡)
下痢鮮血犀角地榆生地各一兩爲末蜜丸煎服五合去渣溫服
羚羊角　補心甯神宣布血脈無堅不軟無瘀不行兼平君相二火耑入厥陰
肝經降巳亢之陽除邪妄之熱目爲肝竅能淸肝明目去障肝爲風臟能祛
風搐搦癇驚(治子癇痙疾)其合在筋故舒筋脈攣急歷節掣疼其神爲魂
故安驚夢狂越惡鬼不祥所藏在血能散瘀血下注毒痢疝疼在志爲怒能
降煩滿氣逆噎塞不通熱甚則風生寒能除熱散邪苦降走下焦鹹能起陰
益氣(得鈎藤息肝風)
鹿茸(甘鹹熱)大補命門恒通督脈生精補髓養血助陽益氣強志健骨壯
筋故治腰腎虛寒四肢冷痛頭眩目暗崩帶遺精
陰虛腰痛不能反側鹿茸炙兔絲子各一兩茴香半兩爲末以羊腎二對酒

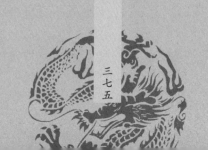

煑爛擣泥和丸酒下
腎虛腰痛如錐刺不能動鹿角屑三兩炒研酒下
卒腰脊痛不能轉側鹿角五寸燒赤投酒浸一宿飲
鹿角（鹹温）除少腹腰脊血痛留血在陰中治胞中餘血不盡鬼交於夜夢（婦人夢鬼交者清酒服一撮則去鬼精）生則散結行血消腫辟邪熟則益腎補虛強精活血
墮胎血瘀不下狂悶寒熱用鹿角屑一兩爲末豉湯服須臾血下
盜汗遺精角霜二兩生龍骨煅牡蠣各一錢爲末酒丸鹽湯下
虛損尿血鹿角三兩炙水煎服
小便不禁上熱下寒者角霜爲末酒丸鹽湯下
小便數多角霜白茯苓爲末酒和丸鹽湯下

煮烂，捣泥和丸，酒下。

肾虚腰痛，如锥刺不能动，鹿角屑三两，炒研酒下。

卒腰脊痛，不能转侧，鹿角五寸，烧赤，投酒浸一宿，饮。

鹿角　（咸温）除少腹腰脊血痛，留血在阴中。治胞中余血不尽，鬼交于夜梦（妇人梦鬼交者，清酒服一撮，则去鬼精）。生则散结行血，消肿辟邪；熟则益肾补虚，强精活血。

堕胎，血瘀不下，狂闷寒热。用鹿角屑一两，为末，豉汤服，须臾血下。

盗汗遗精，角霜二两，生龙骨煅，牡蛎各一钱，为末，酒丸，盐汤下。

虚损尿血，鹿角三两炙，水煎服。

小便不禁，上热下寒者，角霜为末，酒丸，盐汤下。

小便数多，角霜、白茯苓为末，酒和丸，盐汤下。

鹿胶 （甘温）强阳益精，滋补气血，伤中劳嗽，尿血尿精，漏下赤白，血闭不生。霜补阳，益精，多汗淋露，补中益气，少便频多。

猳鼠矢 咸、苦，泄结软坚，微寒入肝除热，伤寒劳复有功，阴阳易病尤捷（矢其气化之余有通而去之之义也）。小儿疳疾，腹大，女子经闭不月，吹奶乳痈，膀胱水结（得白芷、山茨菇、山豆根、连翘、银花、蒲公英、夏枯草、贝母、橘络、天花粉、紫花地丁、牛蒡子，治乳痈、乳岩有效）。

乳痈初起，雄鼠矢七枚，研末酒服，取汗即散。

折伤瘀血，伤损筋骨疼痛，鼠矢烧末，猪脂和敷，急裹不过半日，痛止。

伤寒劳复发热，鼠矢、栀子、枳壳、葱白、豆豉，煎服。

阴阳易及劳复，鼠矢、韭根煎服，得黏汗为效。

发灰 （即血余）咸以补心泻肾，苦则补肾泻心（入肝肾血分），凉血散瘀，长

鹿膠 （甘温）強陽益精滋補氣血傷中勞嗽尿血尿精漏下赤白血閉不生霜補陽益精多汗淋露補中益氣少便頻多

猳鼠矢 鹹苦泄結軟堅微寒入肝除熱傷寒勞復有功陰陽易病尤捷（矢其氣化之餘有通而去之之義也）小兒疳疾腹大女子經閉不月吹奶乳癰膀胱水結（得白芷山茨菇山豆根連翹銀花蒲公英夏枯草貝母橘絡天花粉紫花地丁牛蒡治乳癰乳巖有效）

乳癰初起雄鼠矢七枚研末酒服取汗即散

折傷瘀血傷損筋骨疼痛鼠矢燒末豬脂和敷急裹不過半日痛止

傷寒勞復發熱鼠矢梔子枳殼葱白豆豉煎服

陰陽易及勞復鼠矢韭根煎服得黏汗爲效

髮灰 （即血餘）鹹以補心瀉腎苦則補腎瀉心（入肝腎血分）涼血散瘀長

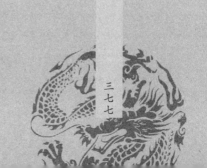

肉養陰利小便水道通關格五癃鼻衄舌血(灰吹鼻衄同茅根服止舌血)吐痢血淋(諸血症能行能止)療驚癇心竅瘀血治衝任寒氣上侵(婦人陰吹胃氣下泄陰吹而止喧此穀氣之食也宜猪膏髮煎導之用猪膏半斤亂髮如鷄子大三枚和煎髮消藥成矣分再服病從小便中出也仲景方得滑石治小便淋閉)

諸竅出血胎髮灰敷之即止或吹入鼻中上下諸血或吐血或心衄或內崩或舌上出血並用髮灰水服

女勞黃疸因大熱大勞交接後入水所致身目俱黃發熱惡寒小腹急滿小便難用猪膏髮煎治之此仲景方也

童便　寒伏熱而瀉腎鹹走血而補心滋陰甚速降火甚神能引肺火下行三焦通利用治久嗽上氣肺痿失音敗血入肺瘀露攻心止陰火咳嗽吐衄除

肉养阴，利小便。水道通，关格五癃，鼻衄舌血（灰吹鼻衄，同茅根服，止舌血），吐痢血淋（诸血症能行能止）。疗惊痫，心窍瘀血，治冲任寒气上侵（妇人阴吹，胃气下泄阴吹而止喧，此谷气之食也，宜猪膏发煎导之。用猪膏半斤，乱发如鸡子大，三枚，和煎发消药成矣。分再服，病从小便中出也。仲景方得滑石，治小便淋闭）。

诸窍出血，胎发灰敷之即止，或吹入鼻中上下。诸血或吐血，或心衄，或内崩，或舌上出血，并用发灰水服。

女劳黄疸，因大热大劳交接后入水所致，身目俱黄，发热恶寒，小腹急满，小便难，用猪膏发煎治之，此仲景方也。

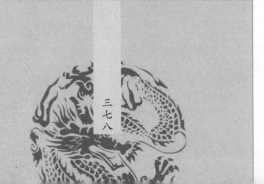

童便　寒伏热而泻肾，咸走血而补心，滋阴甚速，降火甚神。能引肺火下行，三焦通利，用治久嗽上气，肺痿失音，败血入肺，瘀露攻心，止阴火咳嗽吐衄，除

虚劳，烦热骨蒸，能疗跌扑损伤，可免产后血晕。

头痛至极，童便一盏，葱豉汤同服。

秋石 （咸温）滋肾水，养丹田，润三焦，安五脏，为滋阴降火之药，有反本还元之能，虚劳咳嗽，白浊遗精。

人中黄 降心肺逆气，破积攻坚燥，脾胃湿热，消痰解毒，大解五脏实热，能治天行热狂。

茜草 （苦、寒、酸、咸）色赤入血，活血通经，泻肝则血藏而不瘀，补心则血用而能行，止妄行之血。济气血之平劳伤吐血，积瘀漏崩（苦寒伤胃，泄泻，少食者勿服）。

旱莲草 （甘、酸、平）补心血，泻心火，济水火，交心肾，乌须止血，添脑益阴（膏点鼻中添脑）。

虛勞煩熱骨蒸能療跌撲損傷可免產後血暈

頭痛至極童便一盞葱豉湯同服

秋石（鹹溫）滋腎水養丹田潤三焦安五臟爲滋陰降火之藥有反本還元之能虛勞咳嗽白濁遺精

人中黃 降心肺逆氣破積攻堅燥脾胃濕熱消痰解毒大解五臟實熱能治天行熱狂

茜草（苦寒酸鹹）色赤入血活血通經瀉肝則血藏而不瘀補心則血用而能行止妄行之血濟氣血之平勞傷吐血積瘀漏崩（苦寒傷胃泄瀉少食者勿服）

旱蓮草（甘酸平）補心血瀉心火濟水火交心腎烏鬚止血添腦益陰（膏點鼻中添腦）

昔人有二至丸夏至收旱蓮草冬至收女貞子蜜丸服甚佳

蒼耳子　甘苦而溫善於發汗上下內外無所不達至上通腦頂頭鼻目齒（頭痛鼻淵目暗齒痛）下行足膝拘攣痛痹外達皮毛遍身瘙痒（疥癬細瘡）內在骨髓隨風燥濕（治遍身痦癗作痒以之浴身薰洗數次無不愈者蒼耳子一兩豨薟草一握紫背浮萍半盌蛇床子五錢北防風五錢）

全蠍　色青入肝專入厥陰風木辛甘有毒故善驅風逐邪（善逐肝風深透骨髓）小兒癮瘮臍風（宜用宣風散）驚癇抽掣大人中風不遂語澀歪斜（用牽正散）破傷要藥（破傷中風宜以全蠍防風爲主）耳聾可瘥（耳暴聾閉全蠍去尾爲末酒服一錢以耳中聞水聲卽效破傷中風用全蠍麝香各一分敷患處令風速愈）

宣風散治初生斷臍後傷風濕唇青口撮出白不乳用蠍二十一個酒塗炙

昔人有二至丸，夏至收旱莲草，冬至收女贞子，蜜丸服，甚佳。

苍耳子　甘苦而温，善于发汗，上下内外无所不达至，上通脑顶、头鼻、目齿（头痛，鼻渊，目暗，齿痛）。下行足膝，拘挛痛痹。外达皮毛，遍身瘙痒（疥癣、细疮）。内在骨髓，随风燥湿（治遍身痦癗作痒，以之浴身薰洗数次，无不愈者。苍耳子一两，豨莶草一握，紫背浮萍半碗，蛇床子五钱，北防风五钱）。

全蝎　色青入肝，专入厥阴，风木辛甘有毒，故善驱风逐邪（善逐肝风，深透骨髓）。小儿瘾疹脐风（宜用宣风散），惊痫抽掣。大人中风不遂，语涩歪斜（用牵正散），破伤要药（破伤中风，宜以全蝎、防风为主），耳聋可瘥（耳暴聋闭，全蝎去尾，为末，酒服一钱，以耳中闻水声即效。破伤中风，用全蝎、麝香各一分，敷患处，令风速愈）。

宣风散治初生断脐后，伤风湿，唇青口撮，出白不乳，用蝎二十一个，酒涂，炙

爲末乾入麝少許每用金銀湯煎調服運字牽正散治中眼喎斜白附子殭蠶全蠍等分爲末酒服三錢

大人風涎用蠍一個頭尾全者以薄荷湯四葉裹小兒驚風分四服如前法

本草衍句終

为末，干入麝少许，每用金银汤煎调服，运字牵正散，治中眼㖞斜。白附子、僵蚕、全蝎等分，为末，酒服三钱。

大人风涎，用蝎一个，头尾全者，以薄荷汤，四叶裹，小儿惊风分四服，如前法。

本草衍句终

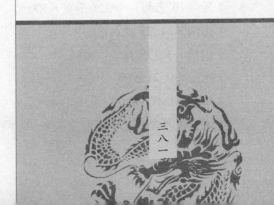

附

一、古今重量换算

（一）古称以黍、铢、两、斤计量而无分名

汉、晋：1 斤 =16 两，1 两 =4 分，1 分 =6 铢，1 铢 =10 黍。

宋代：1 斤 =16 两，1 两 =10 钱，1 钱 =10 分，1 分 =10 厘，1 厘 =10 毫。

元、明、清沿用宋制，很少变动。

古代药物质量与市制、法定计量单位换算表解

时代	古代用量	折合市制	法定计量
秦代	一两	0. 5165 市两	16. 14 克
西汉	一两	0. 5165 市两	16. 14 克
东汉	一两	0. 4455 市两	13. 92 克
魏晋	一两	0. 4455 市两	13. 92 克
北周	一两	0. 5011 市两	15. 66 克
隋唐	一两	0. 0075 市两	31. 48 克
宋代	一两	1. 1936 市两	37. 3 克
明代	一两	1. 1936 市两	37. 3 克
清代	一两	1. 194 市两	37. 31 克

注：以上换算数据系近似值。

（二）市制（十六进制）重量与法定计量的换算

1 斤（16 市两）=0. 5 千克 =500 克

1 市两 =31. 25 克

1 市钱 =3. 125 克

1 市分 =0. 3125 克

1 市厘 =0. 03125 克

（注：换算时的尾数可以舍去）

（三）其他与重量有关的名词及非法定计量

古方中“等分”的意思是指各药量的数量多少全相等，大多用于丸、散剂中，在汤剂、酒剂中很少使用。其中，1 市担 =100 市斤 =50 千克，1 公担 =2 担 =100 千克。

二、古今容量换算

（一）古代容量与市制的换算

古代容量与市制、法定计量单位换算表解

时代	古代用量	折合市制	法定计量
秦代	一升	0.34 市升	0.34 升
西汉	一升	0.34 市升	0.34 升
东汉	一升	0.20 市升	0.20 升
魏晋	一升	0.21 市升	0.21 升
北周	一升	0.21 市升	0.21 升
隋唐	一升	0.58 市升	0.58 升
宋代	一升	0.66 市升	0.66 升
明代	一升	1.07 市升	1.07 升
清代	一升	1.0355 市升	1.0355 升

注：以上换算数据仅系近似值。

（二）市制容量单位与法定计量单位的换算

市制容量与法定计量单位的换算表解

市制	市撮	市勺	市合	市升	市斗	市石
换算		10 市撮	10 市勺	10 市合	10 市升	10 市斗
法定计量	1 毫升	1 厘升	1 公升	1 升	10 升	100 升

（三）其他与容量有关的非法定计量

如刀圭、钱匕、方寸匕、一字等。刀圭、钱匕、方寸匕、一字等名称主要用于散剂。方寸匕，作匕正方一寸，以抄散不落为度；钱匕是以汉五铢钱抄取药末，以不落为度；半钱匕则为抄取一半；一字即以四字铜钱作为工具，药末遮住铜钱上的一个字的量；刀圭即十分之一方寸匕。

1 方寸匕≈2 克（矿物药末）≈1 克（动植物药末）≈2.5 毫升（药液）

1 刀圭≈1/10 方寸匕

1 钱匕≈3/5 方寸匕

图书在版编目（CIP）数据

本草衍义·本草衍句合集 /（宋）寇宗奭等著 . — 太原：山西科学技术出版社，2012.5（2021.8 重印）
（中医珍本文库影印点校：珍藏版）
ISBN 978-7-5377-4131-6

Ⅰ.①本… Ⅱ.①寇… Ⅲ.①本草 Ⅳ.① R281

中国版本图书馆 CIP 数据核字 (2012) 第 051529 号

校注者：
李殿义 张清怀 高　慧 郭晋辉 常雪健 胡双元 祥　云
吴海新 邹　鲁 赵树旺 常晓枫 郝国栋 李丽萍 刘　厚
郭小辰 徐智惠 武荣跃 张占国

本草衍义·本草衍句合集

出　版　人　阎文凯
著　　　者　（宋）寇宗奭等
责任编辑　杨兴华
封面设计　吕雁军

出版发行　山西出版传媒集团·山西科学技术出版社
地址：太原市建设南路 21 号　邮编　030012
编辑部电话　0351-4922078
发行部电话　0351-4922121
经　　销　全国新华书店
印　　刷　山东海印德印刷有限公司

开　　本　889mm × 1194mm　1/32
印　　张　12.625
字　　数　311 千字
版　　次　2012 年 5 月第 1 版
印　　次　2021 年 8 月山东第 2 次印刷

书　　号　ISBN 978-7-5377-4131-6
定　　价　44.00 元